# 驚人の足療對症按摩

暢銷修訂版

專業足療名師
簡綉鈺 著

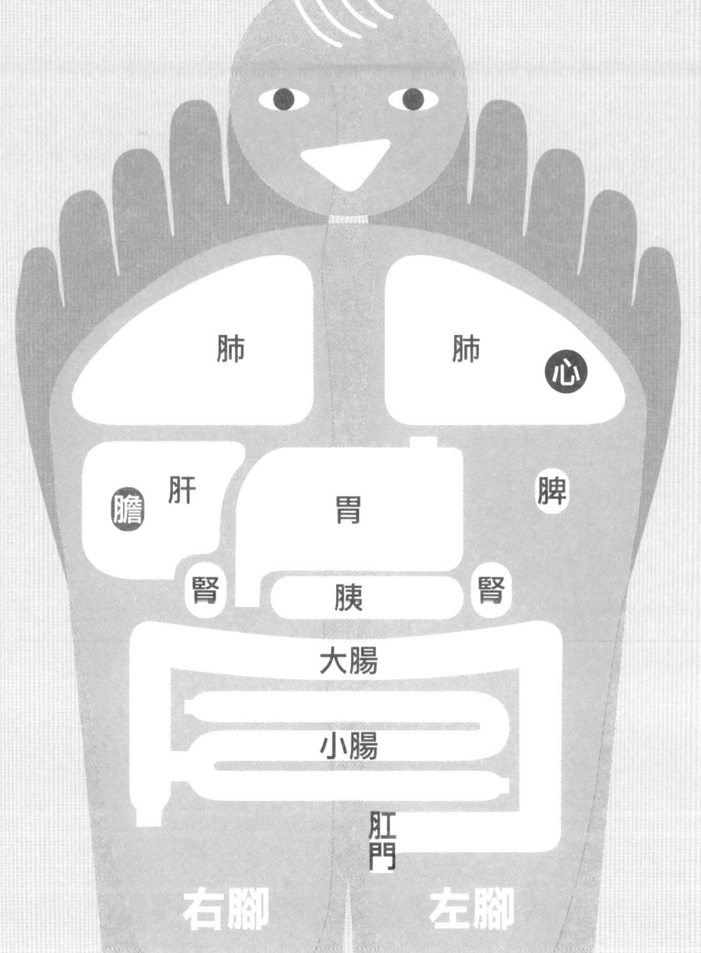


★此圖為足部按摩「腳底五臟六腑反射區」示意圖，詳細全圖請見40、41頁。

見證篇

# 學員實證迴響，來信分享足療改善全身健康問題！

實證 1

## 許秀華／社工師：「足療按摩」讓我們全家改善——

**經前症候群** **五十肩** **坐骨神經痛** **足底筋膜炎**

在遇見簡綉鈺老師以前，我從來不看按摩的書，原因是我年輕，不需要，也沒興趣。直到接觸了簡老師的足療按摩書，讓我親身體驗到按摩的益處，從此我把它當成工具書，也嘉惠我的家人。

99年的某天晚上，我因為**「經前症候群」乳房脹痛不已**（速翻第164頁），熱敷的效果有限，超痛苦的當下，看到書桌上簡老師的按摩書，其中有提到乳房脹痛的按摩，在好奇心的驅使下，我按摩腳背的「胸部淋巴／乳房反射區」。痛啊！但我還是繼續按摩數分鐘，神奇的效果讓我不得不折服，因為乳房疼痛的感覺瞬間消失。當下我好感動！後來老師來高雄教學，我也去上課，對於足部按摩就更加有興趣了。

隔年春天，家母因為右手突然舉不起來，看西醫說是**「五十肩」**（速翻第101頁），必須要搭配吃藥和做復健，從此，我幾乎每天要請假1小時，帶她去醫院做電療和物理治療，但依然沒什麼起色。一次老師南下順道到我家，用「遠紅外線活瓷刮痧按摩器」幫家母施做，家母雖然疼痛數分鐘，但接下來，她的手當場就能舉起來。

另外，我的叔叔和嬸嬸有很嚴重的**「足底筋膜炎」**（速翻第117頁），我也找他們做足療按摩試驗。原本叔叔對按摩嗤之以鼻，不願意讓我按摩他的小腿肚。但我幫他按摩幾下後，他試走了幾步就小跑步了起來，然後又趴在沙發上叫我幫他繼續按摩，一次的按摩就讓他的「足底筋膜炎」舒緩很多。

還有就是，我三姐因為上班久坐導致**「坐骨神經痛」**（速翻第108頁），常常晚上痛到睡不著。我按照書上的說明，用「遠紅外線活瓷刮痧按摩器」，按摩她腳外側的「坐骨神經反射區」。雖然當下並沒有出現神奇的效果，但是隔天一早她來辦公室找我，稱我是「許大師」，她腰腿部位的疼痛幾乎都消失了！

每次幫自己和家人體驗到按摩的神奇效果，是我生活中最開心的時刻！我相信每個人都有自己的養身方式，但是透過簡單的足部按摩，能夠減少就醫次數，並增強抵抗力，這豈不是增進全家健康最省錢的好方法嗎？

足部按摩，非關醫療，但卻與醫療有相輔相成的效果。透過簡綉鈺老師這本深入淺出的足部按摩書，您將可以和我一樣變成家裡的保健大師，只要一人學會，全家人都受惠！

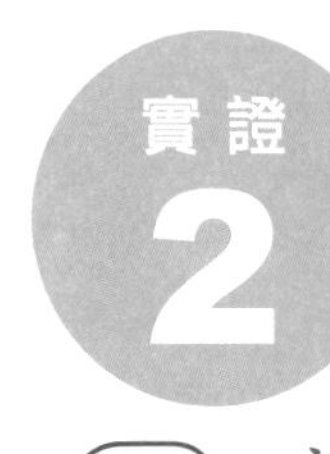


## 童小姐／上班族：「足療按摩」讓我改善——

# 肥胖腿腫 皮膚龜裂

我今年27歲，體重超過100公斤。出社會這幾年我變胖好多，主要是因為工作壓力大，所以常暴飲暴食，常常一次吃兩份正餐，很大量地吃澱粉。後來經由飲食控制，已經瘦了10公斤，但是身體很多大小毛病卻還是困擾著我，像**「手腳老是浮腫」**（速翻第161頁）、**「皮膚很多狀況」**（速翻第156、164～169頁）等等。

我看了簡老師的《足部反射自然療法》和《通筋活血 鬆筋操》保健書，寫信給老師問了很多肥胖者的健康問題，老師邀我去她苗栗的教室「知足樂園」按摩一次，以便能準確地瞭解我的健康狀況，而且詳細地教我怎麼照顧自己的身體。

那天真的很謝謝老師！也很慶幸自己在看了老師的部落格、猶豫矜持了一陣子之後，能鼓起勇氣寫信給老師，請她為我按摩。

到老師家按摩後，回程搭火車坐了快兩個小時，到站站起來時，雙腿完全沒有腫脹感，真是讓我又驚又喜！一直到晚上10點左右，腫脹感才又回復一些些，不得不佩服經絡和足部按摩的奧妙！

回來後我DIY按摩了兩次，連因氣血循環不好，而造成的腳底和腳背關節處的乾裂也好了一些！我還刻意不擦乳液觀察呢！真的好驚喜！以前我不管怎麼擦油、擦乳液、去角質一直都無法改善。按摩後身體的正面回饋真的讓人很感動！

# 實證3

## 張仲琬／旅居英國：「足療按摩」讓我們改善——

# 肝臟功能 腿膝痛 背脊疼痛

我目前旅居英國，靠著簡老師教的「足部按摩」和「鬆筋操」，可以省下一筆又一筆的醫藥費。而且，這一年來，自己幫自己和周遭朋友做「足部按摩」，受益的人真不少，這都要謝謝老師的教導。

一位法國朋友罹患**「肝癌」**（速翻第156頁），接受放射治療後病情沒有改善，於是接受足部按摩，希望能緩解不適感。持續按摩數週後，他不僅感覺身體舒服許多，之後三次回診檢查，情況都很良好。我認為，足療按摩對他的術後復原，的確產生了效用。

另一位老奶奶有嚴重的**「膝蓋疼痛」**（速翻第114頁），很久以來都無法蹲下。我為她按摩20分鐘，她竟然能夠蹲站自如，這改變令大夥兒嘖嘖稱奇！持續按摩將近一年後，她的膝痛都沒有復發。還有一次，我的男友去西班牙旅行時，**「背部、腿部突然發生嚴重的疼痛」**（速翻第72、106、108頁）。假期的最後三天，他只能躺著，無法行走，連坐都坐不起來，稍微一動就痛苦不堪。他也是藉著足部按摩，和老師教的簡易鬆筋操，就改善到能站立、行走，完全沒進醫院治療。直到現在，他還持續DIY按摩，改善偶發的背部和腿部的疼痛。

我還幫自己和別人處理過頭痛、經痛、胃痛、膝蓋痛……，體驗到「足療按摩」對健康的種種益處，真的很高興我學會老師這套「超簡易足部按摩法」。

# 謝老師／大學教授：「足療按摩」讓我改善——

## 失眠 經前脹痛 膀胱纖維化漏尿 排便軟散

我的身上有很多健康問題：子宮肌瘤、乳房纖維囊腫、膽囊瘜肉、膽固醇過高、失眠、排便軟散。這一切都是我的生活壓力大，情緒緊張的後遺症。為此，我做過許多大小檢查，也挨過數次刀。

後來，雖然我的生活壓力減輕多了，但是，健康狀況卻如滾下坡的巨石，怎麼努力都擋不住，吃中藥、訪名醫，甚至自學中醫、針灸，但是，與我有緣的醫師都沒有出現過，真的不知道如何是好。

經過三、四年的摸索後，我先是找到簡老師的學生林小姐，在1個小時的足部和重點部位的按摩處理之後，我連續兩個晚上有很好的**「睡眠」**（速翻第172頁），**「經前脹痛」**（速翻第164、168頁）的現象就像快爆炸的氣球及時被消了氣，不再擔心跟孩子玩耍時被碰觸就產生劇痛。

之後，我按照林小姐教我的，常常DIY按摩足部。但當時可能因為自己的手法不正確，一直掌握不到要領，加上按摩工具不齊全，所以林小姐為我按摩的效果都沒有再出現。

三個月後到簡老師家，利用兩個半天完整地學習DIY按摩技巧，以及老師提供的個人化敲打、氣功要領。終於，我如巨石滾下山坡的健康狀況開始逆轉了，種種具體的跡象，讓我對自己的身體恢復健康重燃希望。

我持續一週做兩、三次的DIY足療按摩，現在，已經不再有失眠的困擾，週期性的乳房脹痛也變得非常輕微，**「排便軟散」**（速翻第150、152頁）的狀況雖然還在進三步、退一步的階段，但是已經露出曙光。

有趣的是，足部按摩像是全身健康檢查一樣，老師常常找出我自己沒有自覺的問題，像是**「膀胱纖維化」**。在我感冒咳嗽**「漏尿」**（速翻第163頁）時，才體認到這個問題真實地存在在自己身上。

到目前為止，學習足療按摩這僅僅一個月，卻已是一趟奇幻旅程。老師「給我們魚吃」，也教我們如何釣魚」，如此的指導方式讓我非常感恩，使我很安心地了解足部按摩的功效，也能用正確的方式執行。

現在的我可以透過足部按摩和自己的全身互動，也帶著許多的趣味去認識身體。我想，這套法寶應該還有很多可以發掘的地方，也分享給大家一起來發現它、體會它。

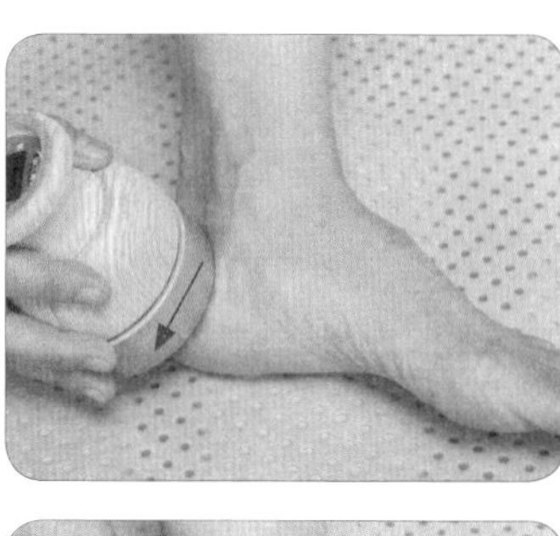

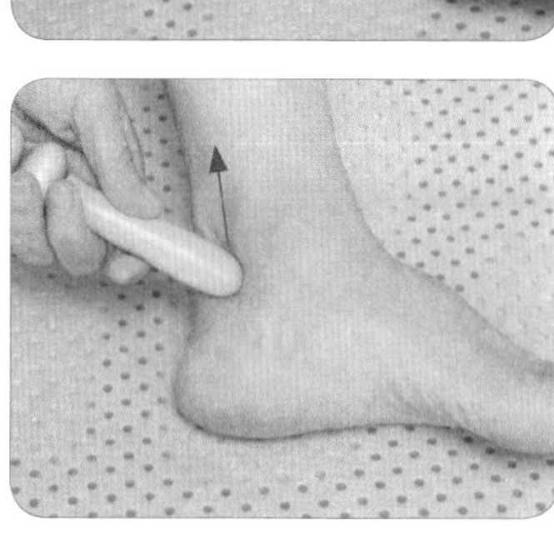

## 陳雅惠／青少年輔導老師：「足療按摩」讓我改善——

# 感冒 腰痠背痛 習慣性扭傷

每每在「**感冒**」（速翻第178頁）或是「**身體痠痛**」（速翻第106頁）時，按照簡老師教我的按摩方法，啟動身體的自癒力，總是能使我很快就恢復健康，這讓我省下不少醫療費！

尤其，對於現代醫學針藥的用量與用法存疑時，任何人都不希望我們的病痛是靠著吃藥打針來解決的！而且它們能治根的比例並不高。

前一陣子，我的小腿受傷縫了十多針，傷口雖然好了，可是腳總是會「**習慣性扭傷**」（速翻第116、117頁）。雖然到中醫診所治療數次，但仍然不見效果，而且傷口癒合處仍然腫脹，我一直很擔心筋骨是不是有任何病變異狀。

後來，想到簡老師教導過的足部按摩，於是，我嘗試為自己解決問題。在相關的腳和手腕上反射區按摩。幾天後，腳傷處的腫脹消失了，奇妙的是，經常按摩這些反射區，腳踝也不再扭傷了。

健康，是生命中最重要的一件事。許多人透過各樣的方式找尋健康，也有許多人活在失去健康的恐懼中。我有幸能夠跟簡老師學習足部按摩，這成為我這一生極大的福份。

透過這套「簡易的足部按摩法」，讓我不再擔心健康問題——我的痠痛不用求人，只要照著這套不用藥、無副作用的方式去做，就可以讓病痛遠離我，而且省下大筆醫藥費。

## 趙鳳玲／高中老師：「足療按摩」讓我父母改善——

# 中風後遺症 腿部無力

有時候，我們只能眼睜睜看著這一切發生。父親向來注意健康，今年8月12日早上，卻突然感覺身體不適緊急就醫，醫生告知可能為**「中風前兆」**（速翻第144頁），開藥後返家按照醫囑服藥。但下午開始出現間歇性意識不清，我們立即送他赴醫急診、住院。但之後的幾天，在醫院全天候的觀察檢驗與治療下，卻只能看他病情逐步惡化，束手無策。從右半邊癱瘓到語言含糊鈍滯，最後連排尿都成困難。

這一切難道都無法阻止嗎？我們深陷在巨大的無助與憤怒中。我想到簡老師並向她求助，老師很快帶著學生田小姐親至醫院為父親按摩。當天按摩療程結束，父親右腳即可微微抬起，帶給大家莫大的鼓舞。第二次由簡老師的兩名學生田小姐和林小姐前來，按摩後父親極為疲倦，但小睡過後，竟和大家談天說笑起來，整個人看來輕鬆爽朗！

母親也在眾人遊說下，讓簡老師的學生為她做足部按摩。母親長年自覺**「腿部氣血不順」**（速翻第114、117頁），久坐後總需先活動筋骨才能起身步行，沒想到按摩完後，順利站起行走自如，便決定定期按摩足部，搭配簡老師教她做鬆筋操，困擾多年的腿疾終於不藥而癒。

父親中風至今月餘，在簡老師團隊的悉心照料下，語言能力已恢復如前，雖然尿管尚無法拔除，但每日正常排便，亦可利用助行器行走，連醫生也訝異以其84歲高齡，復健效果竟能如此穩定。以上這一切種種，我的心中充滿感謝，也樂於與大家分享。

實證 7

# Betty／竹科上班族：「足療按摩」讓我改善——

# 手腳痠痛 近視 懷孕食慾差

前幾年跌倒扭傷左腳，嘗試中醫針灸、電療和各種按摩，一個多月都不見好轉。無意間發現簡老師的書，於是聯繫預約足部按摩。

我在竹科工作9年，累積不少健康問題，像經常感冒、肩頸背痠痛。要去老師家那天，**「左手竟然舉不起來」**（速翻第101頁），當時開車通過收費站時，還得用右手支撐左手才能給出回數票。老師幫我按摩足部時，我幾乎無處不痛，但是痛過後就通體舒暢，回程時左手已經能舉起，而且乾燥的雙眼變得滋潤，本來看不清楚的路標都清晰可見。持續做足療按摩，想不到腳傷好轉了，一個月後做健康檢查，**「視力從1.0變1.2」**（速翻第125頁）。

接觸足療按摩之前，身體常疲累、小病不斷，醫院家醫科、皮膚科、腎臟科、內分泌科……都反覆檢查、吃藥，但沒有任何改善，副作用卻是不少。簡老師第一次為我按摩時，就指出我全身肌肉、經筋僵硬、經絡不通，是中藥難以發揮作用的體質。老師透過足部按摩、刮痧、敲打、推拿多管齊下，又教我自行按摩的手法。我實踐一段時間後，近視、皮膚過敏、時常感冒、經期不順等都改善了，睡覺也一覺到天亮，思緒變清晰許多。

最令我和老公開心的是，我生了一個女兒後，多年來一直無法再懷孕，但是實踐足療後，我健康大有改善，我們年底就要再添一個寶寶了！即使在**「懷孕期間」**，身體有任何不適，像**「食慾不佳、胃經不通」**（速翻第146頁），也是透過足部按摩來緩解。簡老師也教我按摩腳小趾指甲外側的「至陰穴」，幫助將來臨盆時助產，這讓我能輕鬆迎接寶寶降臨，好興奮！

## 實證 8

### 田蕙瑄／按摩師：「足療按摩」讓我和母親改善——

# 胃酸逆流　偏頭痛　心悸　中風前兆

去年6月，竹科長期忙碌的工作壓力，讓我的身體頻頻出現**「胃酸逆流」**（速翻第148頁）、心絞痛、頭痛、梅尼爾氏症、排便困難、關節痛……，甚至有天夜裡突然天旋地轉、心跳加速、呼吸困難，室友緊急打119，我就被咿歐～咿歐～送去急診！

醫生檢查不出病因，我推測是婦科問題，因為我經常生理期前會出現嚴重**「偏頭痛」**（速翻第118、120頁）、**「心悸」**（速翻第138頁），於是掛婦產科。婦產科醫生卻建議我去看腦內科、心臟內科。我心想：「完了！」一旦進醫院檢查，以後就沒完沒了，會像我媽媽一樣，一輩子都離不開藥丸子。沒多久後，夜裡又出現同樣狀況，慌亂中，我猶豫著要不要叫救護車時，室友翻出一本簡老師的足部按摩書，邊看書邊幫我按摩一雙腳。漸漸地，我竟然睡著了，平安度過漫漫長夜。隔天起來，我翻閱了老師的書後，毅然辭掉工作，去找老師學足部按摩技巧。

尤其要感謝上帝，讓我認識簡老師，她教我學會足部按摩，才能在媽媽中風時及時救了她。就在今年3月下旬，媽媽突然左眼看不見，我立即從新竹趕回高雄幫媽媽按摩。按摩後恢復視力了，但隔天她的右腳卻無力站直，我猜她**「中風了」**（速翻第144頁）！於是加緊為她按摩，疏通腦部堵塞的部位，和全身的經絡，把握黃金時間降低中風的後遺症。很感恩上帝的是，媽媽後來倚靠簡單的復健、足部按摩、鬆筋，以及中醫調理和調理級精油按摩，她在半年內就能爬山、上下樓梯了。

作者序

# 我為什麼要推廣足部按摩？

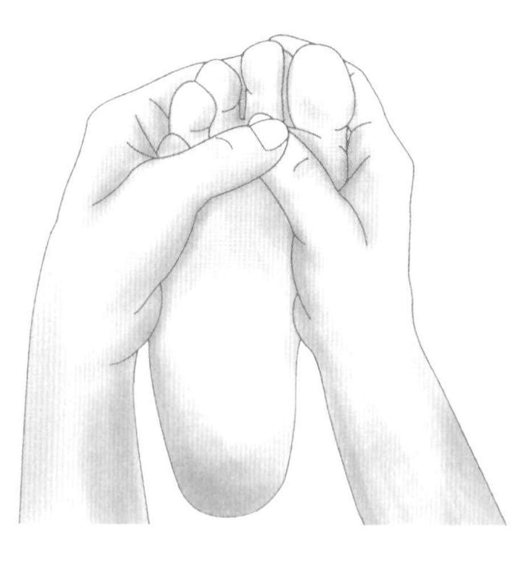

## 車禍後遺症的秘密

### 脊椎受傷 失眠 壓力痛苦

足部按摩有多好？由我來說，不如讓讀者自己來說。我教過的學生很多，其中一位深得足部按摩的益處後，有一天寫了這封信給我：

簡老師好：

兩年多前的偶然機緣，曾向老師學過DIY足部按摩，回家後再轉教老婆，這兩年老婆也常按摩睡眠反應區，**已改掉吃安眠藥的習性**，謝謝老師！

昨晚老婆哭著說出15年不曾對我說的秘密——她24歲時曾發生車禍，脊椎變S型，從此發現腦袋外面好像被無形東西罩住，無法集中意識，很難與人溝通。赴台大、榮總、馬階等大醫院檢查，都沒有成效；岳父也帶她到各大有名廟宇求助，依然沒有進展，她好怕變成精神病患。她告訴我，她的腦像被無形東西束縛，平時都會疼痛，壓力大時就更痛，只是她已學會與它和平共存。我無病無痛的人，無法想像老婆是如何忍受、如何熬過來的。

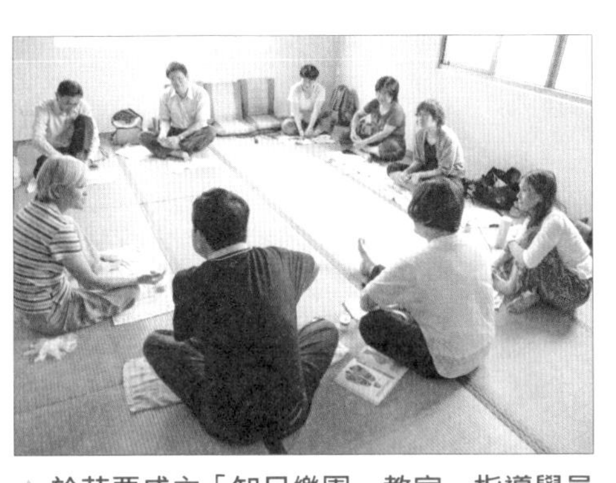

▲ 於苗栗成立「知足樂園」教室，指導學員正確的足部按摩法。

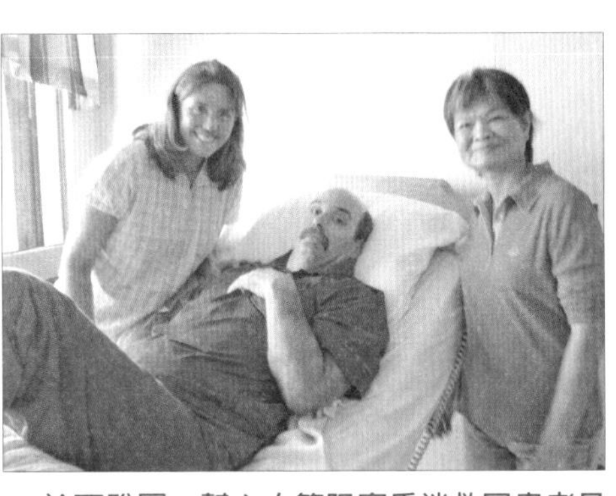

▲ 於西雅圖，幫心血管阻塞昏迷救回患者足療按摩數次，進步神速，令醫護人員和家屬吃驚。（P138）

這兩天我把老師的書找出來重新溫習，幫老婆按摩雙腳，老婆狀況有很大的改善。現在老婆每天都會自己按摩，我一週幫她按一次，身體逐漸比起以前健康，還有笑容。**雖然頭痛問題還是有，但已經和緩許多。**

## 現代醫學難治之症也有自癒作用

## 足底筋膜炎　膝關節退化

足部按摩能改善現代醫學束手無策的棘手問題，還不止於此。從事按摩之後，我頻頻遇到**「足底筋膜炎」**的案例，有發作數月者，有忍痛數年者，求醫無救，受苦無限期。

但是，患者只要用我設計的「滾棒」滾動小腿肚，鬆弛「膀胱經筋」，無不一次減輕症狀，數次後就徹底解決的！這樣的患者分布各年齡層，還有一位六十出頭、住在加州的讀者，被足底筋膜炎折騰了六年，**美國的醫師告訴她那是「不治之症」，讓她沮喪不已。**她回台探親時來找我，忍痛數分鐘讓我用滾棒為她滾小腿肚後，竟然可以邁開大步走路了，一時忘情得手舞足蹈。

另外，也有不良於行的人，被醫師宣判罹患**「膝關節退化」**，非開刀不可。事實上，**他只藉著滾棒按鬆「大腿正面的經筋」**，就不藥而癒了。請看這位王小姐的來信：

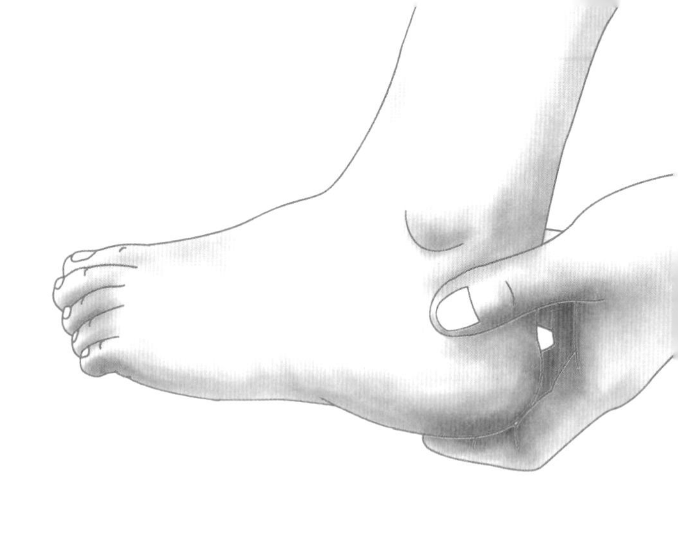

老師，您好！

我住中壢，曾經和孩子、老公到苗栗公館去給您足部按摩。您說，許多被醫師宣判罹患膝關節退化的人，其實很多人的病根並不在膝關節，而是在大腿正面兩側的筋太緊所致。我曾幫助一位膝蓋疼痛得舉步維艱，被醫師宣判膝關節退化的人，經過按摩鬆筋後，三天後和一群人去登山了！好厲害！

這位王小姐曾經全家人持續來按摩一陣子，每一次按摩後，我都依照他們的狀況個別教一些自我按摩的技巧。沒想到，她自己受益後，還能去照顧別人，嘉惠大衆，真是了得！

## 找對病根，不要貿然開刀

### 頸椎僵硬　腰椎骨刺

另外，頸椎僵硬、腰椎長骨刺，被醫師宣判若不緊急動手術，就可能終生坐輪椅的案例，更是層出不窮。

我的一位至親腰臀痛到一跛一拐的，兩家醫院的診斷各不同，一說是「坐骨神經問題」，要開刀；另說是「腰椎長骨刺」，也要開刀。我判斷他既不是長骨刺，也不是坐骨神經痛，而是**「外側膀胱經筋」緊繃僵硬**。我為他按摩兩次，同時教他如何DIY按摩調養自己，近三年來，他都無病無痛，天天

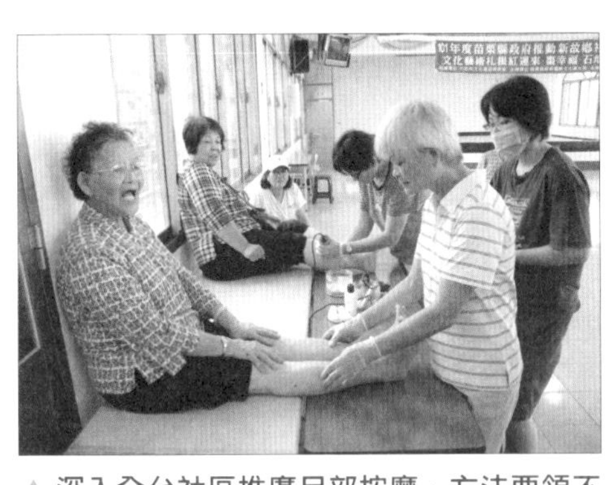

▲ 深入全台社區推廣足部按摩，方法要領不藏私。

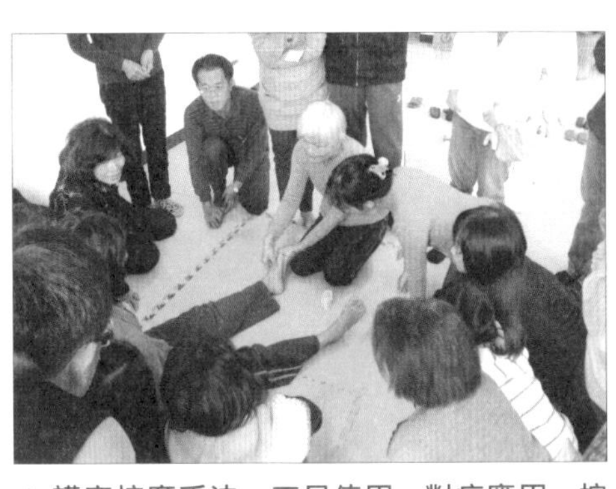

▲ 講究按摩手法、工具使用、對症應用，按摩手法決定健康效用。

種菜、賣菜，健健康康地過日子。

還有**僵直性脊椎炎、耳鳴、耳聾**，被醫師宣判「無救」的案例，經過按摩、打通經絡之後，通通重獲健康了。

至於**乾眼症、耳鳴、耳背、五十肩、扳機指、腕隧道症候群、經痛、乳房纖維囊腫、月經不來、不孕、車禍後遺症、睡眠障礙、中風、腫瘤、五臟六腑的疾病、自律神經失調、內分泌失調、肥胖症……**等等，透過足部按摩，配合打通經絡，鬆弛經筋，和調理飲食、起居生活後，都有很明顯的改善或痊癒。

## 足部按摩並非萬能，但人人可DIY，健康報酬率最高

十年多來，我碰過許多人形形色色的症狀，處理過逛遍大大小小醫院病患的棘手問題，消除他們的病痛。靠的就只是融合中醫學理論的「足部按摩技能」而已。

足部按摩並非萬能，也不是獲得健康的唯一途徑，我不否定醫療系統和其它養生健身法的效用。但是，它容易學又非常有效，只要有手有腳的人，用幾個簡單易使的工具，就能隨時隨地為自己的健康加分。世界上也很難再找到比「足部按摩」報酬率更高的健康投資方法了。

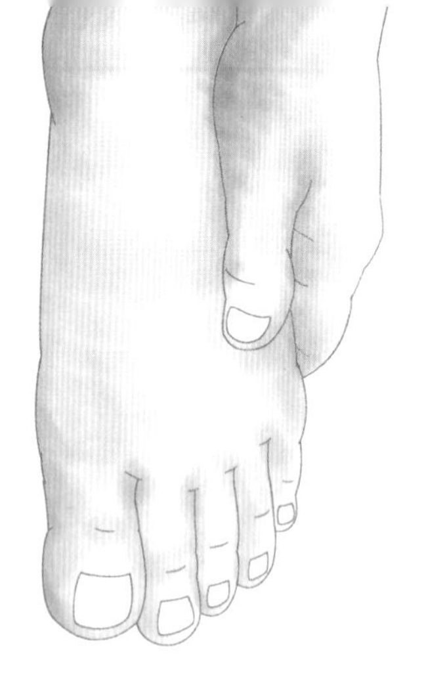

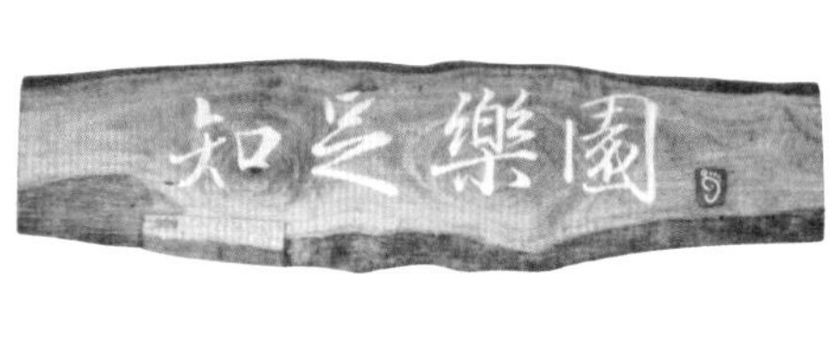


它使原本體弱多病的我變得健康有活力，如今花甲之年，滿頭白髮，還能天天生龍活虎地為他人調理身體，帶給許許多多人希望。我瞭解它，體驗、享受它極大的好處，我怎能不極力推廣它，分享給所有的人呢？

## 提升足部按摩專業職志，呼籲同業一起成長

而說到推廣足部按摩，其實我的目標不只有分享，我是另有企圖心的。

首先，**我希望能更新一般人對足部按摩的刻板印象**。

很多人對足部按摩的印象，還停留在「抓腳」的層次。商業型足部按摩店花大筆錢裝潢，標榜「以客為尊」，讓顧客「斜躺在沙發上，吹著冷氣，手拿著遙控器，兩眼直盯著螢幕看」。華麗的表象下，除了享受短暫的舒服感外，對增進健康的貢獻非常有限。

一般人對足部按摩不會有太高的期待，是因為從事足部按摩者，沒有讓人可期待的潛力和能力！除非按摩師自己長進些，不斷學習，不斷突破、創新，提升自己的服務能力，否則很難將服務的品質由「抓腳」，提升、蛻變到「調理顧客的身心」，預防疾病，遠離病痛的層次。

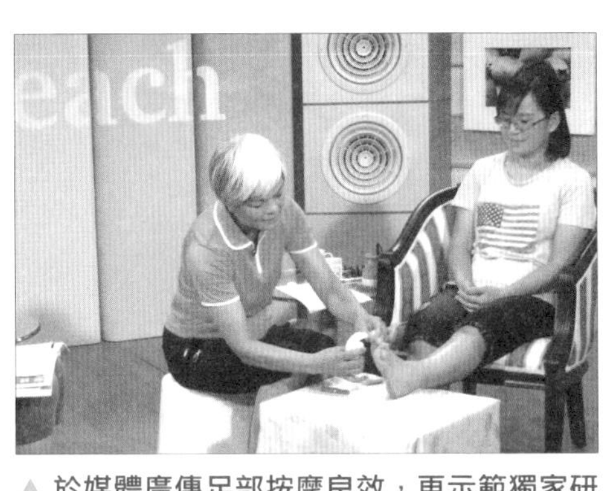


▲ 於媒體廣傳足部按摩良效，更示範獨家研創手法，迴響熱烈。

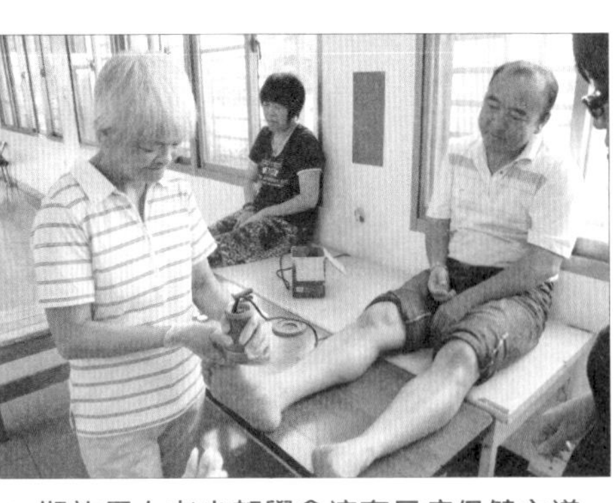

▲ 期許男女老少都學會這套足療保健之道，自助還照顧親友。

也許你會問：「這不是醫師做的事嗎？」沒錯！但是，預防疾病，遠離病痛，是懂得養生健身之道者都能做的事！從事足部按摩工作者，理當懂得養生健身之道，才不愧於「按摩師」的身份。籲請同業按摩師要自立自強、自我成長，所以我著書立說，介紹足部按摩，也透過為別人足部按摩服務，朝我的目標邁進，以身作則，呼籲同業能奮發圖強。

其次，**我希望能為足部按摩業者掙出一片發揮專業所長、嘉惠大家的空間！**目前，足部按摩業者都是「黑戶」。儘管我有充足的專業知識，高水準的專業能力和豐富的經驗，儘管我助人無數，有許多人對我感激不盡，我仍是個不被政府認可，且被主流醫療系統所否定、被許多人嗤之以鼻的足部按摩工作者。

**一棵松樹的種子飄落在岩石的裂縫裡，**
**它就此沮喪、腐爛在黑暗中？**
**還是仰望藍天，極力向上掙扎，堅挺矗立高峰？**

我相信，不同的選擇，要付出不同的代價，但也會有不一樣的收穫。我期待有一天所有的人都驚喜地發現：原來足部按摩的效果這麼神奇！我會繼續努力，努力讓足部按摩的神奇效果，嘉惠台灣所有的同胞們！

簡績鍊 謹誌・2017年・冬

# 目次



PART 1

## 你常疲勞病痛？吃藥、運動都無法改善？

——因為每天的病氣廢毒排不乾淨，病痛只會更嚴重！

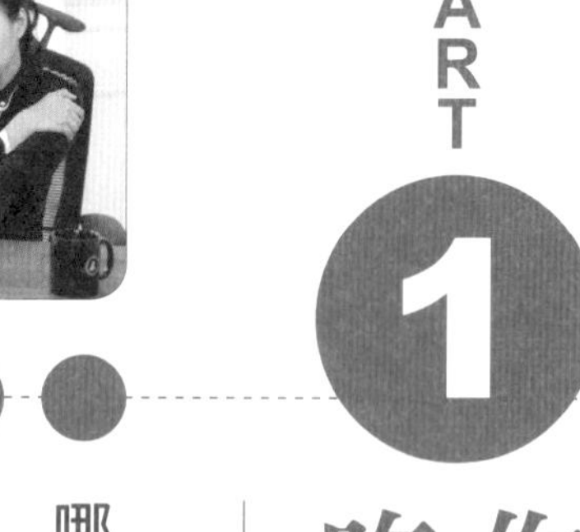



PART 2

## 足部按摩馬上鬆筋通氣，消除病根最有效！

——大小病痛從「腳」現形，反應全身表裡需求。

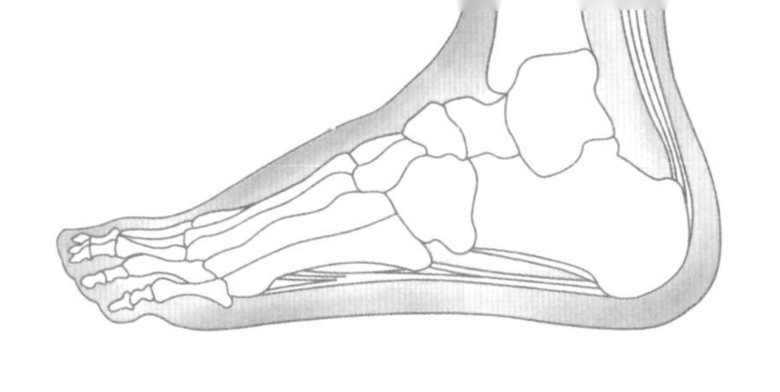



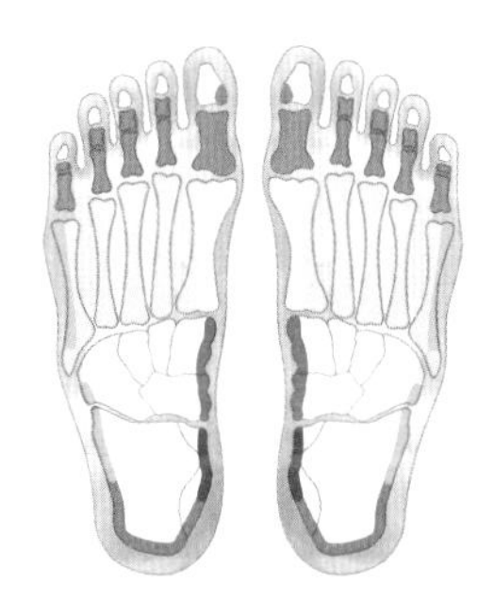

PART 3

# 足部6大反射區不用背，自然按出健康的訣竅！

——以前你按的位置・手法・用的工具都正確嗎？



PART 4

# 你和全家都受用，足療對症按摩法應用實例！

——一天3分鐘啟動自癒力，病症病根都消除！

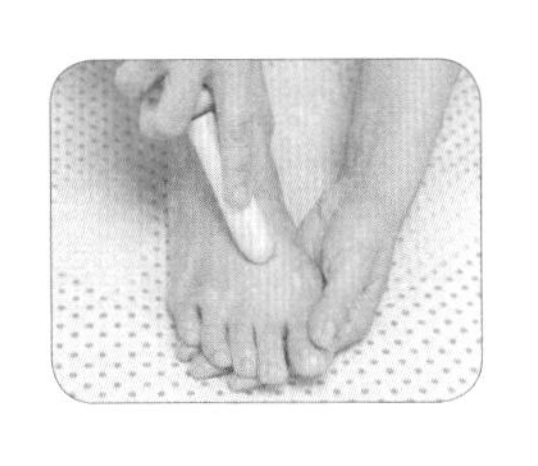

## 筋骨痠痛病症



## 頭部五官病症



## 心腦血管病症



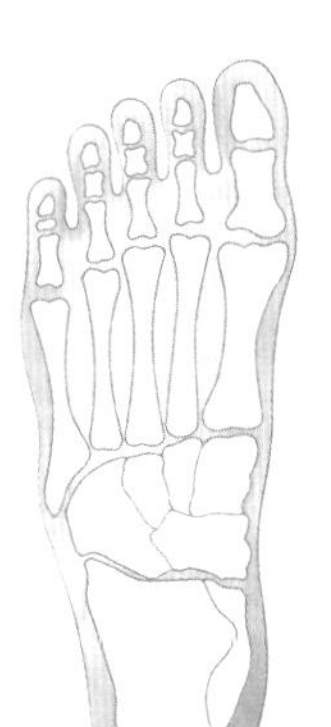

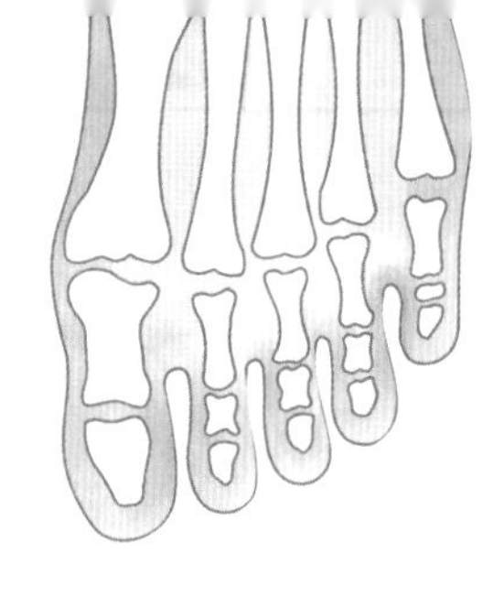

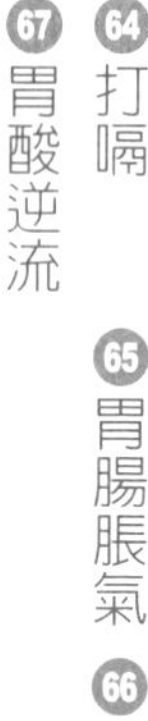



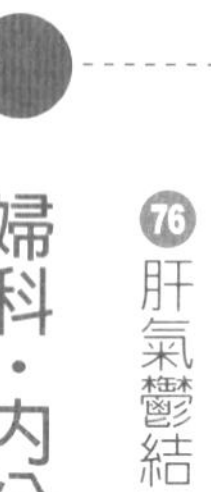

# PART 1

# 你常疲勞病痛？吃藥、運動都無法改善？

——因為每天的病氣廢毒排不乾淨，病痛只會更嚴重！

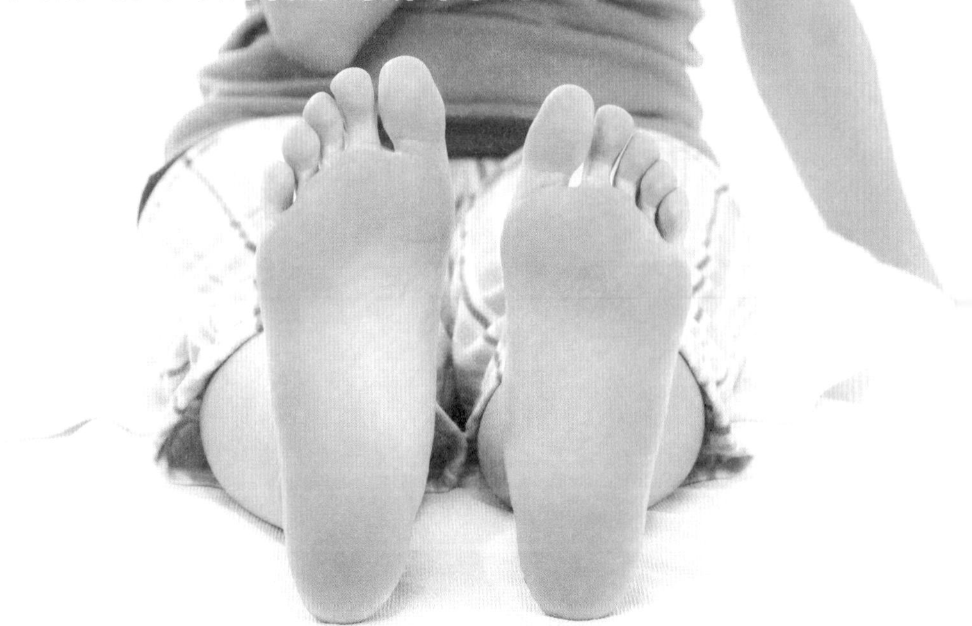

# 哪裡肌肉僵硬、筋緊痠痛，那裡的「氣血」已經阻滯變質

## 這些健康關鍵的「氣」，你都照顧到了嗎？

學員經常問我，我們常說的「氣」，跟健康有什麼關係呢？舉凡空氣、寒氣、濕氣、熱氣、火氣、脾氣、中氣、氣血、氣虛等，這些無形的「氣」，都與有形的「血」，和全身的健康息息相關。開始學習保健和DIY療法之前，務必先了解氣血與身體的關係。

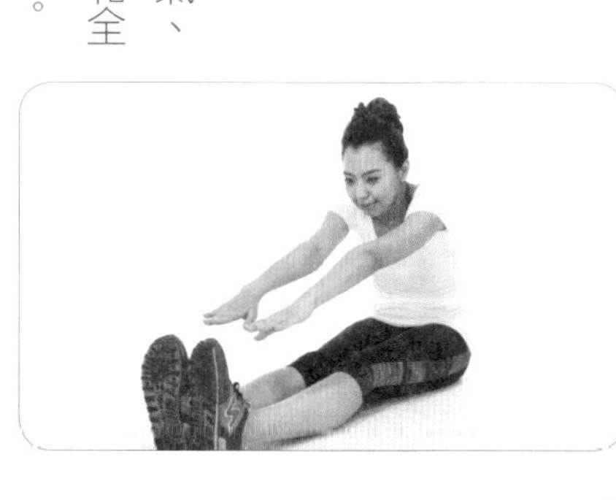

## 空氣

### 「天氣變來變去？」環境變化太快，害你生病、中「六邪」

空氣是維持生命的要素。空氣清新或污濁，會直接影響健康；而空氣的「狀態」，也是你我病痛的原因。

**中醫將空氣分為六種：風、濕、暑、寒、燥、火，稱為「六氣」**。它們的狀態變化，若超出身體所能承受，甚或導致疾病，就稱為「六邪」或「六淫」（淫，在此用本義為「過度」）。例如：刺骨的寒風（風邪）、冰天雪地或過冷的冷氣（寒邪）、濕氣過高（濕邪）、過度乾燥（燥邪），夏天害你中暑的高溫（暑邪、火邪）等。古人說「風調雨順」，具體地說就是六氣平和。

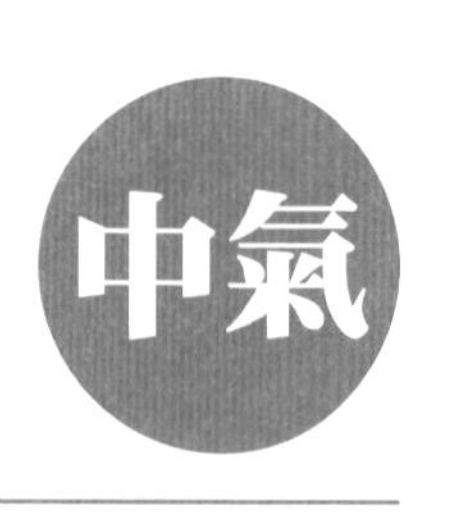


### 「走一下就喘？」胸中之氣靠心肺合作，還影響大腸排便

有些朋友問我：「為什麼我爬山、爬樓梯時，上氣不接下氣？看別人卻是健步如飛！」

中醫用「中氣」說明「胸中之氣」，即體內之氣和外在空氣交換量的大小。「中氣」決定

於肺本身的健康度、功能的高低，以及心臟的功能和全身的氣血是否充足、順暢。此外，肺與大腸互為表裡，二者關係密切，會相互影響，所以**中氣不足的人，往往排便也會出現問題**。

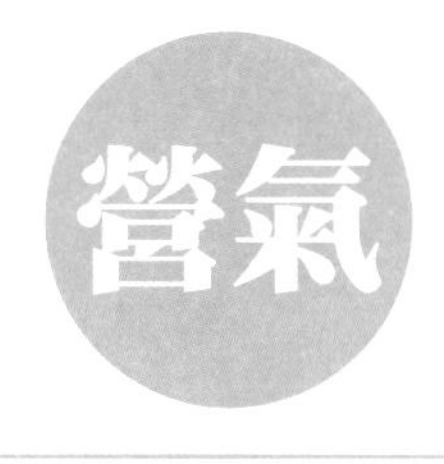


## 「你是易病體質？」營養之氣虛弱，器官生化作用就差

食物和「中氣」分別經由消化系統、血液輸送到全身，產生氣力、精神等，稱之為「營氣」，是我們活命的動力。

**體內一切生化作用全靠「營氣」來推動**。我們常聽到「氣虛」、「血虛」等名詞，「氣虛」通常指的就是「營氣」虛弱，這種人精神差，體力不足，容易疲累，間接影響免疫力、新陳代謝等，體質相對差。

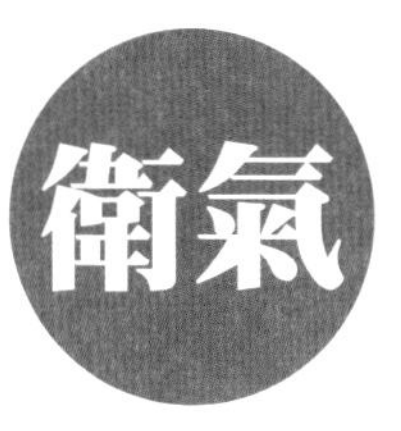


## 「為什麼你穿得比別人多？」適應氣候變化的能力差

若「中氣」是一個國家的各種資源，那「營氣」就是它的國力，或是內政實力，而「衛氣」就是國防軍事能力了。**「衛氣」虛的人，對於氣候變化的應變力相對較弱，容易感冒、中暑，對濕氣的化解力也比較低，皮膚易長各種疹子**。

中氣、營氣、衛氣各司其職，但三者息息相關，相互影響。清濁的氣體在肺部交換後，清氣若能順利地輸佈全身，則通體舒暢，神清氣爽。反之，**氣若通行不暢，被堵在某些部位，就可能出現頭暈、耳鳴、喉嚨有異物感、胸悶、心悸、打嗝、反胃、嘔吐、腸胃脹氣、排便困難、發燒**等症狀，或感覺渾身乏力、渾身說不上來的不舒服。由此可見，「氣順」對健康何等重要。

# 筋緊容易導致經絡不通、氣血阻滯，百病叢生

氣滯造成的組織器官功能障礙，是醫學儀器無法檢測、西醫學說無法解釋的現象。因為西醫沒有中醫經絡、穴位和「氣」的概念，所以也處理不了這類的症狀，和所引起的相關疾症。

有句話說：**「百病皆因不通」**，因為運動不夠、飲食不節制、壓力大、病邪入侵等問題，隨時會使我們的「筋」緊繃，使氣血循行的通路——經絡、血管，和淋巴、周邊的神經、肌肉、肌腱、骨骼、關節等出現擠壓、縮曲、氣血阻滯等現象。就像河道不順的河流，流速越來越慢，勢必會淤積泥沙垃圾，所以身體常會這兒痠，那兒痛。

**運動、按摩、練氣功之所以能使身體更健康，精神充沛，就是因為它們能促進全身氣行暢順，**就像河流暢通無阻，水流清澈，不易堆積泥沙垃圾。而生活中會導致氣滯、氣血不暢順的因素，更要多加留心：

## ❶不運動！

西醫說**「動，能產生能量」**，中醫說「動能生陽」。氣血流佈全身需要能量，能量不足，氣血循環當然會變差。

## ❷寒冷！

水遇冷流速會減慢，終至結冰。同理，人體裡含大量的水份和血液，冬天和夏天的活動力有差，也可見一斑。氣溫上升、下降5度，身體就有明顯的感覺，甚至會生病。具此類推，**吃下比體溫低數十度的食物、冰品，對身體的傷害會有多大**！再者，消化道細胞對溫度的敏感度，不如皮膚敏銳，這並不表示它們就能接受比體溫低的食物。冰凍三尺，非一日之寒，若持續累積病因，身體終有反撲的一天。

## ❸情緒極端！

「氣得滿面通紅」，是因為大量氣血上行。「憂傷喪氣」使人全身無力，甚至連眼皮都會掉下來，西醫稱此為「肌無力」；然「肌無力」只是表象，病根是憂傷致使「氣」嚴重下行，就像人掉在水裡浮不上來一樣。而**驚恐或過度興奮會導致「氣亂」和「氣陷」**，像白天受驚嚇，晚上剛睡著卻突然驚醒，是因情緒激動造成「氣亂」所致；嚴重的氣血下行稱「氣陷」，屁滾尿流是最常見的現象，更嚴重還會脫肛，若未能及時搶救，會危及生命。

### ❹飲食無度、不潔！

吃得太快或太多、吃進不易消化或不乾淨的飲食，都會造成身體難以承受的負荷，產生嘔吐、腹瀉、全身無力、臉色發白等氣血和能量輸佈不均、器官組織調節失常的急性症狀；**長期失調會導致肥胖、三高、肝膽腎炎、痛風等代謝疾症**。

### ❺外力撞擊造成內傷！

跌倒、撞擊、車禍等外力造成身體結構性的損傷，如骨折、筋骨或臟腑被擠壓變形，以及手術的後遺症、長期姿勢不良等因素，也有可能造成氣滯的後果，因為**「形不正則氣不順」**。

## 氣行經絡受阻太久，沒有外力碰撞也會痠痛

中醫說：「形正氣順」。「氣」在體內運行有一定的通道，形不正，「氣」運行的通道受阻太久，即使沒有**受到外力的撞擊，也會導致痠痛**。

上班族肩頸痠痛、腰痠背痛，都是因為固定坐姿太久，身體僵硬所致。練氣功，就是藉著各種不同的放鬆姿勢，打通氣行的通道，所以練氣功的人少見有痠痛症狀。

瞭解這個道理後，除了常活動身體，讓筋肉放鬆，避免氣滯血瘀、腰痠背痛；此外，不練氣功的時候，**按摩身體反射區最集中、最有效的「足部」，更是常保氣通血行最簡單的DIY方法**。

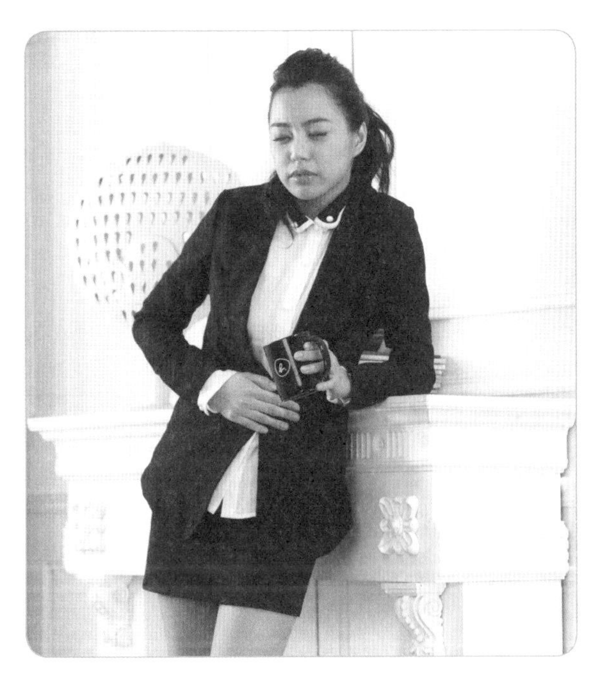

# 氣阻血滯對免疫力的致命傷，是癌細胞的千百倍

## 你我體內都有癌細胞，癌不可怕

這些年，我接觸很多癌症、憂鬱症、肝硬化、腫瘤、類風濕性關節炎等重症案例，藉由足部按摩而痊癒者，不在少數。我曾為十幾位憂鬱症者按摩，他們長期靠藥物來控制情緒與生理不適。**但吃的藥越來越多，體內的毒物也不斷累積**，使得身心靈狀態每況愈下。接受足部按摩後，他們的排便次數和排便量都增加。有位12年病史，每天吃11顆藥的患者按摩後說，他每天排便3次，味道比平常臭，還有濃濃的藥味，這是「排毒」現象。也有人按摩後想睡覺，或患部更痠更痛，這都是好轉過程暫時的「瞑眩反應」，通常持續一兩週就會隨健康改善而消失。

足部按摩能抗病，因為常**按摩雙腳上的反射區，全身氣血都暢通、充足、平和，自能提升免疫力，促進新陳代謝，身體的自癒力能發揮最大的功能。哪怕是癌症、腫瘤、糖尿病、高血壓……都不是自癒力的對手。**

我們知道，一條河不可能沒有沉積物，就像醫生說：「每個人體內都有癌細胞。」人人體內都有病菌、病毒、癌細胞，那為什麼有人容易生病，有人卻不會？當河流的水流量夠大，流速夠快，河道就比較不會淤積泥沙和垃圾。同理，當人體內的氣血通道順暢，毒素、廢物、癌細胞（它厭氧，難以存活在氧氣充足的環境）就會被排出體外。瞭解這個原理，就能明白為什麼足部按摩、氣功、適度的運動，是抗癌的最佳療法。

## 氣血無法暢通排毒，才會任憑癌症腫瘤坐大

我曾經有兩三個月，全時間陪伴一位癌症病人走過化療和電療，當醫師和她及家人都認為她已經康復（但

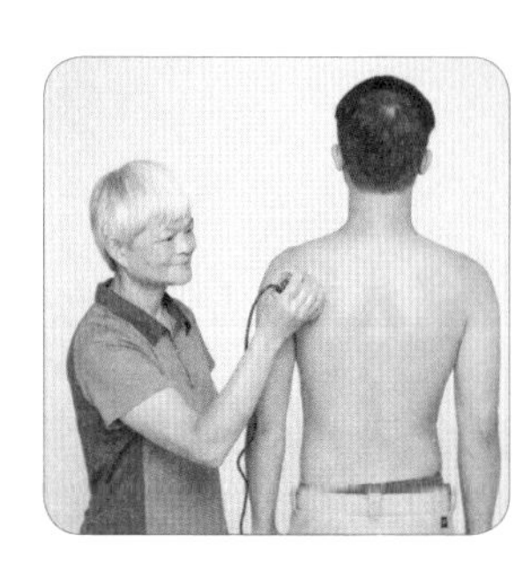

我並不認為她抗癌已經成功），我提醒她：「未來兩年，你必需全心休養與運動，增加自身的免疫力和元氣。」沒想到不出幾個月，她停止運動，又開車到處去教課，有一天才警覺咳嗽了兩個月還沒好。醫院的檢查報告一出來，她和家人頓時傻了眼，幾個月後告別三個還在國中國小就學的兒女，撒手人寰。

通常這類案例被解釋為「癌細胞轉移」，我個人則認為，癌症患者藉著化電療殺死癌細胞的同時，身體也承受極大傷害，使得毒素大量累積體內，元氣大傷，氣血不足、不通，怎能期望恢復健康呢？就像清除河道的淤泥垃圾時，也把河水洩掉了；河裡不再有足量的流動活水，廢物堆積得更快更多，很快就變成一灘死水。

## 啟動恢復自癒力需要時間，要即知即行

我旅居昆明時，遇到一位50歲的美籍女士，她從29歲就被醫師診斷為「類風濕性關節炎」，就醫診治多年無效後索性放棄治療，只靠吃鎮定劑和止痛藥幫助睡眠。我看出她身體非常虛弱，體內累積太多溼氣、寒邪，於是提醒她，**按摩能促進氣血循環，攪動她體內的溼氣寒邪排出體外，這過程可能會出現身體不適**；她理解也持續接受按摩，半年多後驚喜地告訴我，筋骨不再痠痛了！

**啟動身體的自癒力來修復受創的身體，需要一段過程。病程長，療程相對長；病情重，療癒過程相對辛苦。所以藉足部按摩調理慢性疾病、重症者，需要耐心；且需要密集按摩，才能顯出效果。**我到醫院為重症病人按摩，按摩後他們感覺身體很舒暢，就對復原充滿信心。可是一兩天後又不舒服了，於是有人下結論說：「按摩哪有什麼功效！」

事實上，罹病者要恢復健康不是一蹴可幾。健康就像一個銀行，我們隨時都在進行「提款、存款」：**飲食自然均衡、多運動、睡眠好、心情輕鬆、環境潔淨是「存款」，反之就是「提款」**。生病的人是負債狀態，病情越重，債台越高，哪有什麼仙丹妙法，一兩下就能清除長年高砌的債台呢？

# 筋經氣血不鬆通，吃藥打針是病上加毒！氣血「充足・暢通・平和」才是健康關鍵

## 常保筋鬆脈順氣通，能化解醫生搖頭的問題

身體是極度複雜、但有條有理的有機體，干擾它越多，越增加它的負擔，吃西藥、瞎打針的副作用多，原因就在此，氣虛病痛之外，免疫系統本身更被打亂了！

我遇過許多有頭痛、打鼾、鼻竇炎、眼疾、頻尿、失眠、筋骨痠痛或扭傷、水腫、胃酸逆流、婦科等案例，接受足部按摩之惠而變得更健康。而慢性病如：三高、腸胃問題、肝膽炎、過敏體質、更年期症狀；重症如：不孕症、中風復健、癌症等個案，透過正確手法的足部按摩，也都有滿意的結果。

**只要懂得中醫學人體的「整體與平衡」的理論，掌握使人體氣血暢通、充足和平順的要領，**藉由足部按摩促使身體發揮天賦的自癒力，便能得到不藥而癒的神奇效果，這和流傳兩千多年的中醫學、歐美流行百餘年的「自然醫學療法」是不謀而合的。

## 氣血充足、暢通又平和，過盛或不及都有害

具體來說，能找到同時具備讓「氣血充足、氣血暢通、氣血平和」的方法，就是找到健康延壽的鑰匙。但是，如何使氣血常保持在這三種絕佳的狀態下，這就是我們今天要挖掘的寶藏。

為什麼一陣冷風吹來，他覺得很舒爽，你卻直打哆嗦？因為**「他氣血旺盛，你氣血虛弱」**。為什麼你常頭痛失眠，他卻終日神清氣爽，倒頭便睡？因為**「氣血暢通、不暢通」**的差別。為什麼突然受驚嚇，會心跳加速、頭暈、呼吸困難？小孩子白天玩得太亢奮，晚上就容易驚嚇哭醒？因為情緒的干擾導致**「氣血失去平和」**！

## 你是氣血旺盛的人？

你的健康狀態像滔滔江河，波濤洶湧，氣勢恢弘。可是，萬一河道阻塞，洪流潰堤，後果不堪想像。**罹患心臟和腦血管病者，幾乎都是此類，最要小心——氣血不通！**

- ☐ 體力充沛，手腳溫熱
- ☐ 工作玩樂不輸人
- ☐ 承擔重責大任能挺得住
- ☐ 不運動時也臉耳泛紅
- ☐ 一生病往往很嚴重
- ☐ 有心腦血管病症

## 你是氣血虛弱的人？

你的健康狀態像流水潺潺的小溪，平時沒有奔騰的氣勢，季節變化時沒有調節水量的資本，甚至乾涸斷流。

- ☐ 新陳代謝差
- ☐ 免疫力低，易累易病
- ☐ 缺乏活力
- ☐ 容易健忘
- ☐ 睡眠品質差
- ☐ 常手腳冰冷

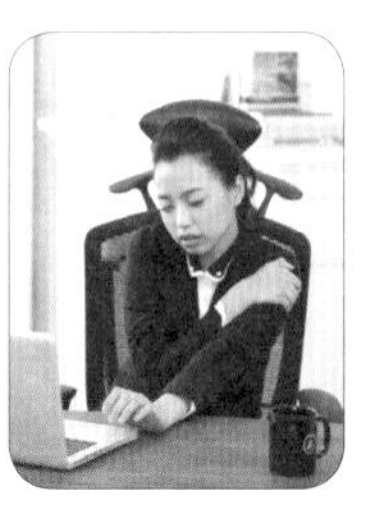

「心平氣和」應該是身心的常態，才是健康的表徵。受到生理或心理因素擾亂而心不平氣不和，會導致氣血不通暢，還會導致氣血虛弱。

## 運動、練氣功、按摩，是通氣活血3良方

### 運動 提振血循、促進排廢。但你很忙？很懶？

運動對健康的影響，主要是加速血液循環，能使閉塞的經絡暢通。「心包經」（見第35頁）暢通可強化心臟功能，提升免疫機制，也會促進代謝，加速排廢排毒。

### 氣功 吐納導引身心蓄能。但需要時間和勤練

氣功的本質與最高境界，是讓身心靈放鬆，以外在的呼吸導引發勁，激發內在的氣血暢達全身末梢、組織的能量活化。不僅原本的氣阻、血瘀、淋巴液阻塞可化瘀排毒，思緒也變得清明。

### 按摩 按腳立即暢通氣血，活化對應的臟腑組織

此外，忙碌的現代人還能選擇最容易學的「按摩」來增進健康。以足部按摩為例，適當刺激腳上的反射區，能促使氣血在體內順暢運行，活化對應臟器的組織細胞，使身體在最放鬆的狀態下，打通經絡、血管、淋巴、臟腑裡的阻礙，而達到氣血暢通、充足、平和的狀態，因而增強生理機能和免疫功能。

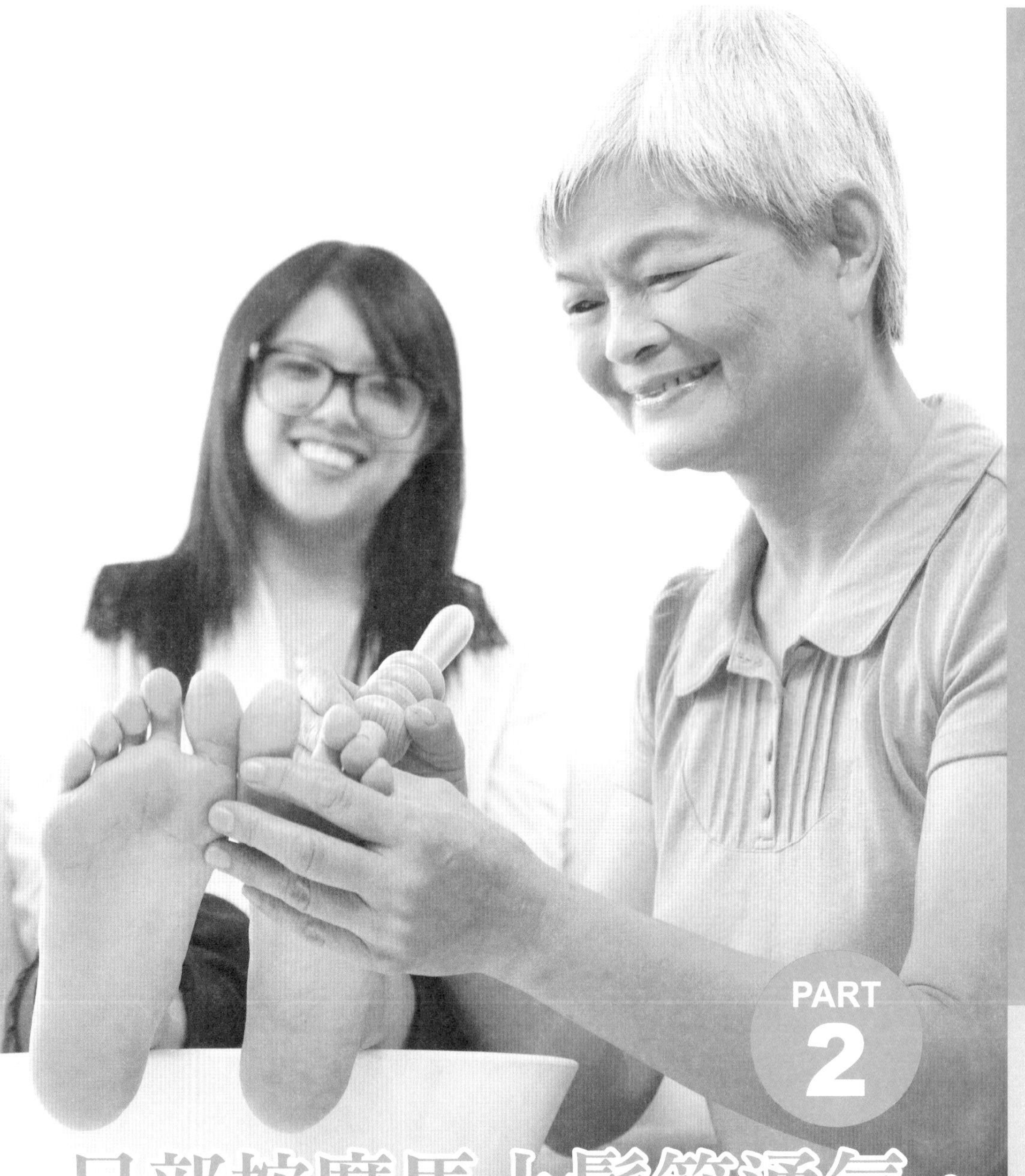

PART 2

# 足部按摩馬上鬆筋通氣，消除病根最有效！

——大小病痛從「腳」現形，反應全身表裡需求。

# 腳底到腳踝骨上方，有全身器官的反射區，按摩足部就是啟動臟腑組織的自癒力

## 足部各「反射區」分別連結全身不同的器官組織

**從我們的兩腳底、到腳踝骨上方約5公分的部位，是全身所有器官組織的對應反射區所在，包括腦部、五官、五臟六腑、筋骨關節、淋巴系統、腺體，都各有其「反射區」。**

「穴位」是一般人較常聽說的，在人體有數百個穴位分佈全身，在腳踝、腳背、腳內外側附近都佈滿了穴位，但在腳底就只有屬於腎經的「湧泉穴」。

但是從足部按摩反射區來說，腳底卻是五臟六腑的反射區，包括心、肺、肝、膽、脾、胃、大小腸、腎、胰臟等反射區，此外，還有賁門、甲狀腺、腎上腺、肩關節、上臂肌肉、坐骨神經等反射區。

加上腳背（肌肉對應淋巴系統，骨頭對應軀幹和四肢骨頭）、腳內側（骨頭對應脊椎，肌肉對應背部肌肉）、腳外側（骨頭對應四肢骨頭，肌肉對應上臂和大腿肌肉）等反射區，**全身就只有手的前臂、和小腿在腳上沒有反射區而已**。

## 正確刺激「足部反射區」，能打通經絡、血管、淋巴通道，清廢排毒

### 足部按摩 啟動器官組織表裡的自癒力▼

足部的各反射區，就像一個個啟動身體各器官組織自癒力的開關，它們分別連結於不同的器官組織上。

在足部的反射區上適度地施力按摩，就能啟動身體修護的機制，清除積滯在器官組織上的廢氣廢物，打通經絡、血管、淋巴等氣血循環的通道，使身體恢復內在的動態平衡，使人渾身舒暢。

## 穴位按摩 促進氣血循環，增強代謝力▼

中醫師針灸穴位可以達到治病、增強生命能量的目的。而不具備醫術的我們，在穴位上按摩，也可以達到暢通氣血，增強新陳代謝的作用。

穴位是我們身體氣血循行的大道「十二經脈」上的關鍵點，十二經脈加上任、督二脈，和臟腑形成密切的聯繫，並且循行在體表，分佈在頭、軀幹和四肢，並延伸出許多支流「絡脈」，彼此連結成一個無始無終的網絡。這些遍布全身的網絡，在體表有許多可以和外界進行交流的「窗口」，就是我們熟悉的「穴位」或「穴道」，也是保健防病的關鍵點。

**「穴位那麼多，分別位在哪裡呢？不懂的人怎麼辦呢？那就敲打全身吧！」**

## 敲打經絡 消除表層積滯阻礙▼

因為全身都是經絡循行的路徑，四肢都有十二經脈經過，手的內側有：「肺經、心包經和心經」，外側有：「大腸經、三焦經、小腸經」；下肢的內側有：「脾經、肝經、腎經」，前面有「胃經」，外側有「膽經」，後面有「膀胱經」。（見下頁圖）

十二經脈分別連結一個「臟」或「腑」：心、肺、肝、脾、腎是「五臟」，大腸、小腸、胃、膽、膀胱是和「五臟」表裡對應的「五腑」。另外，心包經、三焦經連結的對象有別於前述的器官。

臟腑和經絡息息相關，經絡通道有障礙，對應的臟腑也會不舒暢，反之亦然。所以，經常敲打四肢的經絡，有助於預防疾病；即使生病了，敲打經絡，也能因為促進氣血循環而提早痊癒。

敲打經絡是運用「震盪」作用，消除經絡中可能存在的積滯阻礙。雖然運動也能達到這樣的效果，但相形之下，敲打經絡的效果遠遠大於運動的效果。實際應用上，「敲打經絡」和「穴位按摩」雖然都有不錯的效果，但是，比起「足部按摩」，它們的效果又差了一大截。

## 足部按摩・穴位按摩・敲打經絡 都是簡單的DIY保健方法 足部按摩健康效果超乎想像

「敲打經絡」和「按摩穴位」，對處理身體淺層的積滯阻礙效果明顯，**但對化解臟腑的障礙卻常有無能為力之處**。「足部按摩」卻有和「針灸」相同的驚人效果，難易度又比針灸容易許多。

我常接觸許多渾身不舒服，到醫院檢查卻一切正常的個案，按摩之後他通體舒暢，所有的症狀都消失了。「按摩真這麼神效？」沒錯！原理很簡單，只要打通經絡，消除氣滯，促進氣血循環，體內天賦的自癒力就能慢慢消除不適的症狀。

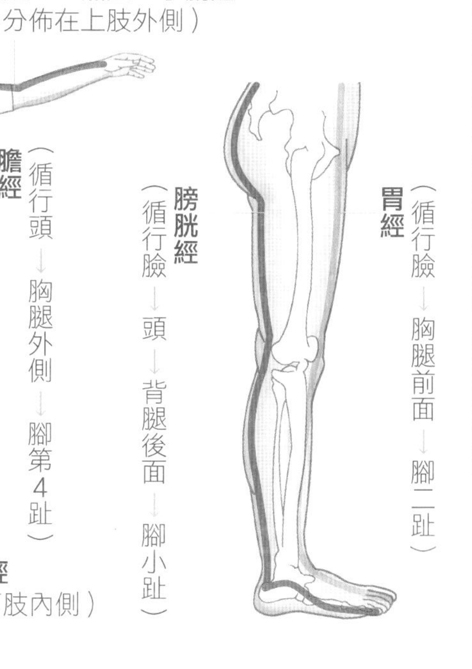

# 不是花錢去做腳底按摩都有效，不如自己學會正確按摩手法，輕鬆「上病下治」顧全身

「體弱多病」是我從小的寫照，夏天中暑、冬天感冒、腰痠背痛、30歲不到就出現**五十肩**症狀。27歲時，有次感冒躺在床上，孩子在娃娃床裡哭，我卻無法起身，只能流著淚看孩子啼哭。我第一次萬分恐懼：「我這樣的身體，能不能陪孩子長大？」32歲時，我被醫生診斷得到「**急性髖關節炎**」，整整臥床3週，醫師告訴我先生：「5年後你太太得換人工髖關節了。」

我被逼得到處求醫，靠著吃中藥和針灸3年，所幸髖關節沒有再發炎。之前也曾持續去給人「**腳底按摩**」數十次，但是，除了「**痛得要死**」，一無所獲。後來去學太極拳，氣血才逐漸充足些。

退休後去學「**足部按摩**」的手法，並勤讀中醫學、生理學、營養學等書論，才發現「按摩不只是動動手而已」，而是奠基於中醫學「**整體與平衡**」的理論，和對身體的全面性瞭解。這讓我擺脫數十年氣虛體弱的困擾，進而能照顧自己和親友的健康。

## 平時全套按，對症重點按，照顧全身表裡需求

平時常做全套的足部按摩，保持氣血暢通；即使偶爾感冒、中暑、吃壞肚子，按腳也能緩解不適。「通則不痛，不通則痛」，按到疼痛處表示那兒阻塞，對應的臟腑組織正發出病痛訊號。多按摩或推揉打通它，每天用心推揉幾下，幾天後該部位柔軟了，疼痛感也會減輕。

## 在最鬆弛的狀態下按摩，才能力透反應層

1. **身體在「最鬆弛」的狀態下接受按摩，才能透力逐一打通經絡、血管、淋巴、臟腑裡的阻礙，而達到氣血暢通、充足、平和的狀態。**太急劇的按法，會讓筋肉緊縮僵硬，氣血循環受阻。我運用太極拳「鬆中帶勁」、以意念引導動作的「運氣送力」原理來按摩，才能發揮「四兩撥千斤」的功效。

2. **「骨頭的反射區在骨頭上，肌肉的反射區在肌肉上，關節的反射區在兩塊骨頭相鄰部位，筋脈的反射區在筋脈上，淋巴的反射區在皮下的組織上。」**我找到這個「質地對應」通則，幫學員掌握正確的反射區。

3. **與其死背每個反射區的位置，不如採「區塊反射區」概念代替「單一部位反射區」。**只要記得：**腳底**是「五臟六腑的反射區」，**腳背**是觸摸得到的「胸腹部表層（含淋巴、筋骨、肌肉）的反射區」，**腳內側**是「背部（含脊椎和背部肌肉）的反射區」等等就夠了（見下頁），按摩時大區塊地按，手法要正確，能力透反應層為佳。

4. **足部按摩DIY「三同」原則：同一次按摩，同一個區塊，方向相同，順手按、好使力就好。**遇到疼痛點，小區塊仔細地按摩，多分幾次耐心地按，終能解症除根。

5. **徒手按摩成效不足，我找到一些合適的工具（第48頁），用起來省力又有效果。**我也發現，與其身體不舒服時去找人按摩，不如學會DIY按摩的手法，投資健康，遠離病痛。

### 宿疾、急症、全齡都能做足部按摩，效果比打針吃藥快，而且無副作用

很少有人不適合足部按摩的。癌症、慢性病、肢障者做雙腳全套按摩，能使全身氣血暢通，好吃好睡，也有助於復原。但不同重症者按摩時輕重要拿捏，並隨時注意受按摩者的反應而應變。據我所知，不宜按摩的狀況有：

1. 中風者在某個階段不適合按摩。
2. 胃正在出血的人不宜按摩。
3. 孕婦需由專業按摩師按摩，可改善妊娠不適症，母嬰更健康，有助生產。
4. 幫洗腎者按摩要極小心，請先諮詢專業按摩師。

# 依照「足部反射區」按摩最簡單，對應身體內外狀態，健效超通透

## 雙腳部位說明＝部位＋方向

認識雙腳的部位和方向，是學習按摩的第一課。
靠近腳趾部位為「前方」，靠近腳跟部位為「後方」；
雙腳靠近大拇趾的一側為「內側」；
雙腳靠近小趾頭的一側為「外側」。
記住方位，對照按摩手法的示範才不會搞錯方向，用錯手法。

★幫自己按摩和幫別人按摩時，按摩的方向和手法會有所不同，但這無關緊要。對初學者而言，按摩起來順手、容易施力是最重要的。但如果是「急救型按摩」，就必需講究按摩的方向、力道的輕重、速度的緩急。

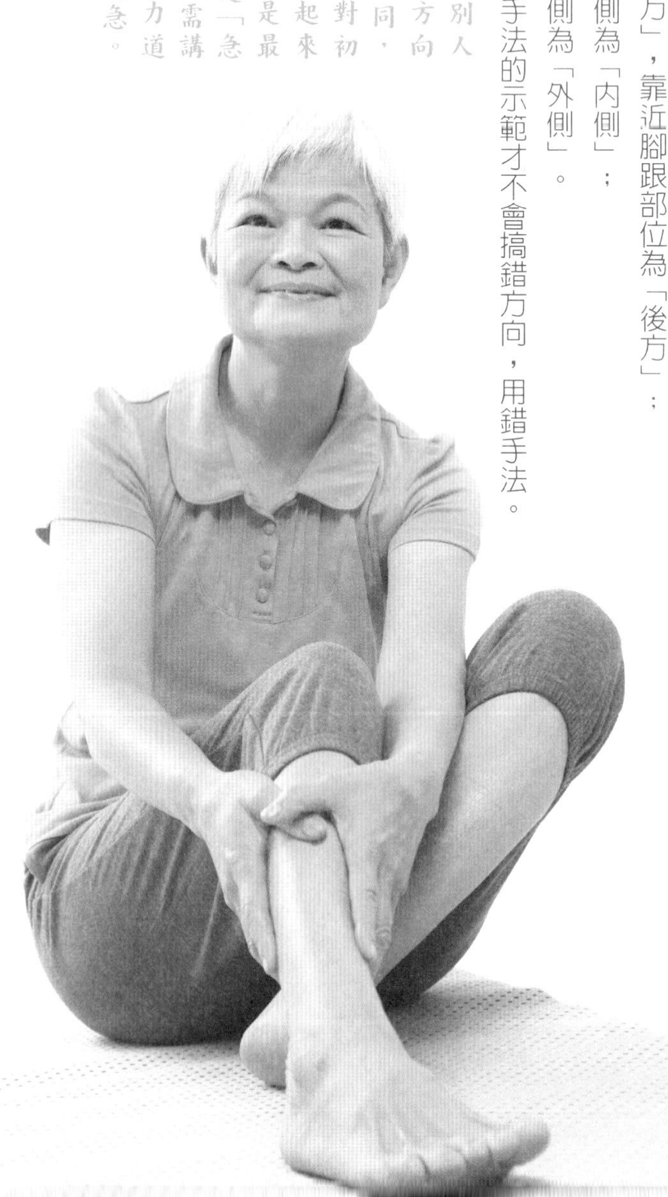

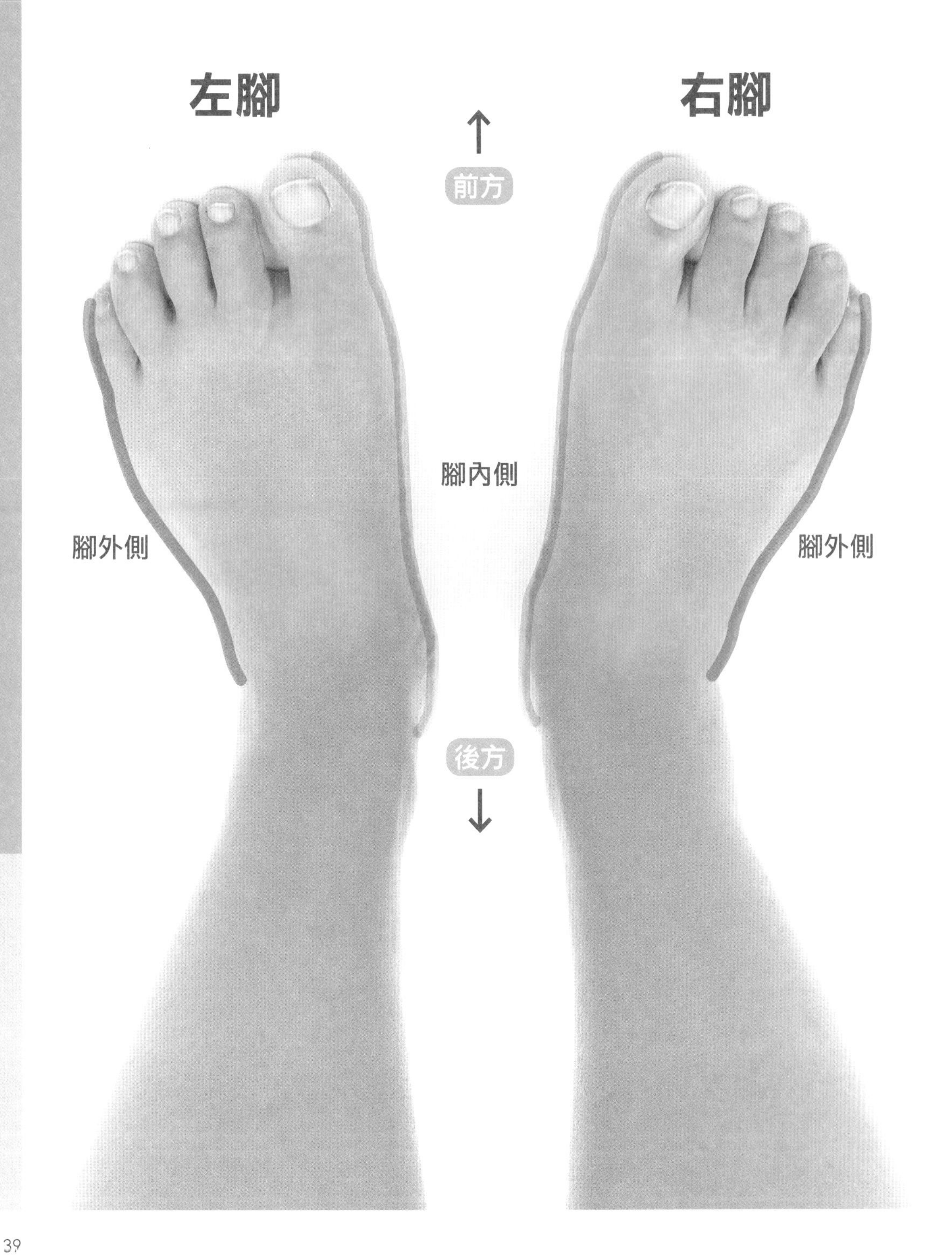
左腳
右腳
前方
腳內側
腳外側
腳外側
後方

# 腳底＝五臟六腑反射區

雙腳腳底的反射區，左右併起來，就是身體臟器位置的縮影。
所以，雙腳腳底反射區大多呈「左右對稱」，只有中段區塊不同。
對應臟腑的具體所在，
右腳有肝、膽反射區，左腳則無；
左腳有心臟、脾臟、賁門、肛門反射區，右腳則無。

★註：「後腦」是以位置命名，是大腦以外的腦部統稱。

大腦
後腦
眼睛
扁桃腺
甲狀腺
喉嚨
耳朵
斜方肌
食道
肺部
肩關節
賁門
心臟
橫膈膜
胃部
脾臟
上臂肌肉
腎臟
胰臟
大腸
肘關節
小腸
坐骨神經
肛門
腹膜
左腳

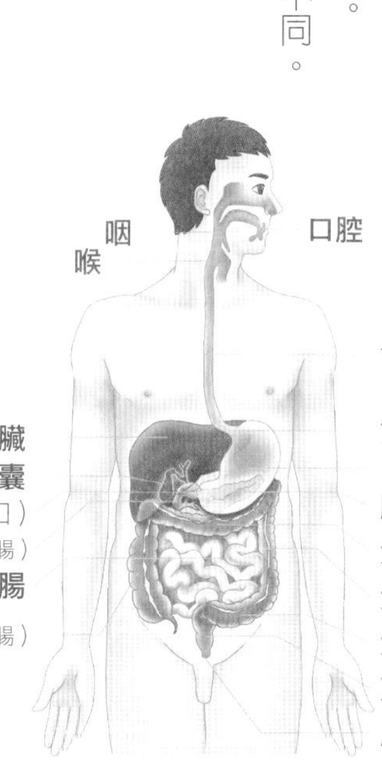

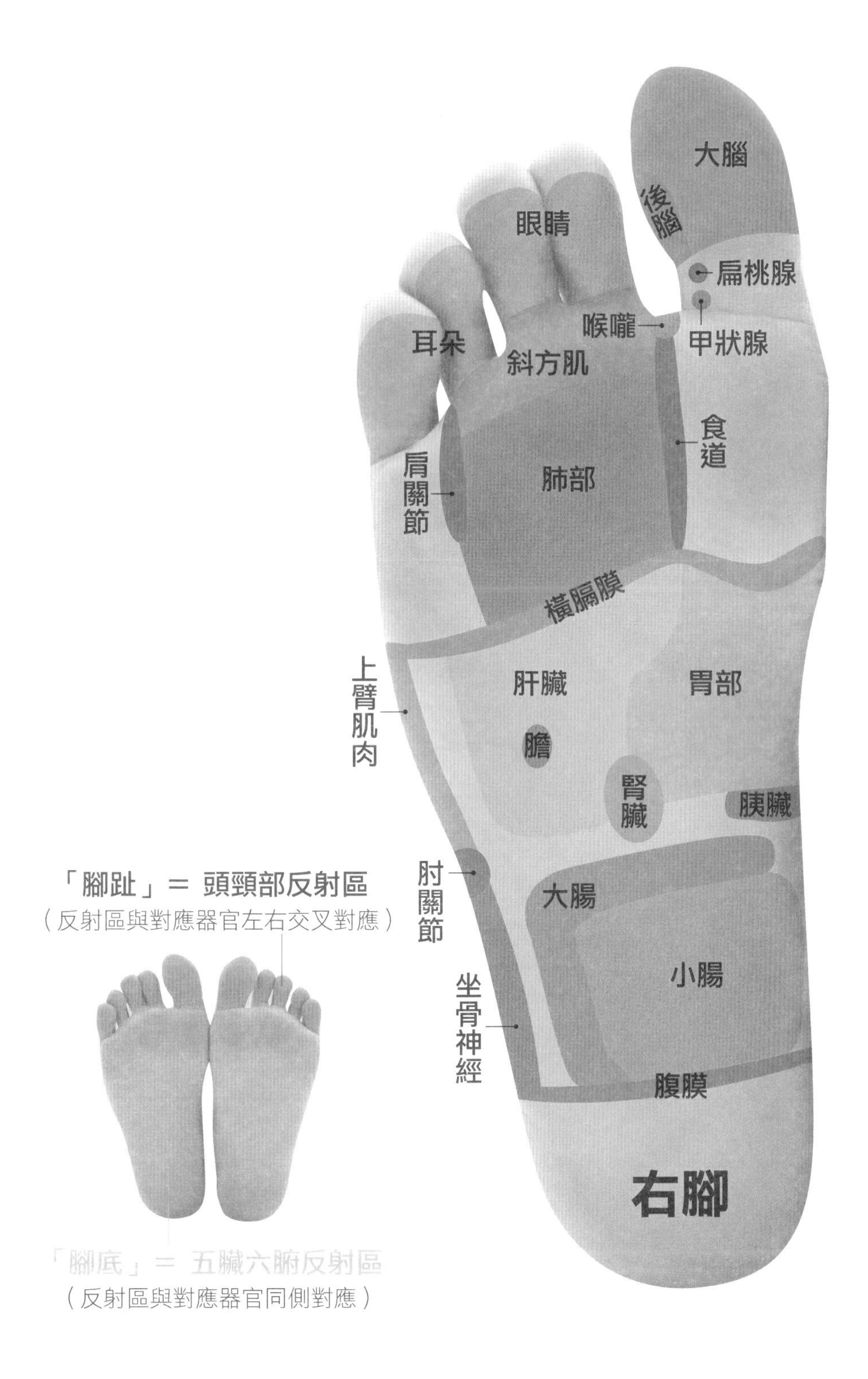
大腦
後腦
眼睛
扁桃腺
喉嚨
甲狀腺
耳朵
斜方肌
食道
肩關節
肺部
橫膈膜
上臂肌肉
肝臟
胃部
膽
腎臟
胰臟
肘關節
大腸
小腸
坐骨神經
腹膜
右腳
「腳趾」＝ 頭頸部反射區
（反射區與對應器官左右交叉對應）
「腳底」＝ 五臟六腑反射區
（反射區與對應器官同側對應）

# 腳背肌肉＝淋巴系統反射區

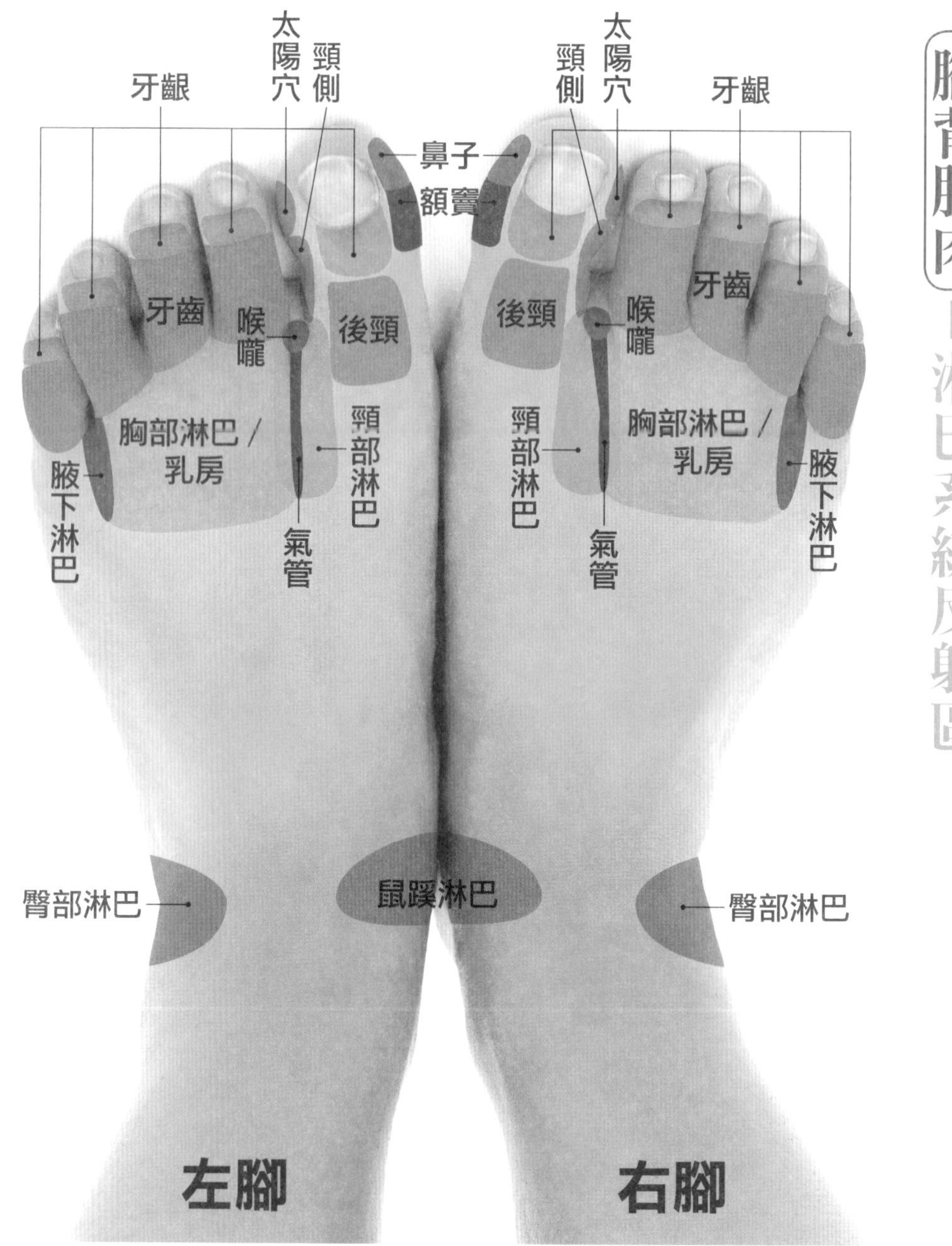


腳背肌肉主要是「淋巴系統反射區」。
從腳趾根部往後到踝關節，分別對應身體從上到下的重要淋巴區，
包括：頸部淋巴、胸部淋巴／乳房、腋下淋巴、鼠蹊淋巴、臀部淋巴反射區。

# 腳背骨頭＝軀幹和四肢骨頭反射區

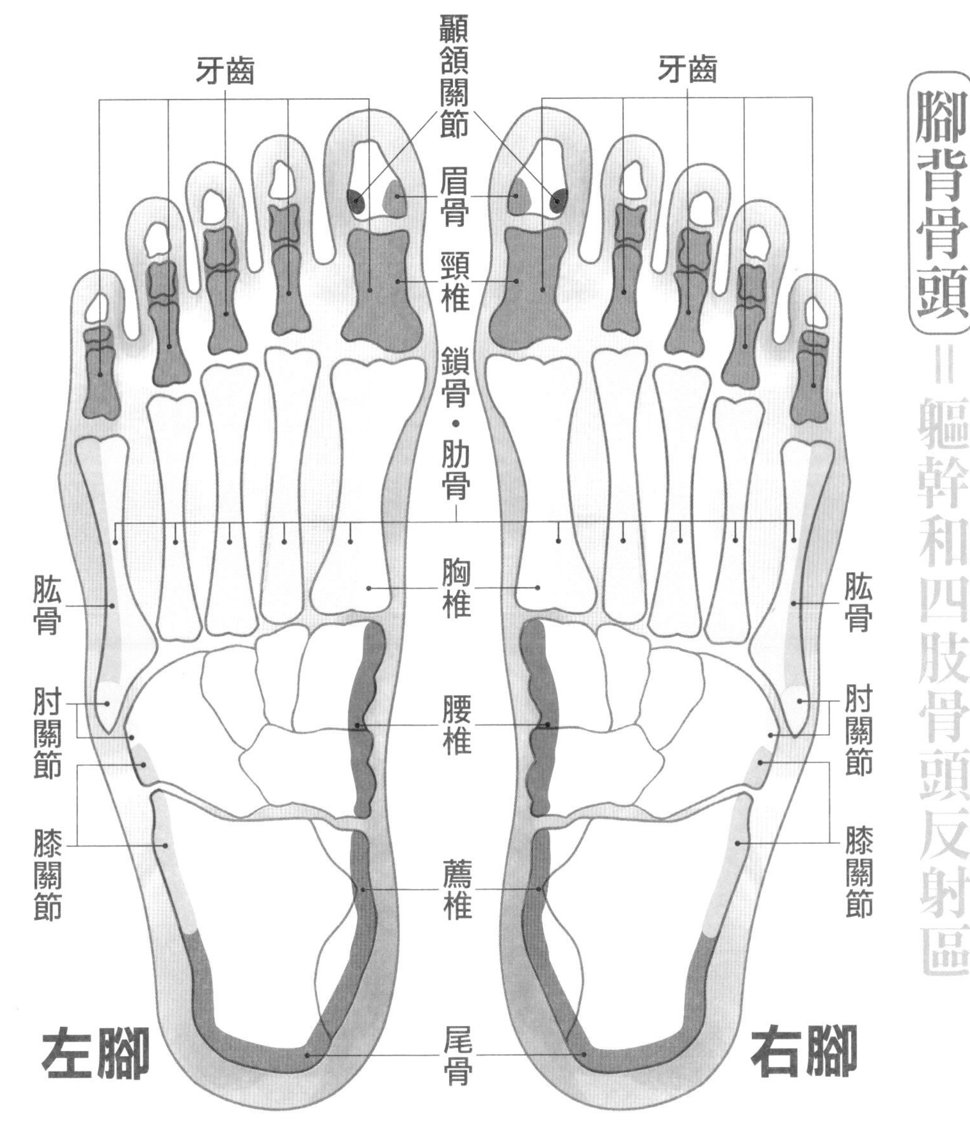


各區由上到下的反射區有：

腳趾的骨頭「頭頸骨頭的反射區」：眉骨、牙齒、顳頜關節。

腳背的骨頭「頭頸胸骨頭的反射區」：鎖骨、肋骨。

腳內側骨頭「脊椎的反射區」：頸椎、胸椎、腰椎、薦椎、尾骨。

腳外側骨頭「四肢骨頭的反射區」：肱骨、肘關節、膝蓋骨、尾骨。

★ 註：眉骨、鼻骨、鼻中隔、鼻甲的反射區，都在「頜竇反射區」的骨頭上。

★ 按摩的成效，不只要按準反射區的位置，更要掌握「骨頭的反射區在骨頭上，肌肉的反射區在肌肉上，關節的反射區在兩塊骨頭相鄰部位，筋脈的反射區在筋脈上，淋巴的反射區在皮下的組織上」的對應關係來按摩才有效果。

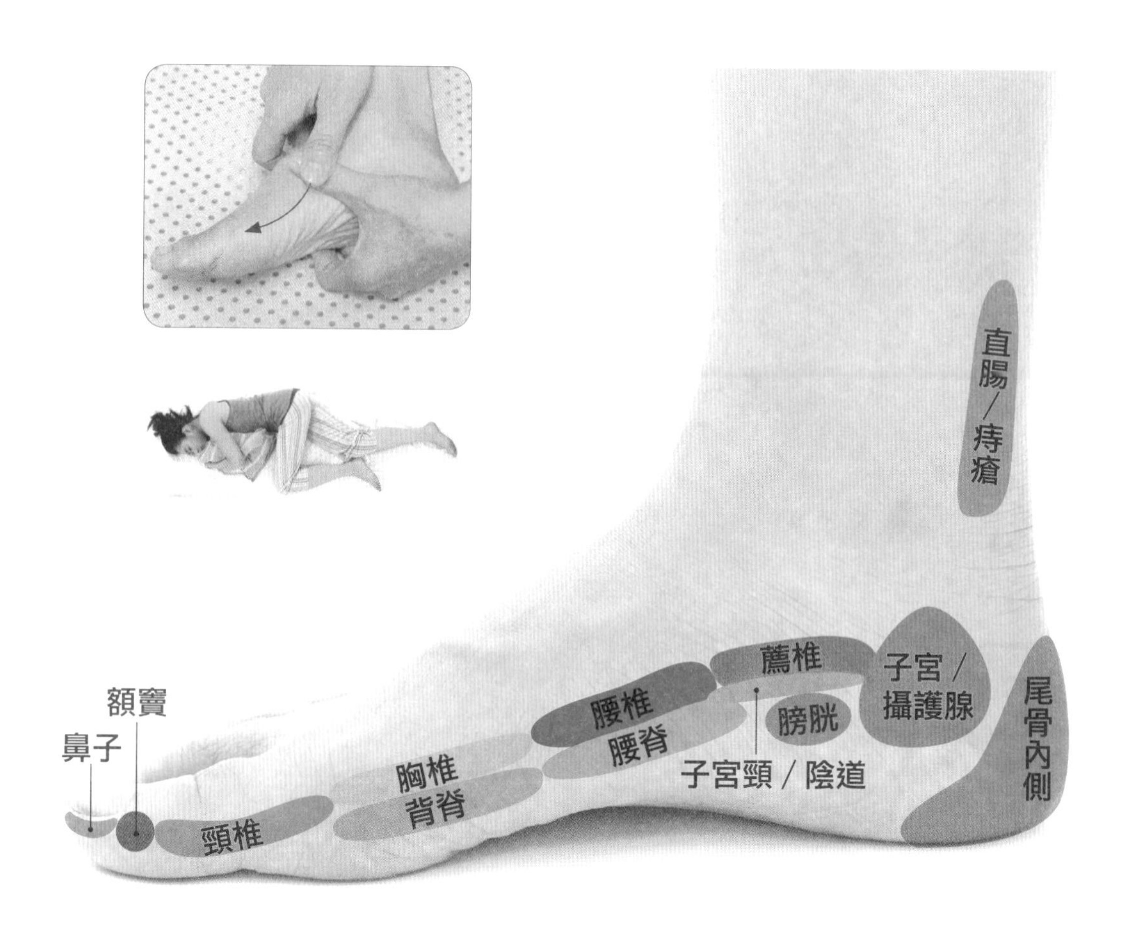


## 腳內側骨頭＝脊椎反射區

### （左腳、右腳皆相同）

腳內側骨頭是「脊椎反射區」。從拇趾到內側腳跟，好像一個人躺下來，
對應人體從上到下的脊椎區段：頸椎、胸椎、腰椎、薦椎、尾骨；
四周還有：鼻子、額竇、背脊、腰脊、膀胱、子宮頸／陰道、子宮／攝護腺、
直腸／痔瘡反射區。

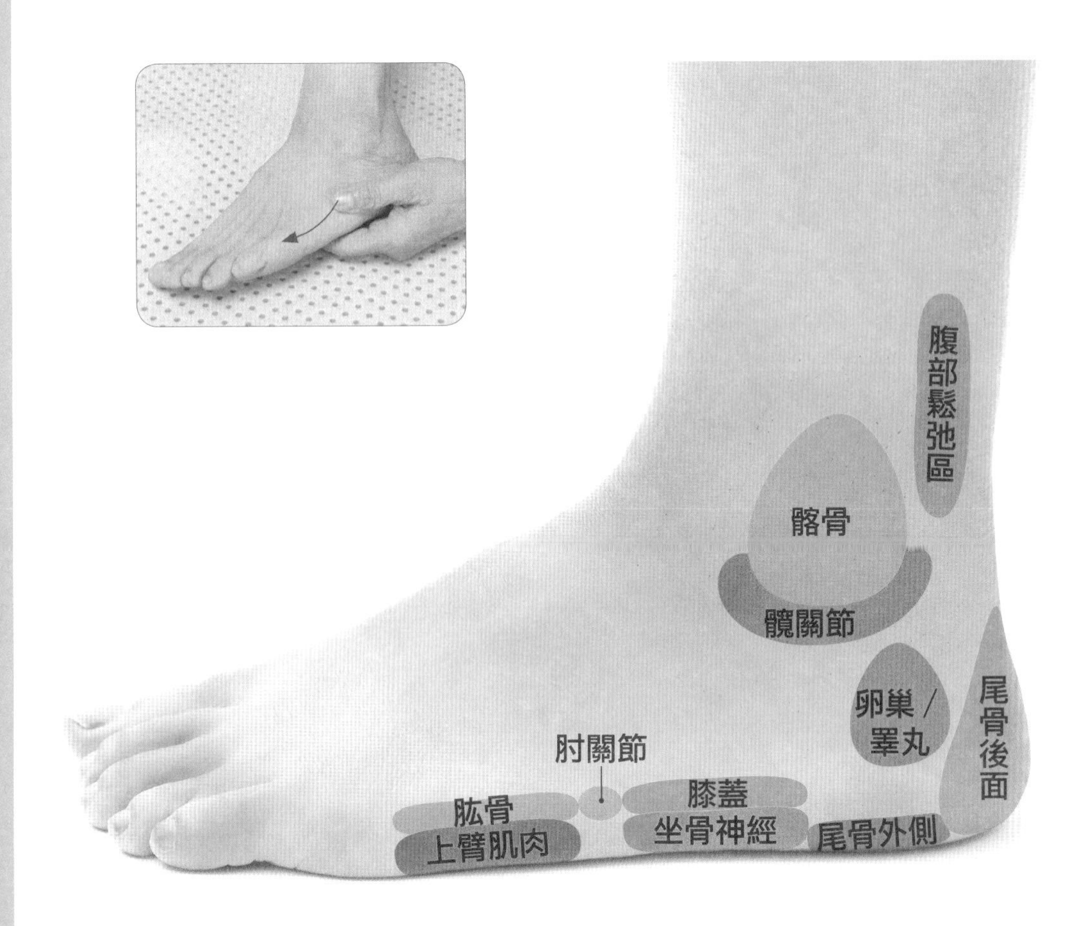


# 腳外側骨頭＝四肢骨頭反射區

## （左腳、右腳皆相同）

腳外側骨頭是「四肢骨頭反射區」。依照上圖分成：
手臂肱骨、肘關節、膝蓋、尾骨，和髂骨、髖關節，
以及上臂肌肉、坐骨神經、卵巢／睪丸等反射區，和腹部鬆弛區。

★ 註：「股骨（大腿骨）反射區」和「膝蓋反射區」的位置差之毫釐，大範圍的按摩「膝蓋反射區」，就會按摩到「股骨反射區」。

# 不必全腳都按，也不必按很大力，掌握鬆·透·同·濟·托5要訣，就有效果200%

按摩的原理，是藉著外力刺激反射區，啟動身體的自癒力來調和氣血平衡，修復組織器官。按摩力道的強弱、速度的快慢、方向的順逆，都會牽動身體自我修復機制的反應，所以，按摩手法是有講究的。

一般自我保健的足部按摩，**速度平緩穩定**（能有節奏、韻律感更佳）、**力道適中**（依承受度而定，虛弱者宜輕柔）；**一次按摩不要過量**；**按摩以施力時「順手」為前提**（力道才能施展）。顧及這些要點，通常不會有差錯。不需要過度出力，因為按到手臂痠痛也不見得能按到反應層。生活很忙時，也不用每次都要雙腳按透透，只要針對疼痛點作加強即可。我提出5個好記要訣，人人都能輕鬆學會足部按摩。

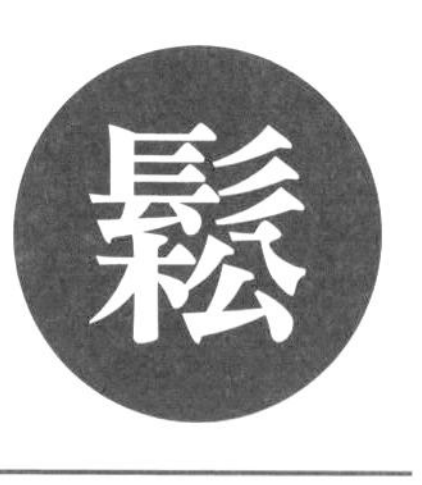

## 鬆

全身放鬆，勿聳肩，手肘自然下垂。拿按摩工具的手也要放鬆，過度用力反而會造成手痠手痛。被按摩的部位和扶住部位的手也要放鬆，勿因緊張疼痛而僵硬，致使氣血循環受阻，按摩效果會大打折扣。

## 透

「借力使力」：藉助身體放鬆下沉的重力施力於按摩部位的起點，身體向前俯身或向後仰產生的推力或拉力按摩在反射區上，不要用手臂的「硬力」來按摩，力道才能真正力透反應層。

## 同

「三同」原則：同一次按摩，同一個反射區，要往同一方向按，不可以來來回回的按摩，以免造成氣血不順暢。

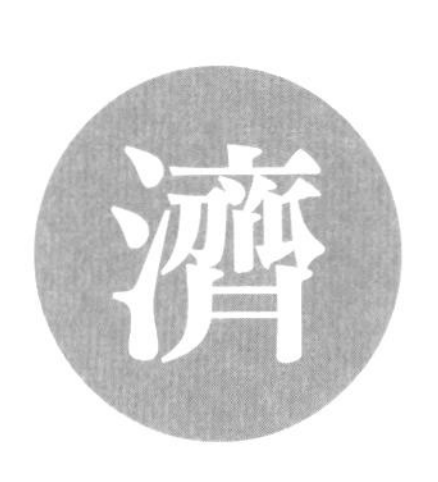

用「軟碰硬，硬碰軟」，達到按摩的效果。按摩骨頭反射區（如腳背、腳內側的額竇、脊椎反射區；腳外側的肘關節、髖關節、膝蓋骨），或緊貼骨頭的反射區（卵巢/睪丸、眼睛、耳朵反射區）時，因為骨頭是硬的，所以用「軟」的雙手拇指腹來按摩，才不會傷到骨膜。

在軟軟的反射區上（如腳底的臟腑反射區；腳內側的膀胱、子宮/攝護腺、直腸/痔瘡反射區；腳外側的腹部鬆弛區、上肢肌肉、坐骨神經反射區），利用按摩工具能將力道透入反應層，達到按摩效果。「尾骨反射區」有較厚肌肉的部位，也要用工具按摩才有效果。

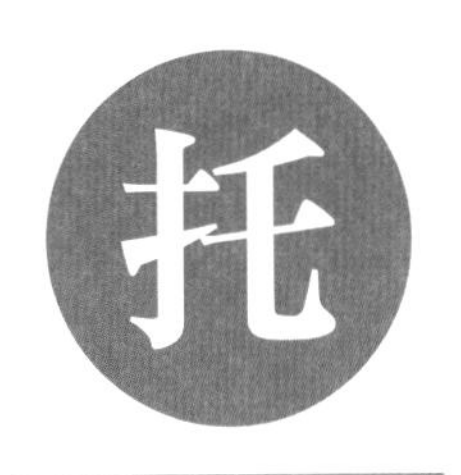

被按摩的部位要放鬆，同時用手托著、固定著，特別是按摩腳趾時。托著的手指或手掌，不要跟著施力的拇指或工具而移動，比較容易力透反應層。

## 足部按摩DIY做法提醒

❶ **塗抹潤滑液**：按摩前，足部要抹上潤滑液，以免傷害肌膚。我最愛用的是北港的「純麻油」，純天然，容易吸收。也可以用一般乳液、嬰兒油、凡士林等潤滑劑。

❷ **掌握按摩時段**：飯後1小時內，胃還在消化食物時不宜按摩。以中醫氣血循環角度來看，正午、晚上11點後，不宜重手法按摩；但急救或特殊情況不限。

❸ **掌握按摩力道**：身體強壯者，按摩力道較大些無妨；氣血虛弱者，按摩手法要輕柔和緩，但都要力透反應層才有效果。

❹ **體驗按摩感受**：任何器官組織若不健康，按摩對應反射區一定會有疼痛反應。若疼痛之外又有刺痛感、灼熱感，表示病情較重，要持續按摩，並配合進行醫檢。

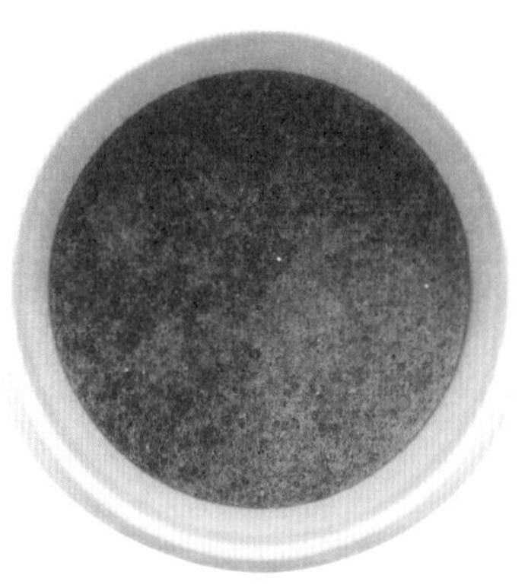

▲ 我按摩常用的「純麻油」。（瓶子裡放塊海綿。）

# 4種媲美專家出手的按摩神器，常見好用，更精準按到反射區

十多年來我跑遍全台，遍尋適合足部按摩的工具，
更進一步設計最好用、最有效的獨家利器，
幫助學員按得更順手，功效更通透；
想要更進一步了解相關訊息的人，
可點閱網路影音示範教學課程，使用「神器」學習按摩技能。

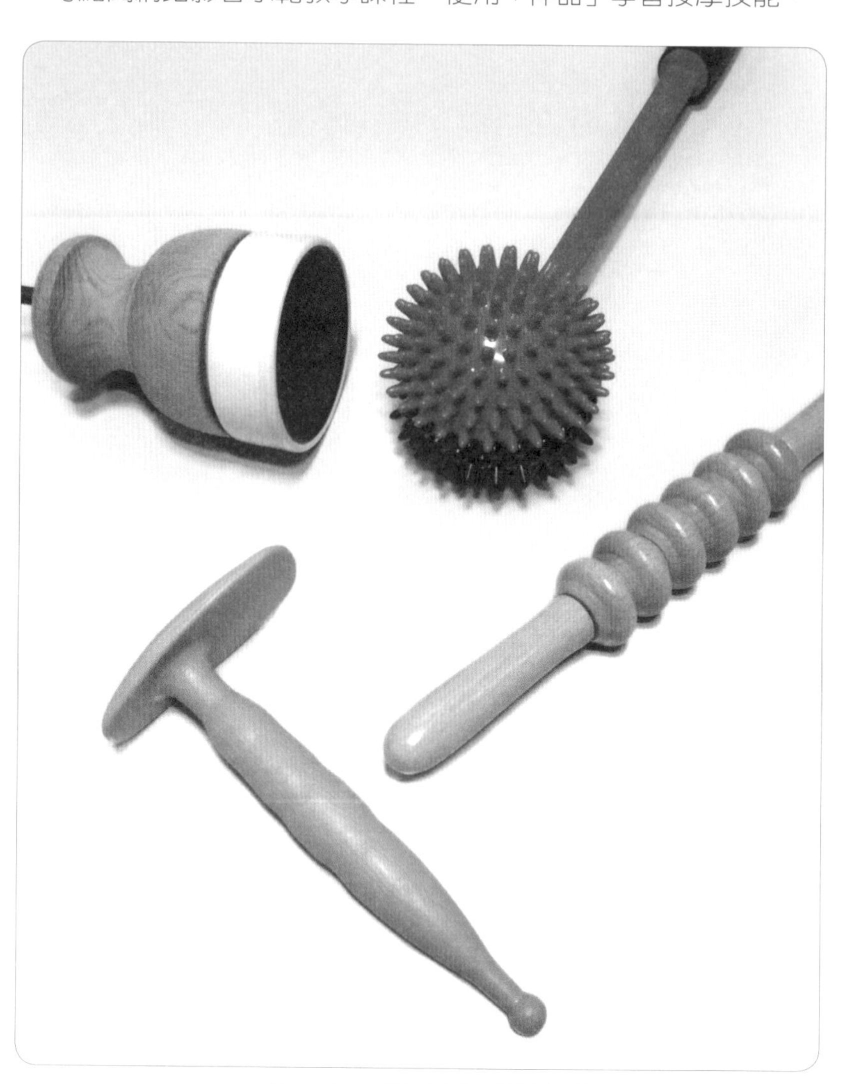

足療按摩工具洽詢：janjei.chin@gmail.com
足療按摩資訊部落格：janjei.pixnet.net/blog（知足樂園）
想亨學網路教學課程：www.xiang-xue.com/mcmbcr/TcLIPo/about

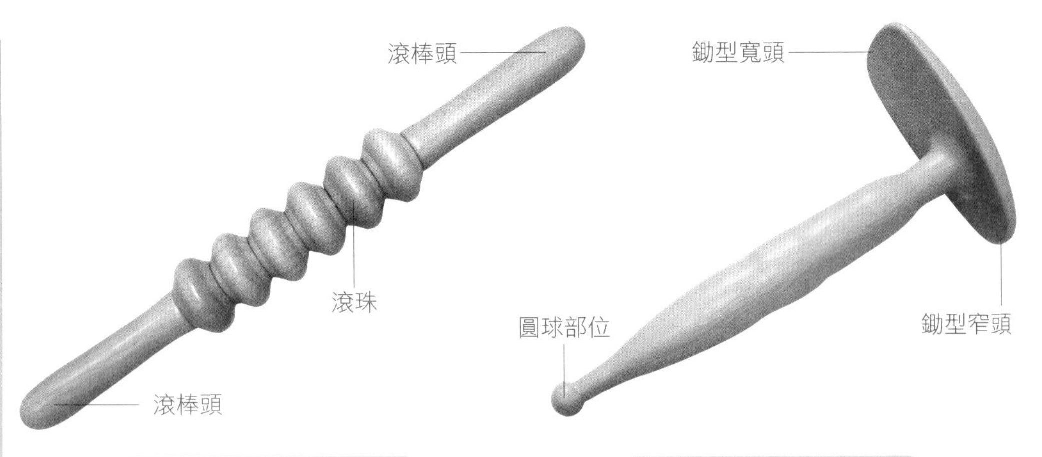


## 1. 鋤型按摩器

作者設計的「鋤型按摩器」，用塑膠材質做成，輕巧好握、好施力、好攜帶。用鋤型寬頭按摩腳底、腳內側等，用窄頭和圓球部位按摩拇趾腹。容易力透反應層，按摩效果好。

**特點** **為按摩位在腳拇趾腹上的「頭部反射區」而設計。能提高頭部的氣血循環，使頭腦清醒，也能改善頭痛，預防中風、腦血管病變。**

**可應用反射區**

**腳　　趾**：P55鼻子・P56額竇
**腳底前段**：P61喉嚨・P61食道・P63賁門
**腳 內 側**：P76子宮頸
**腳　　背**：P91氣管・P91喉嚨
**腳 外 側**：P89膝關節

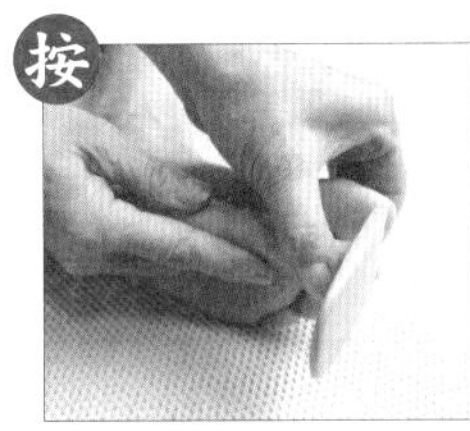


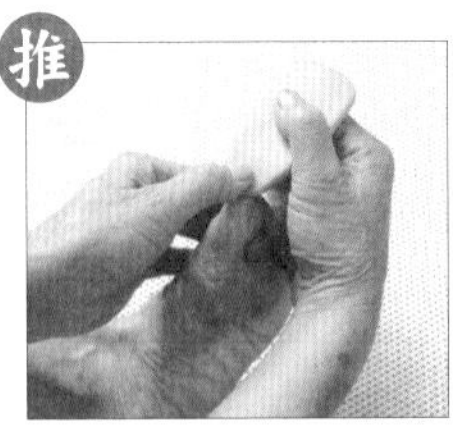


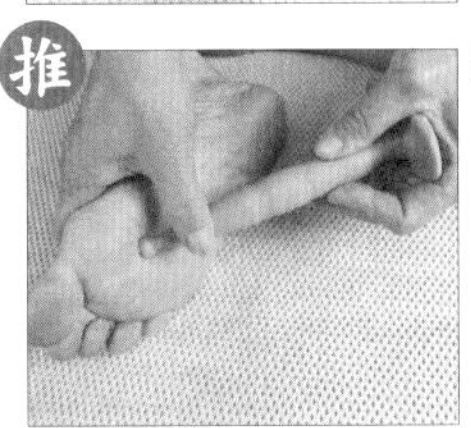


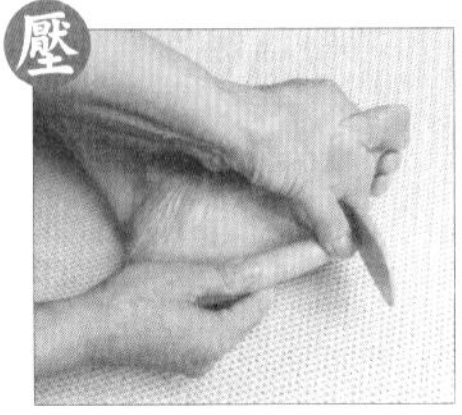


## 2. 滾棒

作者設計的木頭製滾棒，觸感溫潤，用法多樣化。橫握時，滾珠可在腿部正面、背面和側面推滾按摩；放在地上，腳底板踩著，可單向滾動按摩腳底臟腑反射區；滾棒的圓頭也可按壓小區塊反射區。

**特點** **善用滾棒滾珠在身體肌肉厚實的部位上按摩，能舒筋活血，促進新陳代謝，改善許多身體上的不適。**

**可應用反射區**

**腳　底**：P61～P71五臟六腑
**腳內側**：P76子宮頸・P78子宮／攝護腺・P77膀胱・P79直腸／痔瘡
**腳外側**：P89膝關節・P90腹部鬆弛區・P88卵巢/睪丸 **腳背**：P91氣管
**腿部正面＋背面＋側面**

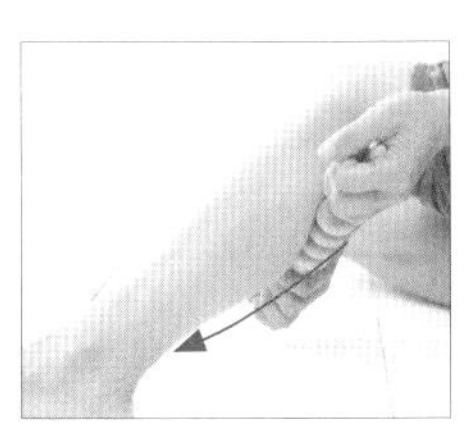

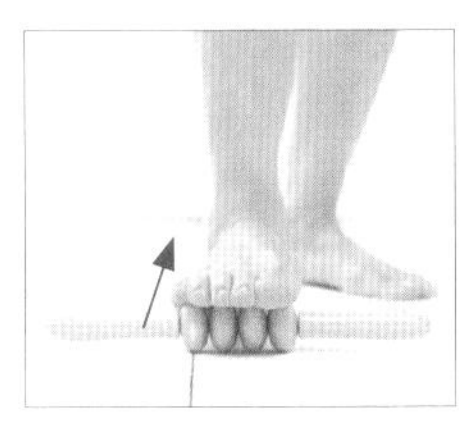

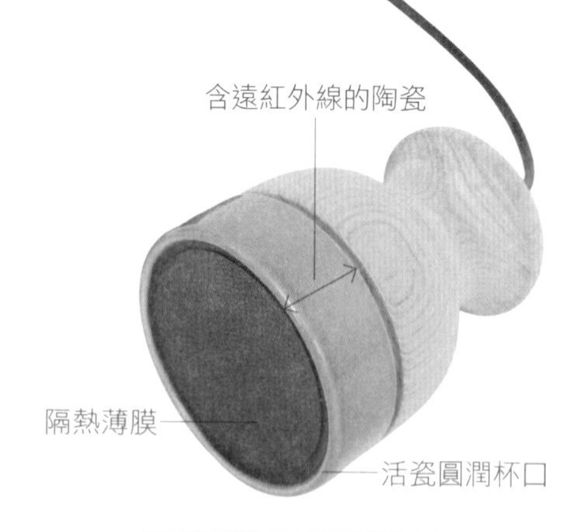


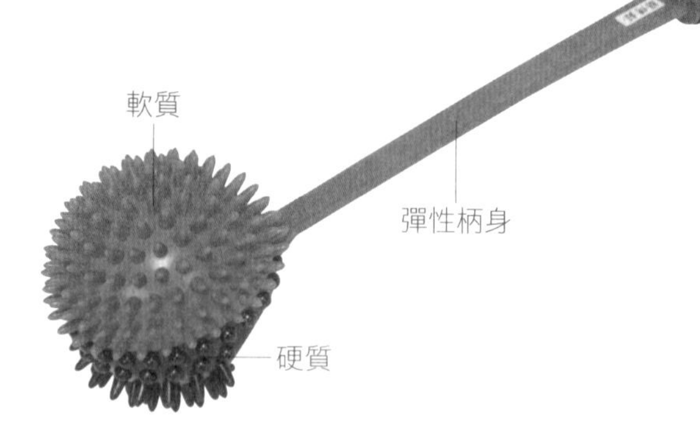


## 4. 活瓷刮痧按摩器

「杯口」完全平滑、具遠紅外線作用（插電使用），又名「溫灸器」，是好用又有效的刮痧、按摩的好幫手。

**特點** **按刮大面積反射區（如腳底）、全身經脈超順手。遠紅外線能滲透到人體的「真皮層」，達到活化細胞，促進氣血循環，提高新陳代謝。**

**可應用反射區**

**腳　底**：P61～P71五臟六腑

**腳內側**：P74尾骨內側・P75背脊・P77膀胱・P78子宮／攝護腺・P79直腸／痔瘡

**腳外側**：P80～P83四肢・上臂肌・坐骨神經・P84尾骨外側・P85尾骨後面・P90腹部鬆弛區

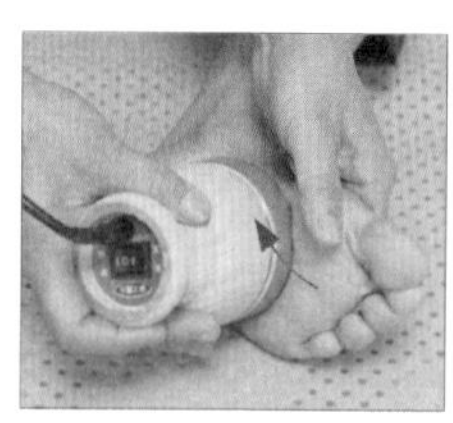

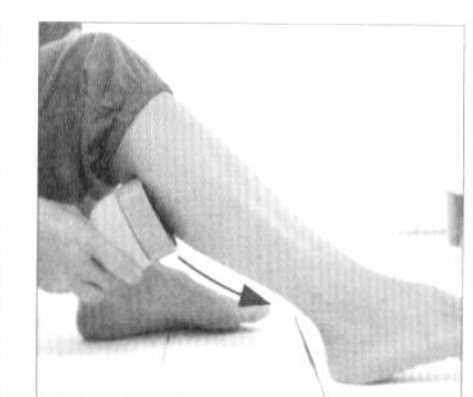

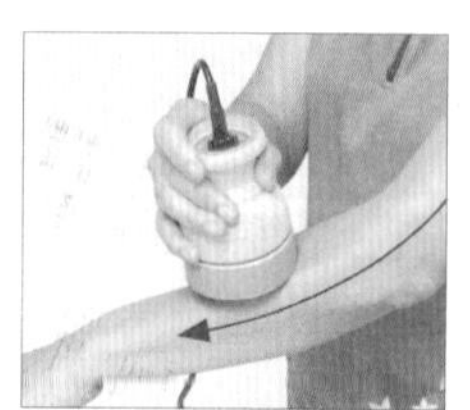

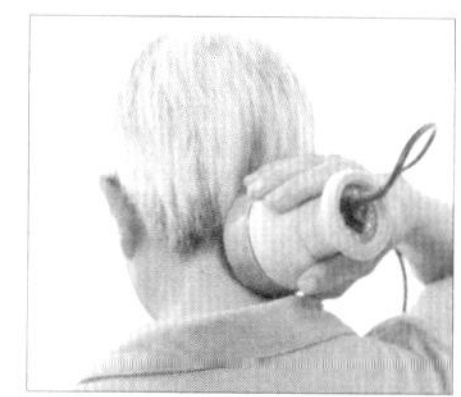

## 3. 敲敲樂

圓頭有兩面，各佈滿軟的、硬的凸點，用軟的那面（紫色）敲打全身，柄身彈性大，省力好用。

**特點** **從腳底到頭殼全身都可以敲，沿經脈循行路線敲打更棒，力透反應層，暢通氣血循環，促進新陳代謝，有益提升免疫力。**

**可應用反射區**

**足部**：P61腳底・P72腳內側・P80腳外側

**身體**：頭・肩・手・腿

（避開前胸，敲起來不舒服。）

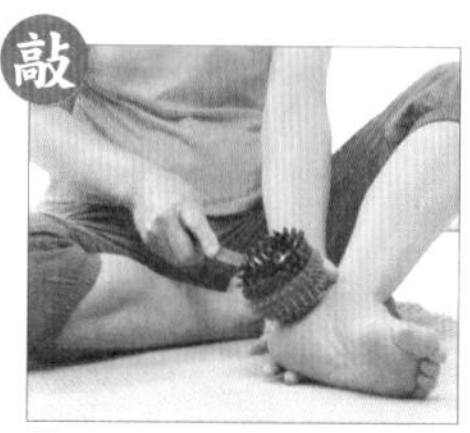


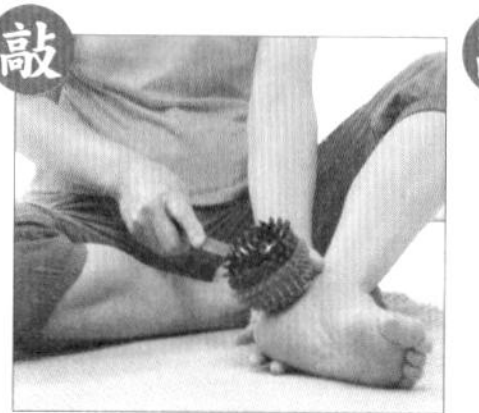

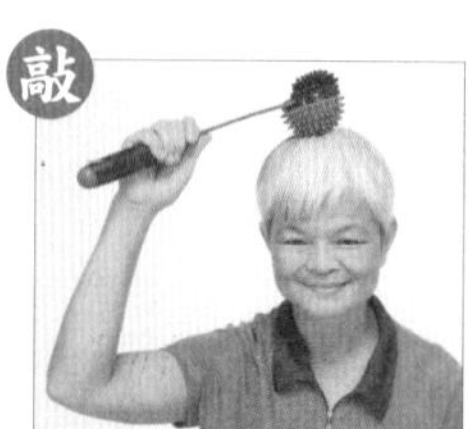


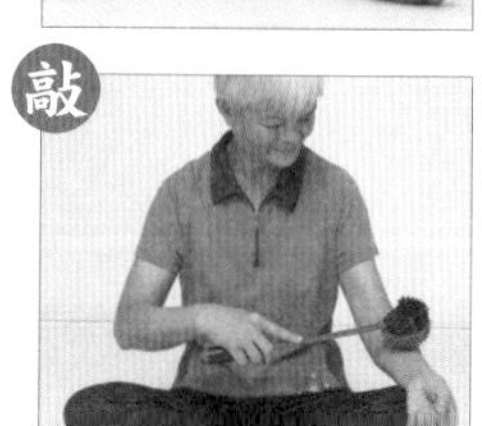


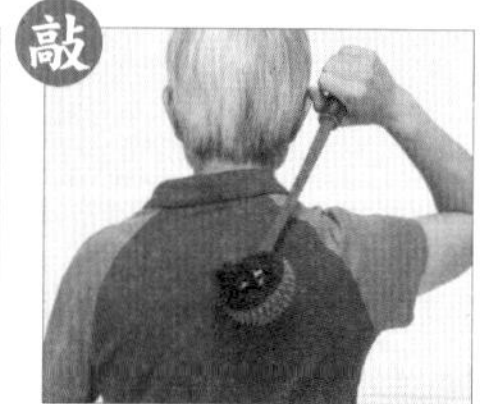

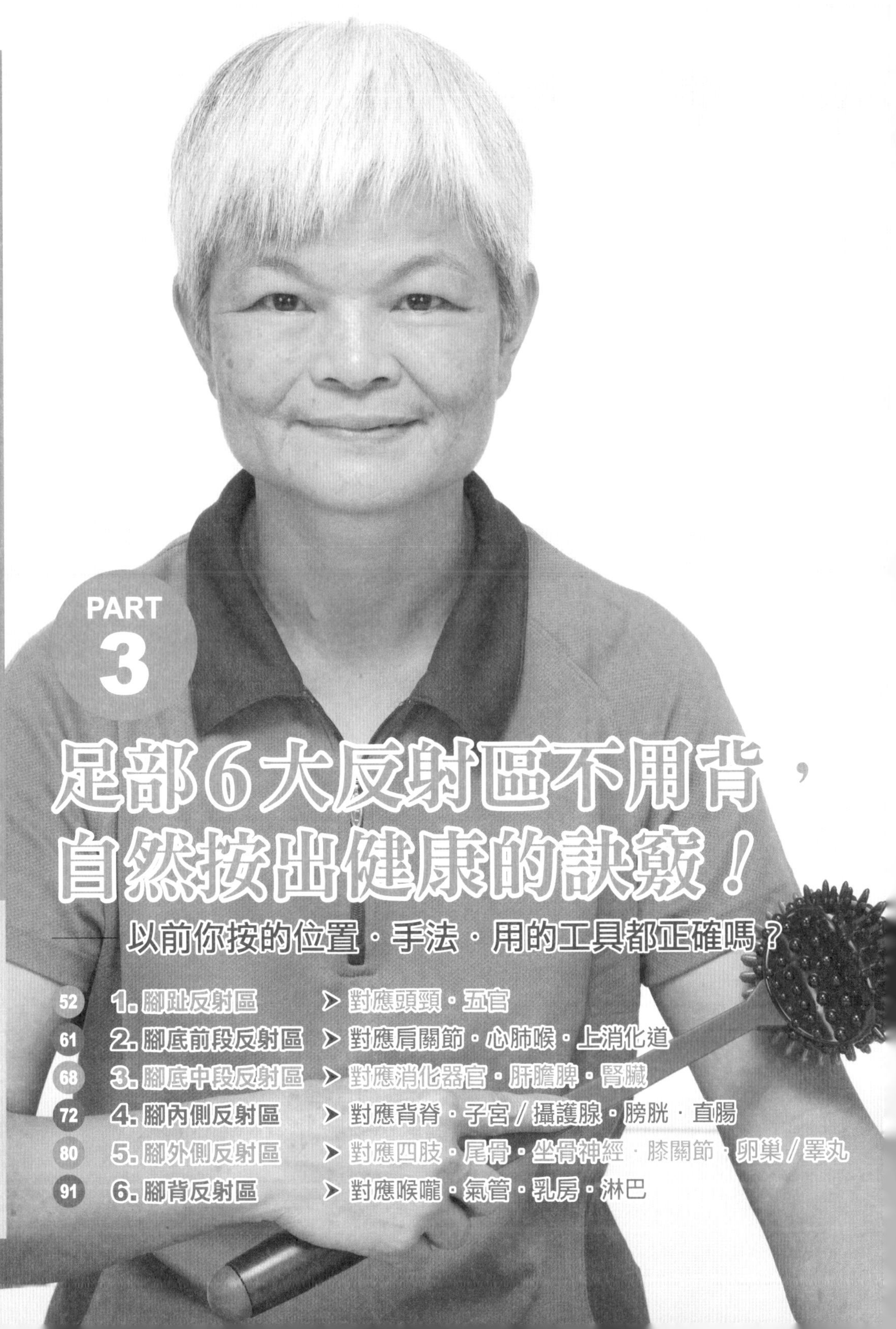

PART 3

# 足部6大反射區不用背，自然按出健康的訣竅！

## 以前你按的位置・手法・用的工具都正確嗎？

# 1 腳趾反射區

對應人體最上部位的器官、骨骼、腺體，
腳趾有：大腦、後腦、太陽穴、眼睛、耳朵、鼻子、額竇、頸椎、頸側、後頸、牙齦、牙齒、扁桃腺、甲狀腺等反射區。

## 1-1 大腦 後腦 太陽穴 反射區

### 深入按摩拇趾腹，拇趾邊緣比較敏感，施力時要斟酌

腦和腳趾反射區的位置，是左右交叉對應的：**右腦反射區在左拇趾，左腦反射區在右拇趾。**

腳拇趾腹上有「大腦、後腦、太陽穴反射區」，而總管調整身體內分泌的「腦下垂體反射區」，位在拇趾腹深層的位置，而且面積極小，一般人不易準確掌握它的位置，但只要常深入的按摩腳拇趾腹，就能獲得多方改善。

**改善症狀** **長期頭痛、偏頭痛、頭脹、頭暈、高血壓、睡眠不佳、中暑、發燒、眼皮顫跳、顏面神經麻痺。**

### 反射區位置

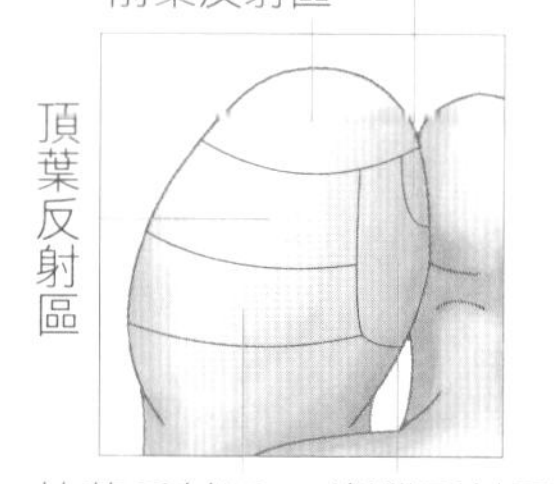


「大腦、後腦、太陽穴反射區」在腳拇趾腹上。
右腦反射區在左拇趾，左腦反射區在右拇趾。

### 按摩步驟

使用工具▶鋤型按摩器

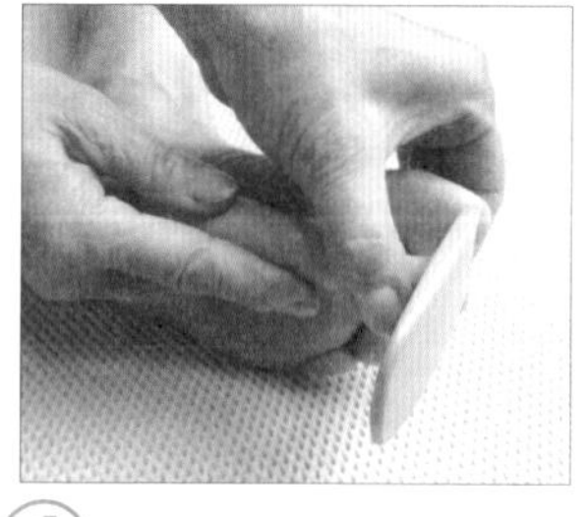

**① 拇趾腹往後按**

按左拇趾時，腳掌平放地板；左手第2、3指托住拇趾，右手輕握工具，左拇指按住工具的頸部往下施力，按摩拇趾腹。此區為按摩「大腦反射區」。

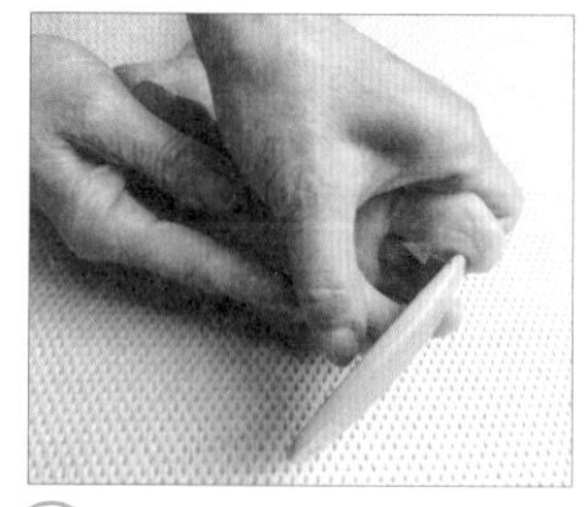

**② 拇趾內外側往後按**

拇趾的內外側也用同樣手法按摩，但靠近趾縫邊緣有「太陽穴」、「後腦」反射區，此區比較敏感，力道不要太大。

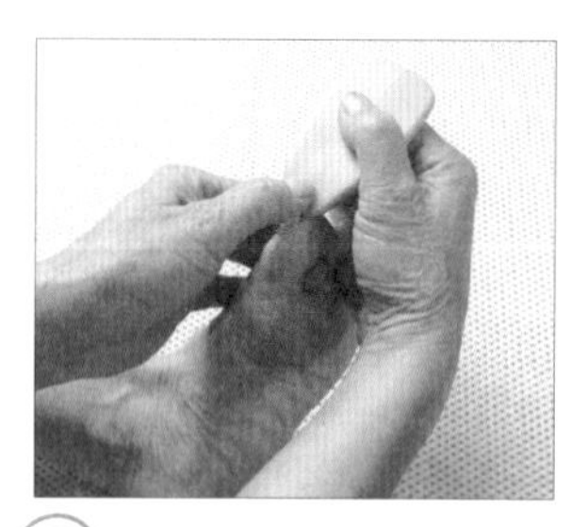

**③ 拇趾前緣往外按**

按左拇趾時，用左手食指、中指扶住腳，右手拇指壓推鋤型按摩器前端，「由內往外」按壓腳拇趾前緣。此區為按摩「前葉反射區」。

1-2 眼睛 反射區

# 眼、耳、鼻3反射區反應症狀相關連，建議5趾都按摩

我們臉上的眼睛、鼻子、耳朵三個器官，有相連相通之處，因此會互相影響，產生連帶反應。鼻子過敏的人，眼睛會發癢，嚴重者耳朵也會發癢，像這樣有連帶關係的反射區，最好都要按摩，效果才會好（見下頁示範說明）。

左眼、左耳的反射區在右腳趾底（各是第2、3趾和第4、5趾）；右眼、右耳反射區在左腳趾底，是交叉對應的關係。以兩手拇指交疊，從腳趾根「往前端」按摩，就很好施力。

**改善症狀** 老花眼、近視、眼睛痠脹、乾澀、疲累。

## 反射區位置

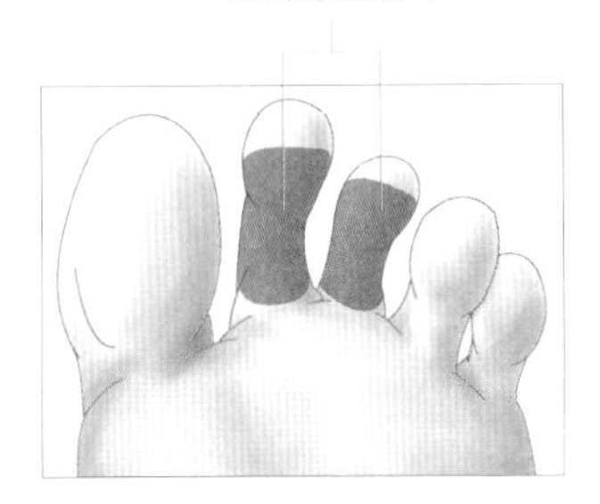


「眼睛反射區」在第2、3腳趾的底部，從掌趾摺痕到前端。左眼的反射區在右腳，右眼的反射區在左腳。

## 按摩步驟

使用工具▸徒手按摩

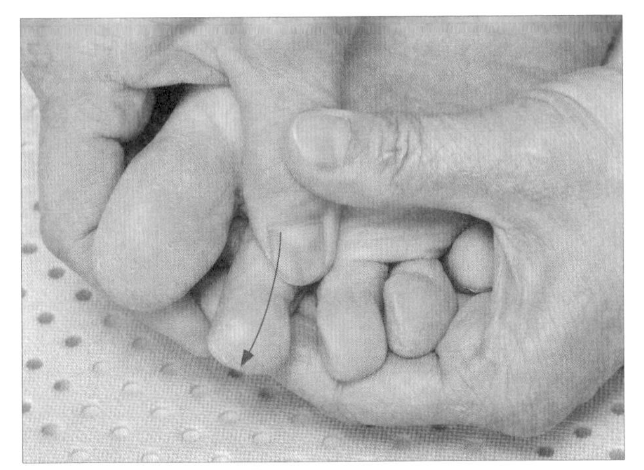

### ① 第2趾往前按

兩手各四指托住被按摩腳趾的腳背，兩手拇指重疊，從第2腳趾的掌指摺痕處，把力氣下放，「往前端」按推，單向按摩數次。

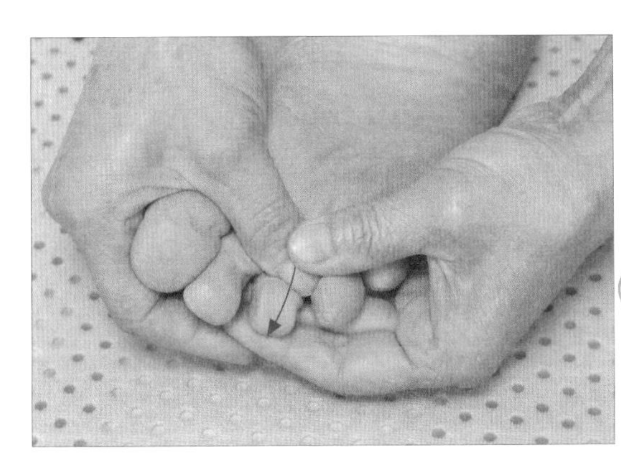

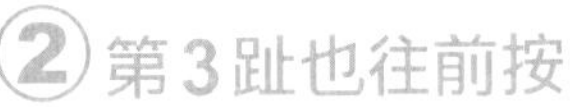

### ② 第3趾也往前按

同樣手法換按第3趾。推的時候要注意，不要讓腳趾頭彎曲，以免有些部位會按不到。

# 用拇指按摩第4、5腳趾，聽力能獲得改善

雙耳的反射區在第4、5腳趾，左耳對應右腳趾，右耳對應左腳趾。

身體的每個器官之間是息息相關的，只是關聯性高或低而已。器官之間的運作相輔相成，但生病時也會彼此連累，像耳鼻喉炎、或腎臟與耳朵的關係。

中醫說**「腎開竅於耳」**，耳疾有時是因腎臟功能不佳所引起，需由腎臟著手治療，才能根治耳疾問題。

**改善症狀** **耳鳴、重聽、中耳炎、耳朵受傷、聽力受損、暈車、耳朵癢、耳朵痛。**

## 反射區位置

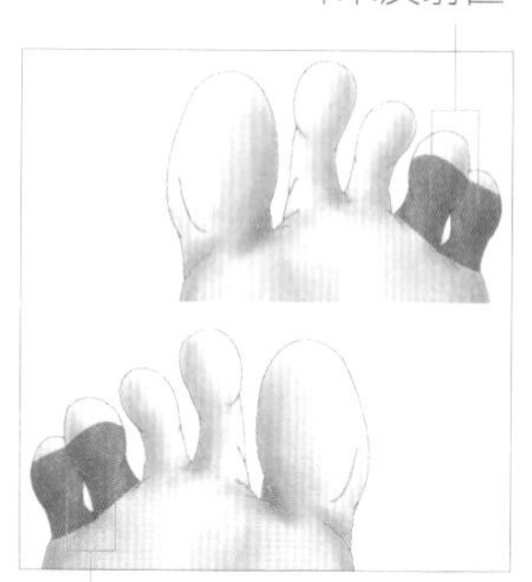


「耳朵反射區」在第4、5腳趾的底部到前端。
左耳的反射區在右腳，右耳的反射區在左腳。

## 按摩步驟

使用工具▶徒手按摩

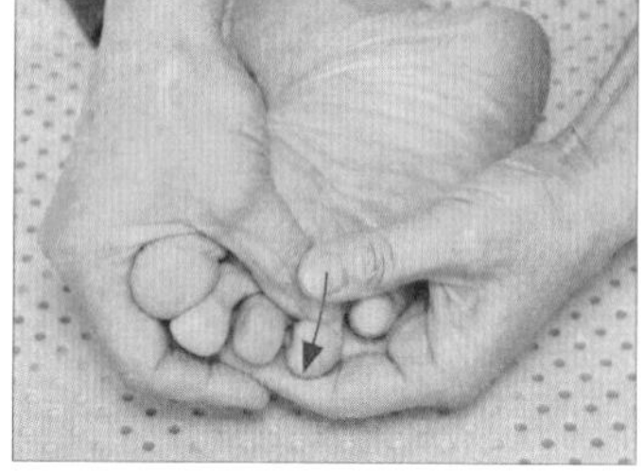

### ① 第4趾往前按

兩手四指托住被按摩腳位置的腳背，兩手拇指重疊，或用單指，從第4腳趾的掌指摺痕處下放力氣後，往前端按推，單向按摩數次。

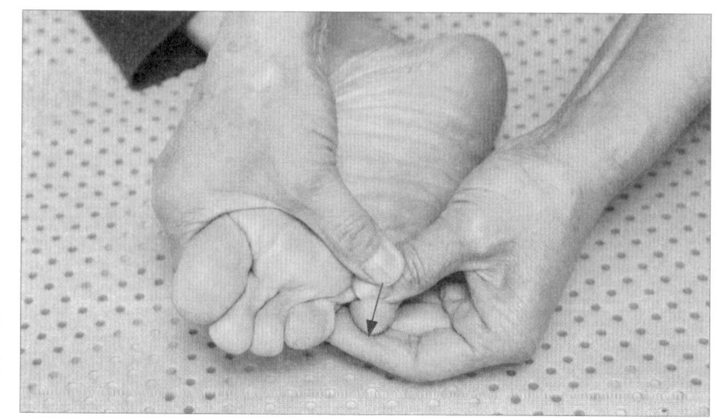

### ② 第5趾也往前按

同樣手法按第5趾。按摩的時候腳趾頭不要彎曲；腳趾底部及腳趾兩側都要按摩。

# 1-4 鼻子反射區

## 按拇趾內側趾甲旁，還要拒絕冰飲，鼻病就不會煩你

台灣的海島型氣候，讓許多人有鼻子過敏的困擾，一起床就猛打噴嚏，連帶眼睛發癢、鼻水不止；有人甚至一年中難得有幾天鼻子是暢通的。

常按摩腳拇趾內側趾甲旁肌肉上的「鼻子反射區」，並且禁絕冰涼飲食，就能改善鼻病；慢性鼻竇炎、前額悶脹也能連帶緩解。

**改善症狀** 慢性鼻炎、流鼻水、鼻塞、鼻子過敏、打噴嚏、打鼾（配合按摩喉嚨反射區）。

### 反射區位置

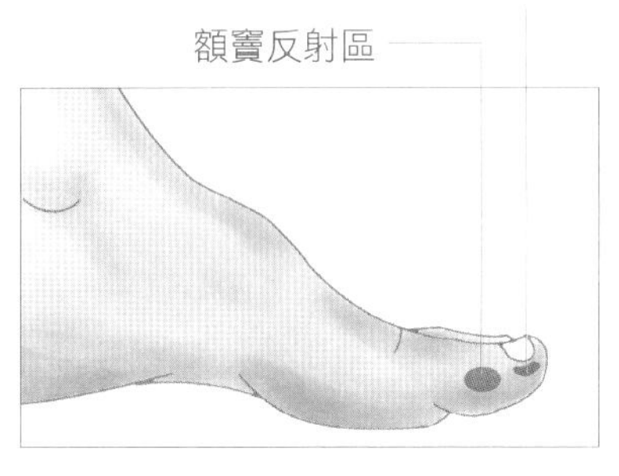


「鼻子反射區」在腳拇趾內側、趾甲旁的肌肉上。
「額竇反射區」在其後的突出部位。

### 按摩步驟

使用工具▶鋤型按摩器

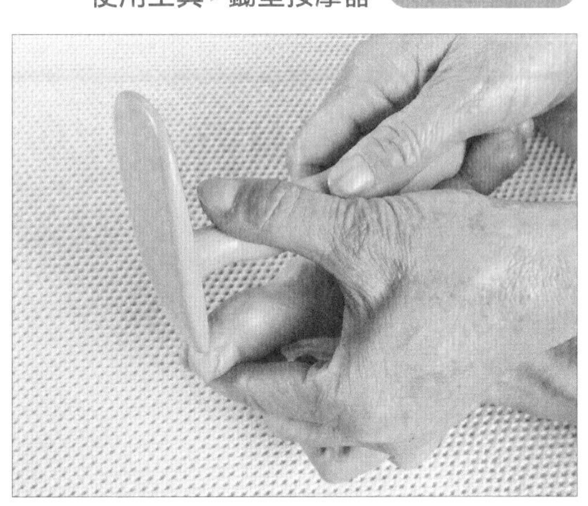

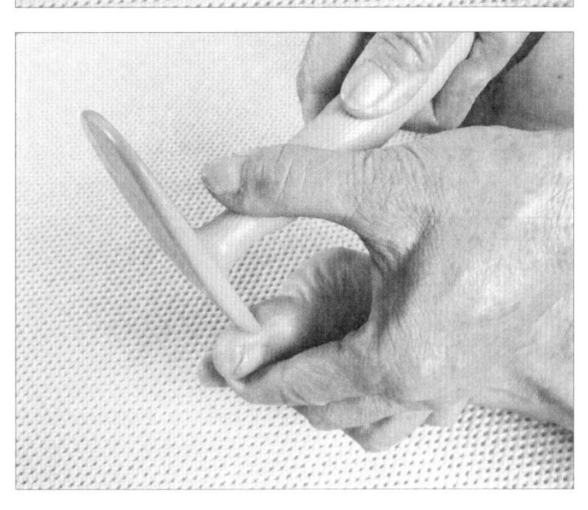

#### 拇趾內側趾甲旁往後按

兩根指頭托住要按的拇趾，將鋤型按摩器的窄頭放在拇趾內側，距離趾甲旁0.2～0.3公分處，雙手拇指重疊在鋤型按摩器上，向下施力按摩。只要順手，可「由前往後」或「由後往前」。

1-5

# 額竇反射區

## 額竇反射區對應臉部骨頭、含眉骨、眼睛周邊的骨頭和顴骨

「額竇反射區」對應的部位，涵蓋眉骨、鼻中隔、鼻甲以及其中的黏膜、神經等組織，會影響嗅覺、思考、精神，以及肢體肌肉的鬆緊和協調，所以要常按摩「額竇反射區」，才能神清氣爽。

**改善症狀** 前額悶脹、頭痛（前額的上方）、眉骨疼痛、鼻涕倒流。

### 反射區位置

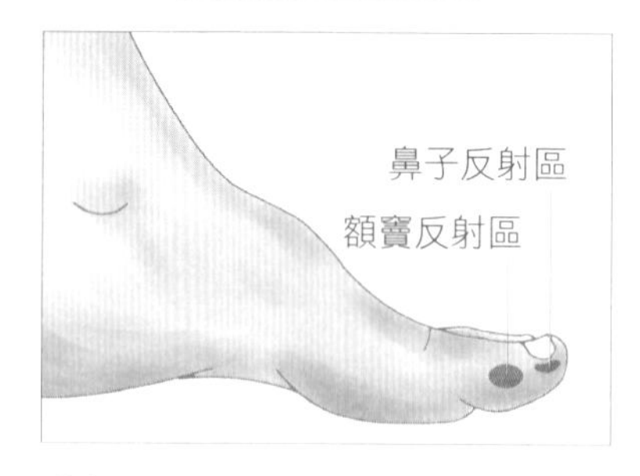


「額竇反射區」在腳拇趾內側，趾甲旁肌肉「鼻子反射區」的後方突出的骨頭部位。
「額竇、鼻子反射區」都與對應的組織器官為左右交叉對應。

**附註** 腳拇趾末節的外側是顳頜關節及臉頰裡的牙齒（智齒、臼齒）和上下顎的反射區。

### 按摩步驟

使用工具▶徒手按摩

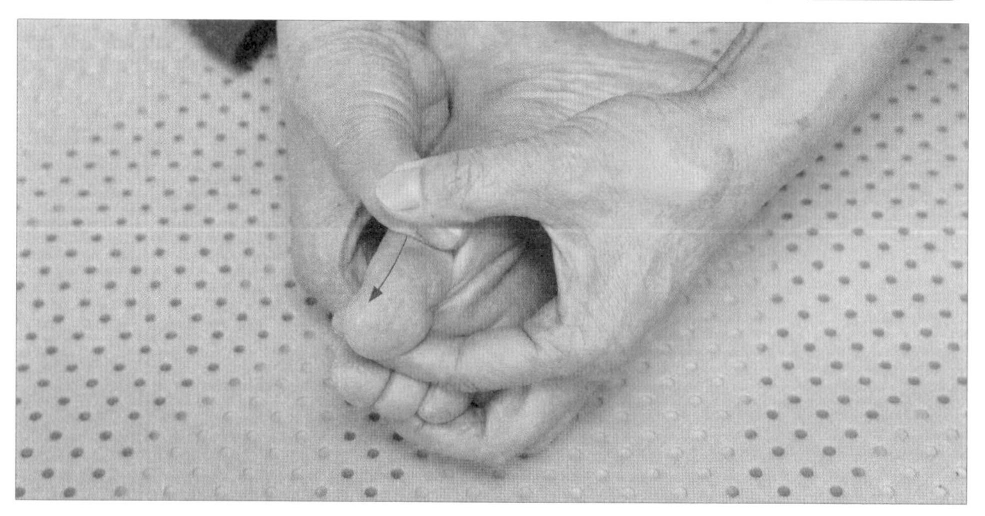

#### 拇指從骨頭後往前按

托住腳趾，兩手拇指重疊，從腳拇趾內側趾甲旁後方的突出骨頭後方施力，「往前」按推，按到骨頭的前端。

# 1-6 頸椎反射區

## 頭、肩、手臂的很多症狀都跟頸椎和神經有關

頸椎是氣血輸往頭部的「通道」，其中有神經延伸分布到雙手上，所以如果頸椎發炎壓迫到神經，可能導致手指麻刺，或突發性暈眩。要消除上述症狀和頸椎僵硬、肩膀痠痛、手臂痠麻等，可多按摩同側腳拇趾基節骨內側的「頸椎反射區」，掌握**「骨頭的反射區在骨頭上」**的原則，徹底按摩。

**改善症狀** 肩頸僵硬痠痛、頸椎炎、手指麻刺、因頸椎發炎造成的頭暈。

### 按摩步驟

使用工具▶徒手按摩

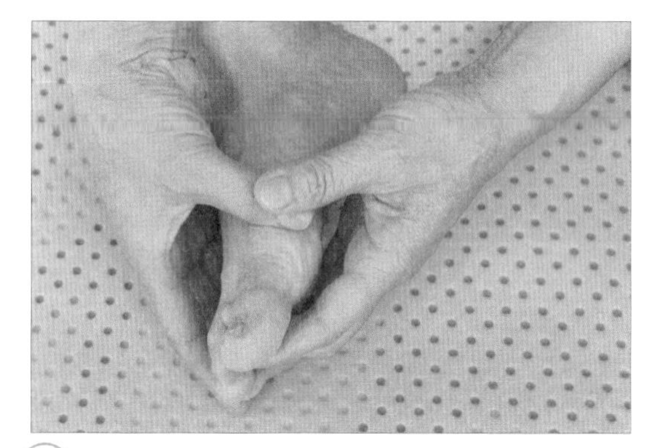

### ① 找到腳內側骨頭最凸點

腳掌側立，雙手合抱腳掌，食指和中指托住腳拇趾。兩拇指上下交疊按壓在拇趾基節後方關節最凸點。

### 反射區位置

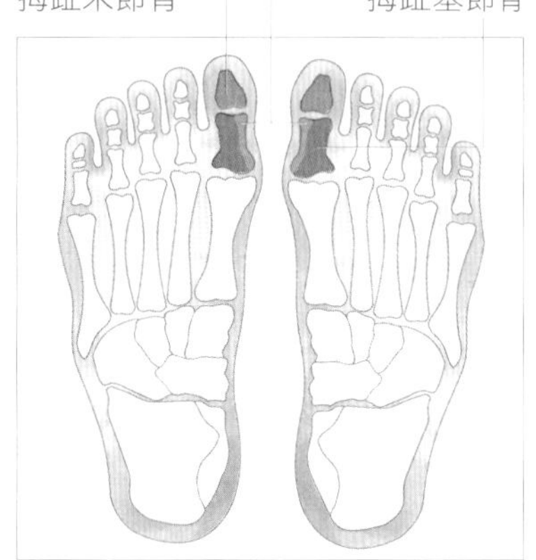


「頸椎反射區」位在拇趾基節骨的內側。反射區與器官為同側對應。

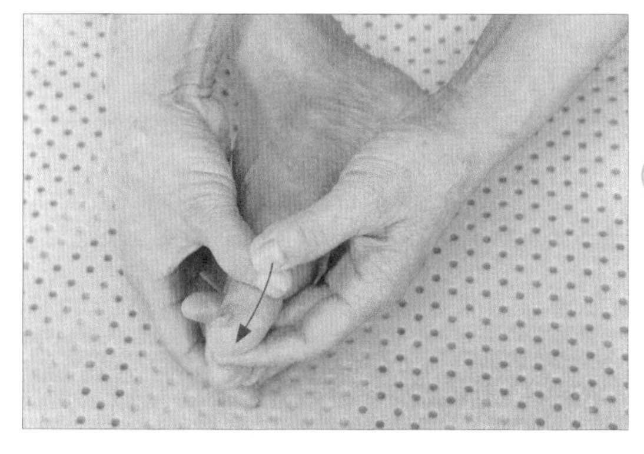

### ② 力透骨頭往前按

下面的手拇指側立起來，兩指一起往前按摩到拇趾基節凸起處，即「額竇反射區」止。該區骨頭上上下下，要順勢按摩到每一個點，並且力道要按透到骨頭上。

# 1-7 後頸 牙齦 反射區

## 按摩腳拇趾背面，可改善後頸、牙齦的健康

「牙齦反射區」在十個腳趾背，靠近趾甲邊緣的肌肉上，**和牙齦為左右交叉對應**。因熬夜、壓力大、火氣大、拔牙所引起的牙齦出血或浮腫，按摩此區可快速消炎止腫。「後頸反射區」在拇趾背上，牙齦反射區的後方，**和後頸為同側對應**；後頸肌肉痠痛此區會出現厚脂層，只要持續按摩，厚脂層會變軟，後頸僵硬也會逐漸改善。

**改善症狀** 改善後頸肌肉痠痛；牙周病、牙齦萎縮、牙齦發炎浮腫、牙齦出血。

## 按摩步驟

使用工具▸徒手按摩

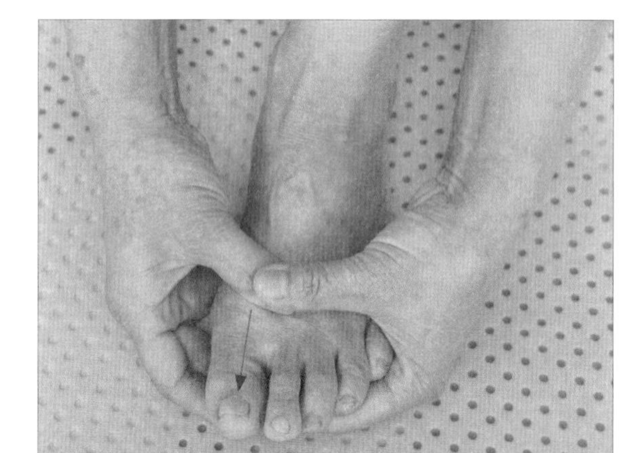

① 從拇趾基節後方往前按

雙手托住腳底，兩拇指上下交疊，用指腹後半段和關節來按摩拇趾背面。從拇趾基節後方，往前按到趾甲後緣，可同時按摩到「後頸」、「牙齦」反射區。

## 反射區位置

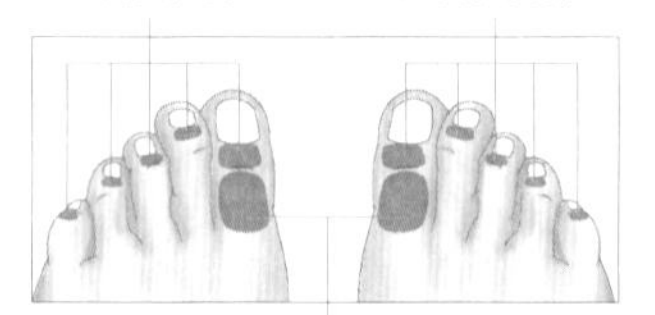


「後頸反射區」在拇趾基節骨上方的肌肉上，和後頸為同側對應。「牙齦反射區」在「後頸反射區」前方，以及所有趾甲後方邊緣肌肉上，和牙齦為左右交叉對應。

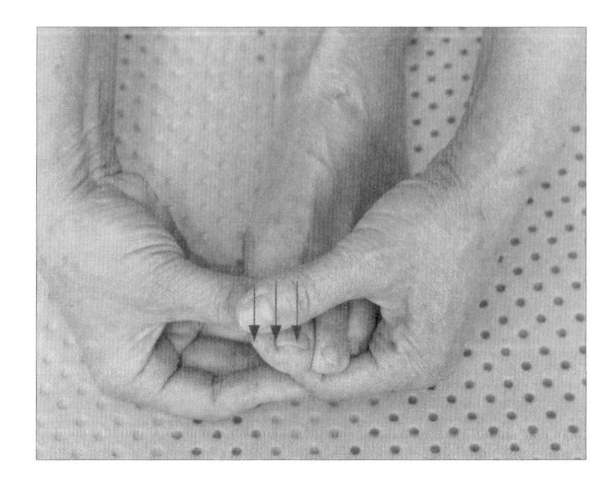

② 分 3 道細按拇趾背面

整個拇趾背面，左右分成3道仔細按摩。

1-8

# 牙齒反射區

## 反射區在趾背，皺摺處也按仔細，按出好牙、好口腔

雙腳十根腳趾背是「牙齦反射區」和「牙齒反射區」。左右交叉對應，即左邊的牙齒痛要按右腳趾背，右邊的牙齒痛按左腳趾背。

刷牙、碰到冷或酸的食物時，牙齒會有痠痛感，或容易蛀牙的人，按摩「牙齒反射區」可以明顯獲得改善。**與前方的「牙齦反射區」一起按摩**，對整個口腔都有保健作用。

**改善症狀** 牙痛、牙周病、牙齦腫、拔牙後的不適，都能藉由按摩「牙齒反射區」來紓解。

### 反射區位置

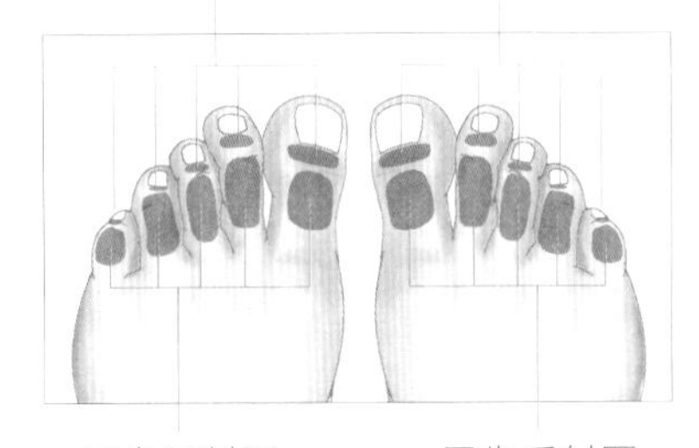


「牙齒反射區」在腳趾背上，和牙齒是左右交叉對應。

### 按摩步驟

使用工具▶徒手按摩

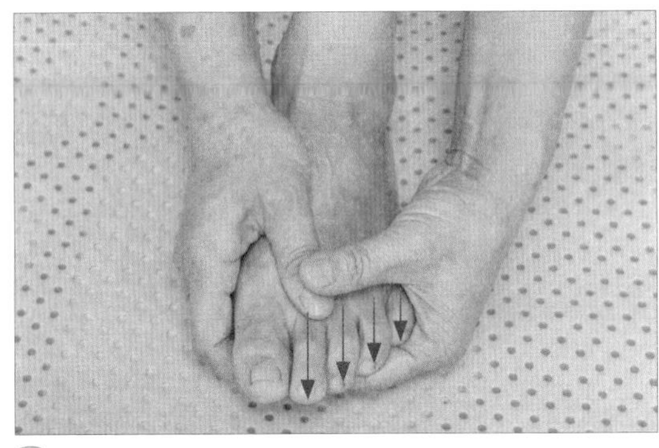

① 第2～5趾後方往前按

雙手托住腳底，兩拇指上下交疊，用指腹後半段和關節，往前按摩腳趾背。

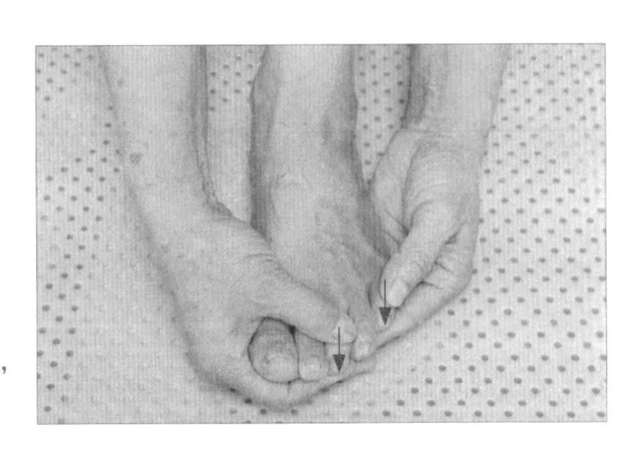

② 一拇指各按一腳趾

也可以一隻拇指按一隻趾頭的腳趾背，從起點到終點施力都要通透平均。

1-9

# 頸側 反射區

## 常按拇趾背縫緣，發揮防疫第一線、頸部治痠大功效

腳拇趾縫緣是「頸側」反射區，和身體的頸側為同側對應。頸側的筋脈僵硬，容易痠痛、落枕，多按摩有助鬆筋通氣血。

頸側疼痛者，通常後頸兩側肩膀裡的肌腱也相當僵硬，嚴重時就容易落枕。可用敲敲樂敲打肩膀上半背，或多做鬆筋操「左顧右盼」、「左倒右倒」、「上下點頭」動作。

**改善症狀** 按摩「頸側反射區」能緩解硬頸痠痛，預防落枕。

### 反射區位置

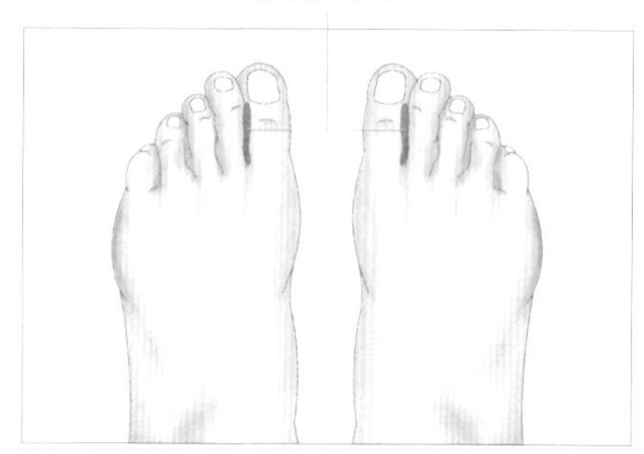


「頸側反射區」在拇趾基節骨的外側肌肉上，呈條狀。
此區與頸側為同側對應。

使用工具▸徒手按摩

### 按摩步驟

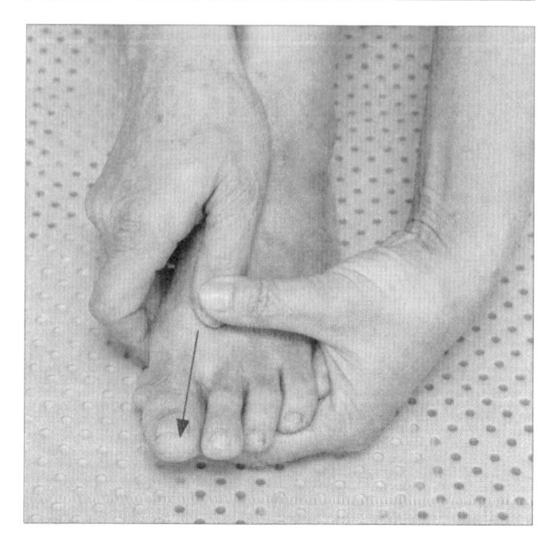

### 往前按到趾甲外側

雙手托住腳底，用一隻或兩隻拇指上下交疊，以指腹後半段和關節，從拇趾背的後方外側上，順著凹槽往前按推到趾甲外側。

# 2 腳底前段反射區

對應人體上身的肩關節、心肺喉、上消化道，腳底前段包括：肩關節、斜方肌、喉嚨、甲狀腺、心臟、肺部、食道、賁門、橫膈膜等反射區。

## 2-1 喉嚨 食道 反射區

### 在腳背和腳底，用工具按二趾間，可搭按手「虎口」

使用喉嚨過度，或聲音沙啞，喉嚨發緊的人，要常按摩「喉嚨反射區」，使喉部肌肉恢復彈性。熱天裡，汗流浹背時猛灌冰水，體質好的人，一時還不會顯現出後遺症，而體質差的人則容易感冒，喉嚨發炎不易痊癒。吞嚥困難的人，用滾棒滾下肢內側的肝經，做鬆筋操「向上伸展」的動作，疏通肝經後，可獲明顯改善。

**改善症狀** 按摩「喉嚨反射區」可止咳化痰，消除喉嚨發癢、發炎、腫痛和緊繃感。按摩「食道反射區」可改善吞嚥困難症狀。

### 鬆筋操「向上伸展」

十指相扣，翻掌向上托天，手臂靠近耳朵。吸氣同時，先縮小腹後，讓肩關節向上伸展至極限，身軀往上伸展，可連帶舒展到裡頭的經絡，使筋骨強健、氣血暢通，提高新陳代謝和免疫力。向上伸展時可提或不提高腳跟。

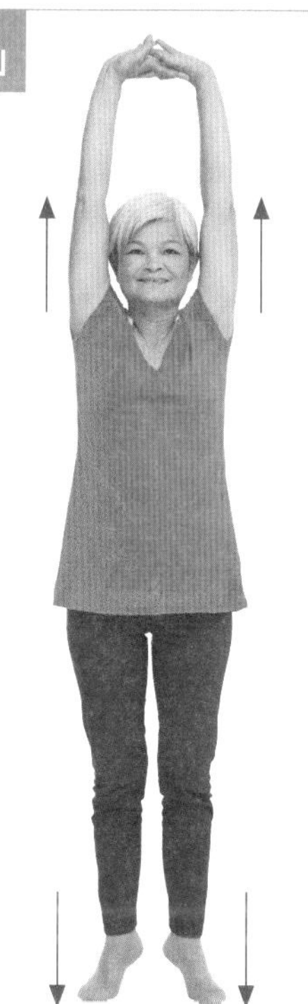

### 反射區位置

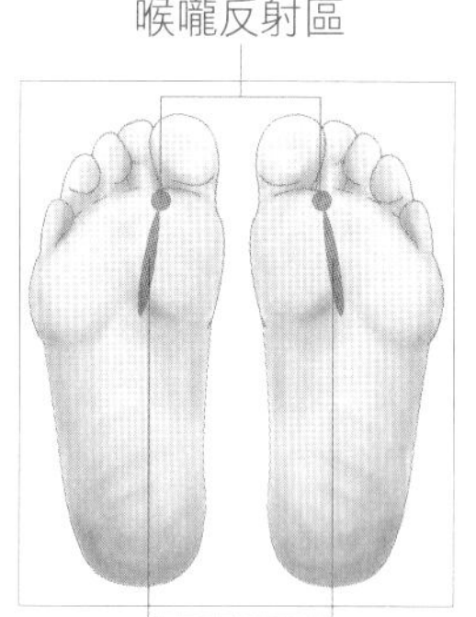


「喉嚨反射區」在腳底和腳背第1、2蹠骨間隙凹槽的最前端處。
「食道反射區」在腳底第1、2蹠骨間隙的肌肉上。

## ①用滾棒滾下肢內側

肝經的位置是由腳趾往上延伸，並經過喉嚨旁邊。有些人肝經不通，會造成喉嚨的肌肉僵直、吞嚥困難。透過疏通雙腳內側肝經，就能正常吞嚥。

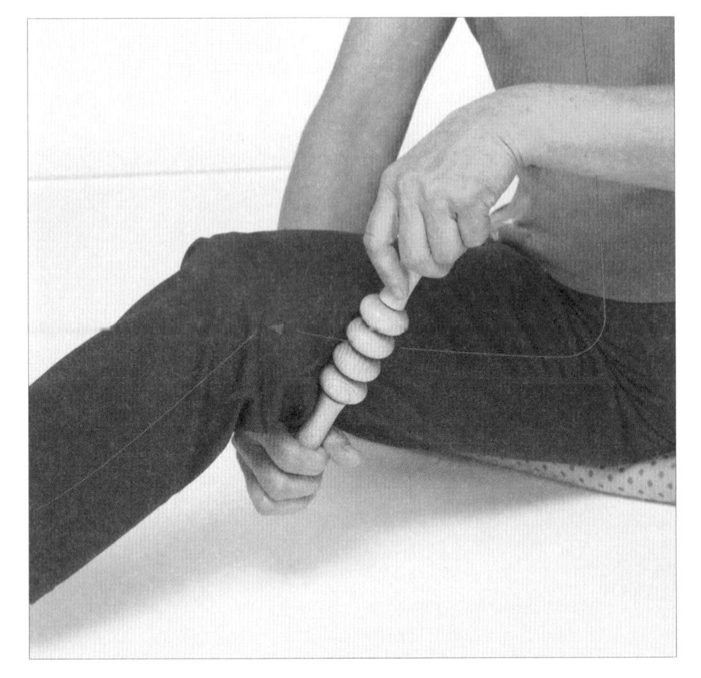

## ②用鋤型按摩器往後按

用鋤型按摩器圓球部位按腳底「喉嚨反射區」：一手托住腳背，拇指放在按摩器頸部，施力「往後推」。用相同手法按摩腳底「食道反射區」。（腳背的「喉嚨反射區」按法見P92。）

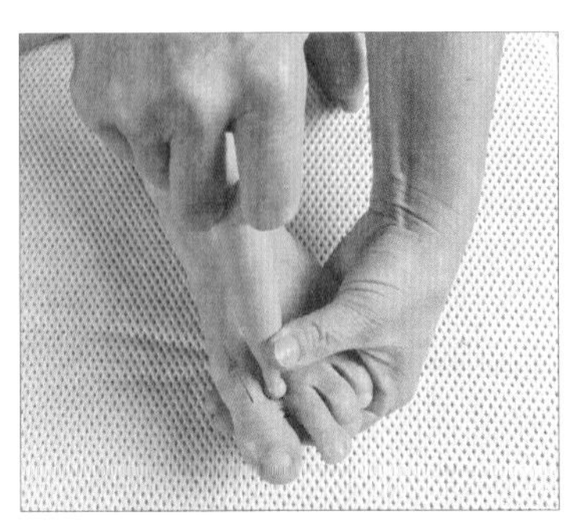

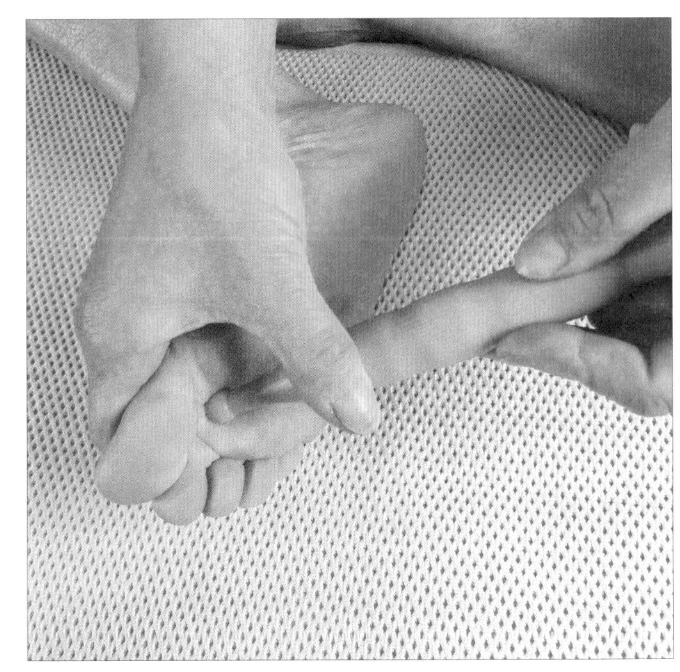

# 2-2 賁門 反射區

## 賁門在橫膈膜上，可用鋤型按摩器，緩解胃酸逆流

輕微的胃酸逆流可透過按摩賁門反射區來改善病灶。在胃經不通時，治本之道是疏通胃經，方法是用滾棒滾大腿正面外緣的胃經，或用敲敲樂敲打，用刮痧器刮。胃經不通，勤做鬆筋操「向上伸展」招式和用按摩工具按摩雙腳中段。

**改善症狀** 按摩「賁門反射區」可緩解輕症狀的胃酸逆流，舒緩打嗝症狀。

### 反射區位置

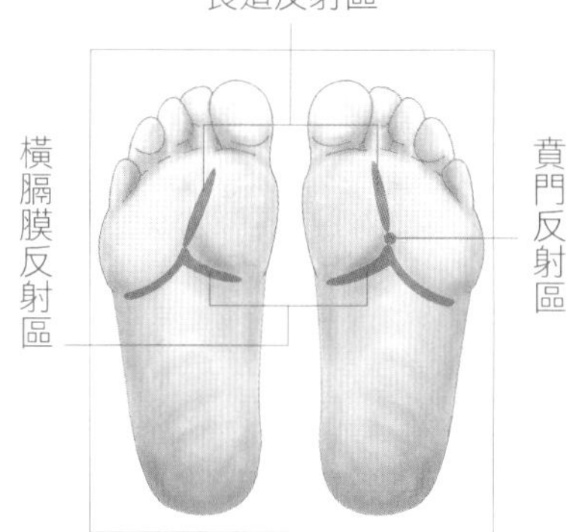


「橫膈膜反射區」在腳底前段1/3的位置，將腳底分成前段的胸腔反射區和中段的腹腔反射區。
「食道反射區」在腳底前段第1、2蹠骨間隙的肌肉上，左腳「食道反射區」的末段就是「賁門反射區」。

### 按摩步驟

使用工具▶鋤型按摩器

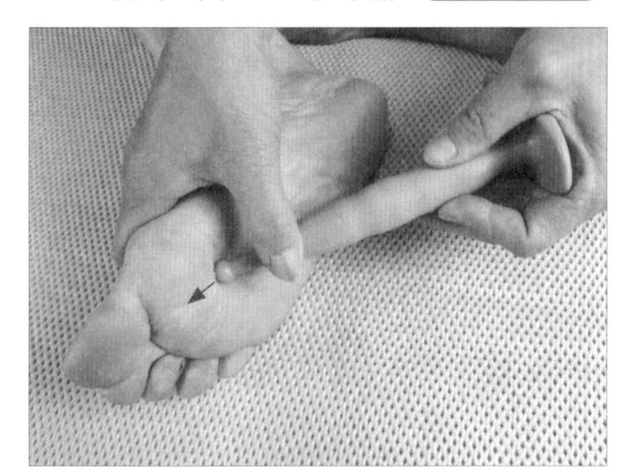

**按摩器放在左腳反射區上**

左手握住鋤型按摩器，將按摩器圓球部位置於右腳底前段1/3處的「賁門反射區」。

2-3

# 橫膈膜 反射區

## 橫膈膜反射區呈「ㄑ」形，用活瓷刮痧按摩器按壓，改善打嗝、脹氣

「橫膈膜反射區」位在腳底前段1／3的位置，用按摩工具由腳底中段「往前頂」，會有「阻礙點」，所有的「阻礙點」連成的橫線就是「橫膈膜反射區」，大抵呈現「ㄑ」形狀。**「橫膈膜反射區」將腳底分成前段的「胸腔反射區」和中段的「腹腔反射區」**。若因脹氣刺激到橫膈膜的膈神經，便會出現打嗝的現象，此時按摩「橫膈膜反射區」，便能舒緩症狀。更有效的方法是按摩腳底中段腸胃反射區，並用滾棒滾下肢的胃經。

**改善症狀** **按摩「橫膈膜反射區」可改善打嗝、脹氣等腸胃不適症狀。以滾棒加強滾「大腿正面外緣胃經」，效果更佳。**

### 反射區位置

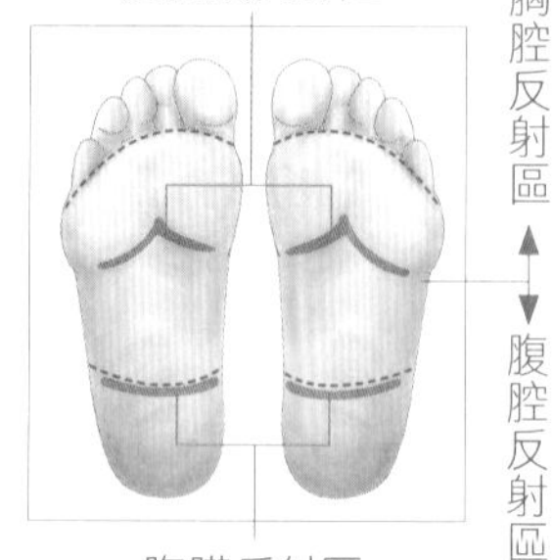


**「橫膈膜反射區」在腳底前段1/3的位置，將腳底分成前段的「胸腔反射區」和中段的「腹腔反射區」。**

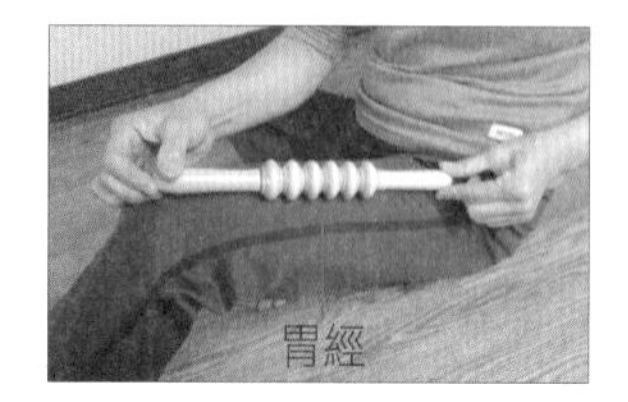


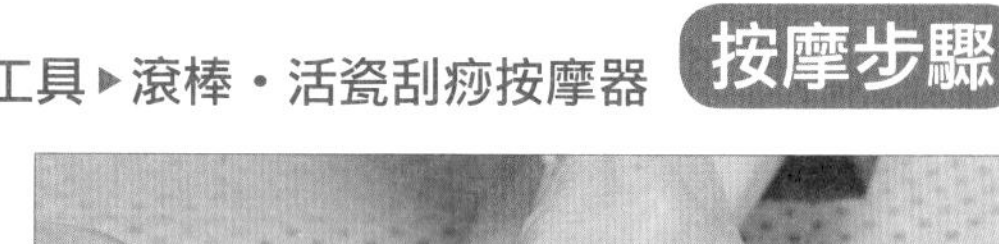

### 按摩步驟

**使用工具▶滾棒・活瓷刮痧按摩器**

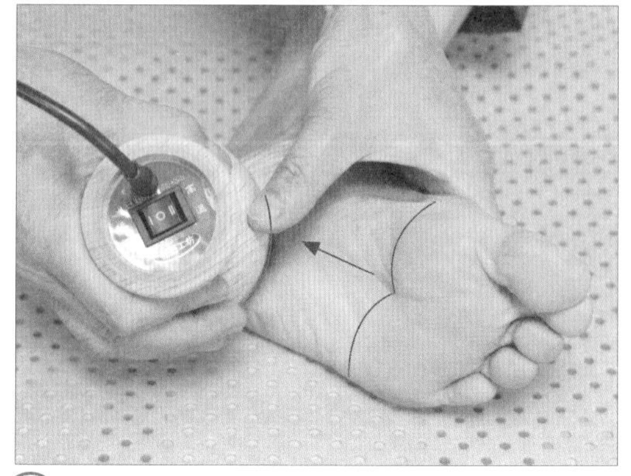

### ① 用活瓷往後按壓「腹膜反射區」

以「橫膈膜反射區」的一端為起點，用活瓷「往後」按到腳跟前方的阻礙點「腹膜反射區」。

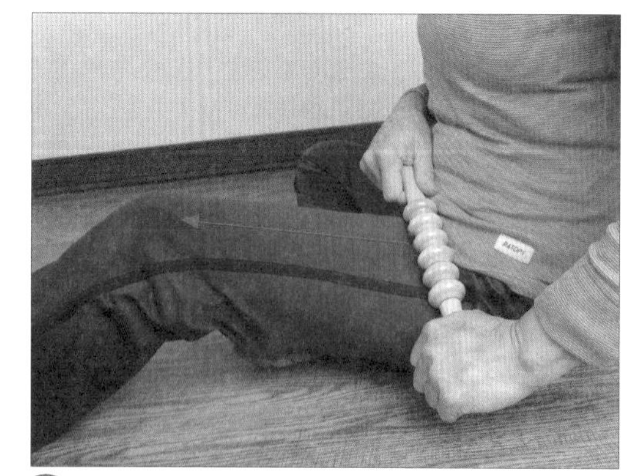

### ② 用滾棒滾下肢胃經

用滾棒滾大腿正面外緣的胃經，利用身體前傾的力量「往前推」至膝蓋前，可避開膝蓋後繼續滾小腿正面外緣的胃經。

2-4

# 肩關節反射區

## 此反射區位於腳底前段，可用工具深入按摩，搭配肩部按摩

電腦族、3C不離手的人，因長時間固定姿勢，肩部容易僵硬、痠痛。肩關節與緊鄰的韌帶、肌肉受傷所引起的疼痛，俗稱**「五十肩」**。平時要適度按壓「肩關節反射區」，以改善這些症狀。

「肩關節反射區」位在腳底的前段，第4、5蹠骨間隙。按摩「肩關節反射區」時，要透入骨頭間隙，才能精確到位。

**改善症狀** **預防和治療肩關節炎、改善五十肩。**

### 反射區位置

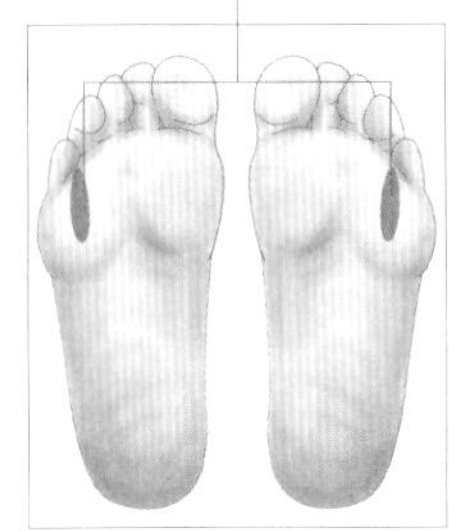


「肩關節反射區」在腳底的前段，第4、5蹠骨間隙。

### 按摩步驟

**使用工具▶鋤型按摩器．活瓷刮痧按摩器**

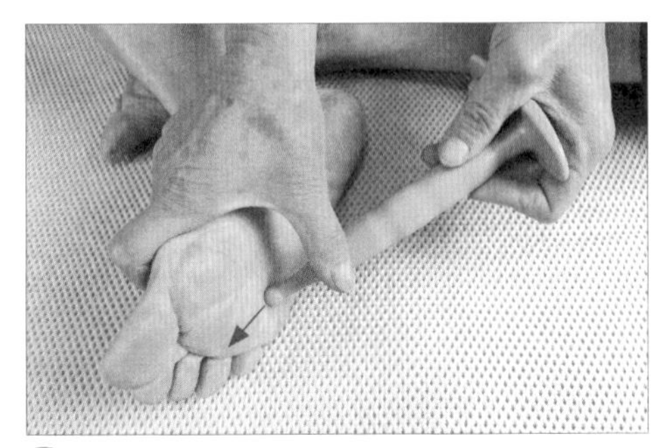

**① 用鋤型按摩器圓球部位往前按**

一手握鋤型按摩器，將圓球部位置於第4、5蹠骨間隙；另一手托住腳背，拇指放在按摩器頸部施力，「往前」按摩。

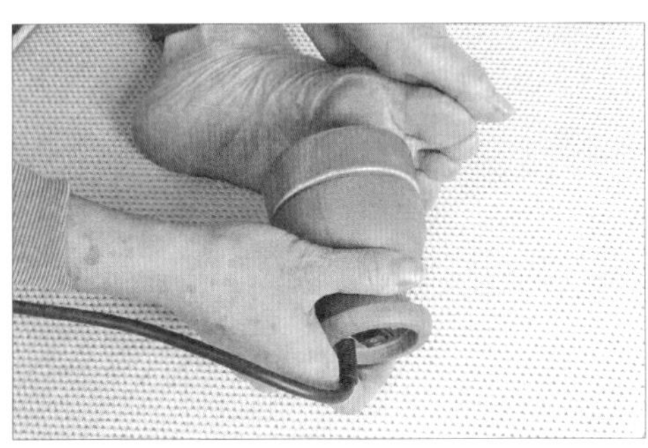

**② 用活瓷往後按摩腳底前段**

一手握活瓷放在腳趾根部，另一手4指托住腳背，拇指置於活瓷上輔助，握活瓷的手將力量下放，一起「往後推」，按壓腳底前段第4、5趾後。

### 搭配用「活瓷」按摩肩膀

**按法**：用活瓷刮痧按摩器由上到下，同一方按摩，力道要按透到深層。

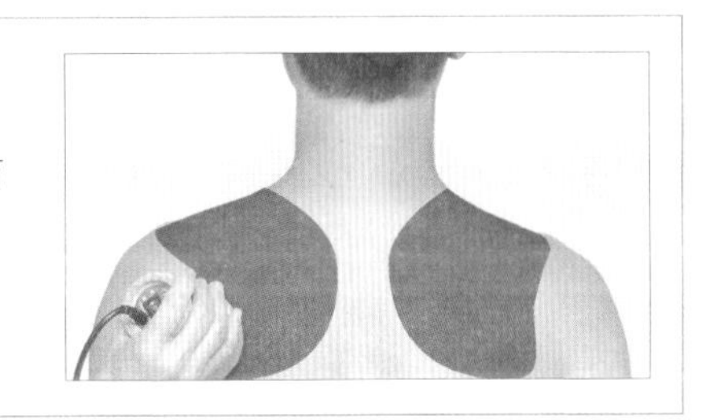

2-5

# 斜方肌 心肺 反射區

## 此區可用活瓷按摩，再以鋤型按摩器加強，輔以敲打手臂內側「心包經」

「斜方肌反射區」對應的部位，**是肩頸到肩胛骨之間的肌肉和筋腱**。緊張、姿勢不良，或長時間維持相同姿勢，斜方肌就會僵硬痠痛。「斜方肌反射區」位在腳底第2～4腳趾的後方，其下是「肺部反射區」。「心臟反射區」位於左腳底第4趾的後方。

**改善症狀** **消除肩頸痠痛，強化心臟肌力，保持心臟血管暢通，提高肺活量，改善氣喘、肺部組織纖維化或鈣化現象。按摩腳底前段所有部位，能同時改善上述所有症狀。**

### 搭配敲打「心包經」

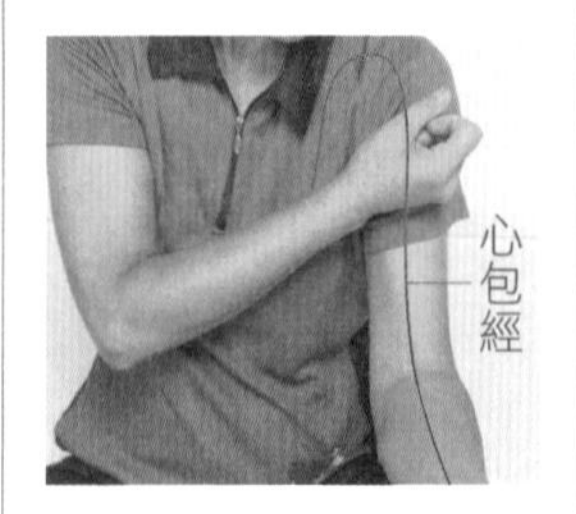


**敲法**：手掌向上，手肘稍微彎曲、放鬆；另一手輕握拳，綿密地從上手臂往下敲，敲打時，兩手都要完全放鬆。

## 反射區位置

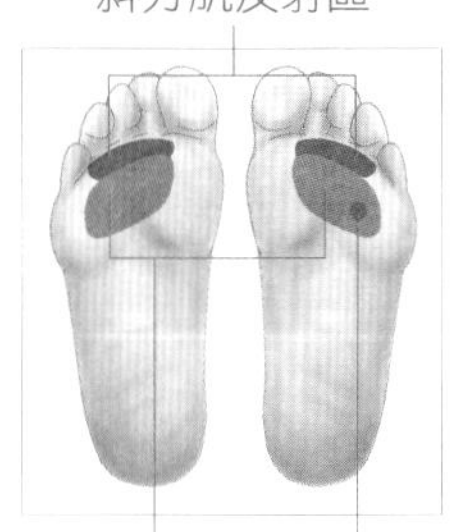


**「斜方肌反射區」在腳底第2～4腳趾的後方，其下是「肺部反射區」。**
**「心臟反射區」在左腳底前第4趾的後方。**

## 按摩步驟

**使用工具▶鋤型按摩器・活瓷刮痧按摩器**

### ① 活瓷分3道按前段

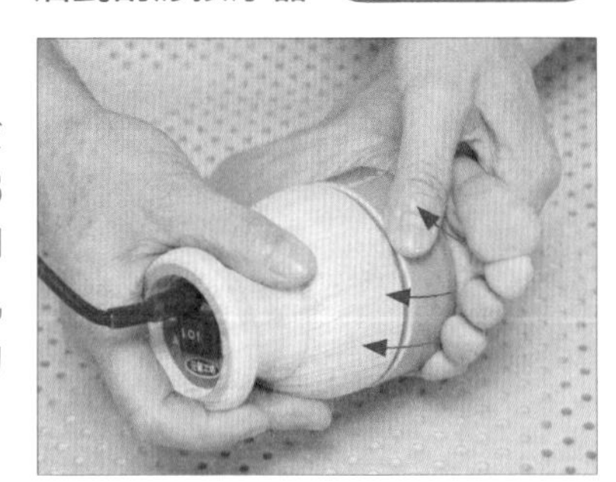

一手托住腳背，一手握活瓷置於腳底前段，往下施力，內外側分3道「往後」按仔細。活瓷要隨腳的弧度調整角度，尤其「斜方肌反射區」要斜著按。拇指可輔助推移。

### ② 鋤型按「心臟反射區」

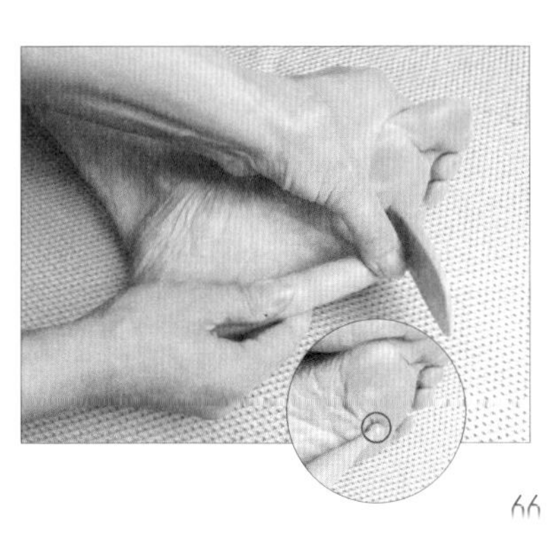

「心臟反射區」在左腳第4根趾頭後方（位置為圓球部位所指）。右手將鋤型按摩器窄頭置於其上，左手托住腳背，拇指輔助和右手一同施力，「由前往後」按摩。

# 2-6 甲狀腺反射區

## 用鋤型按摩器按摩，啟動身體修護機制，調整至健康狀態

扁桃腺位在口腔內，是免疫系統的第一道防線。甲狀腺位於頸部喉結兩側稍下方。若「腦下垂體」失調，或承受過大的壓力，甲狀腺便會出問題。不過，按摩足部的反射區，就能啟動身體器官組織自我修護的機制，**不管是甲狀腺功能低下或亢進，透過正確手法勤按摩**，身體便會自動將甲狀腺功能調整到健康的狀態。扁桃腺和甲狀腺兩者的反射區面積很小又相鄰，只要滴水不漏的按摩腳拇趾底部，就能按摩到它們。

**改善症狀** 按摩「甲狀腺反射區」，可改善甲狀腺亢進、甲狀腺不足的現象。

### 反射區位置

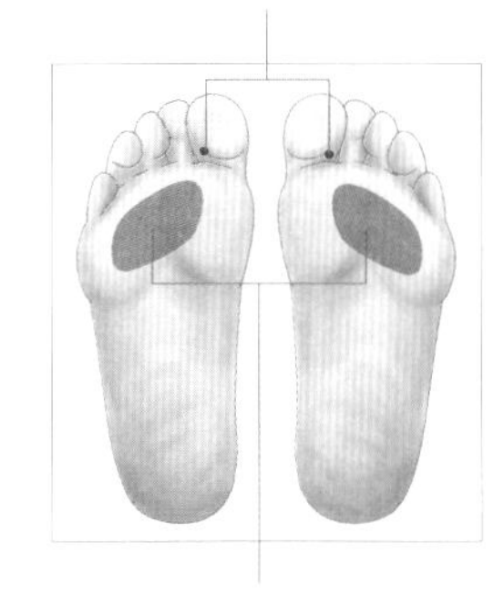


「甲狀腺反射區」在拇趾外側，掌趾摺痕前方約0.3公分處。

### 按摩步驟

使用工具▶鋤型按摩器

#### 用鋤型按摩器往後按

將鋤型按摩器窄頭置於拇趾「掌趾摺痕」前方，自此開始往下按摩腳拇趾腹下緣直到腳掌為止，滴水不漏的按摩每一點。

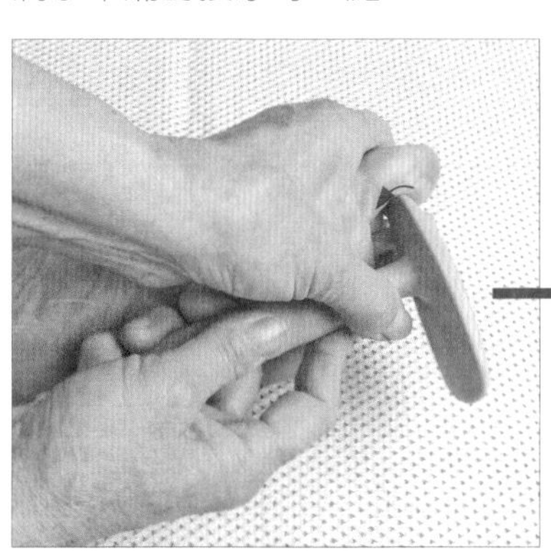

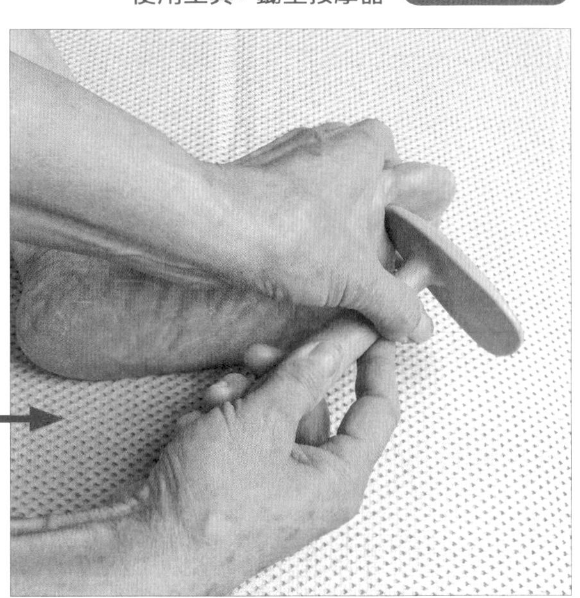

# 3 腳底中段反射區

對應人體身軀中段腹腔的器官，
腳底中段是五臟六腑的反射區，包含有：胃、脾臟、胰臟、腎臟、肝、膽、大腸、小腸、腹膜等反射區。

## 3-1～3-7 腹腔臟腑反射區

### 用圓弧型工具最佳，含括五臟六腑反射區做區塊性按摩

腳底中段是體內腹腔器官（生殖器官和膀胱除外）的反射區，兩者位置為同側對應。按摩時，整個腳底中段的五臟六腑反射區一起按，不必逐一分別按摩各反射區。

用「活瓷刮痧按摩器」或「鋤型按摩器」由前往後做「區塊性按摩」，**以腳掌前段1／3界線的「橫膈膜」為起點，往後按到腳掌後段1／3界線的「腹膜」為終點**。

整個腳底中段區塊，可以分3～5道來按摩。腳底中段，胃、腎、胰、小腸、大腸在兩腳都有反射區；「脾臟反射區」只在左腳；「肝和膽反射區」只在右腳。有些器官的反射區會有重疊，按摩時從「橫隔膜反射區」，按到「腹膜反射區」，腳跟底部可按可不按，只要滴水不漏地按，就能按到所有反射區。

**改善症狀** 常按摩雙腳的腳底中段，能照顧到整個腹腔臟器的健康，包含消化系統、新陳代謝、脾臟統血、肝膽解毒解油、腎臟和腸道排泄等功能，對其他常見急、慢性病症，都有預防和改善作用。（腹腔以下的膀胱、子宮、攝護腺、卵巢、睪丸，其反射區則另外位在腳內側和腳外側，見第40、76、88頁。）

## 反射區位置

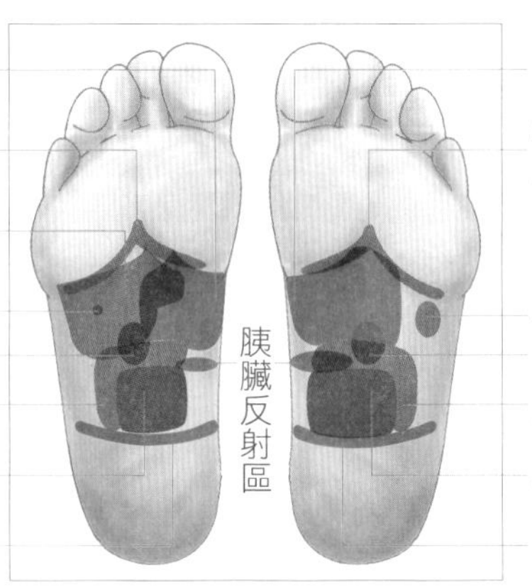


從腳掌前段1/3界線的「橫隔膜反射區」，往後按到腳掌後段1/3界線的「腹膜」，就能按到腹腔的五臟六腑反射區；器官與反射區位置為同側對應。

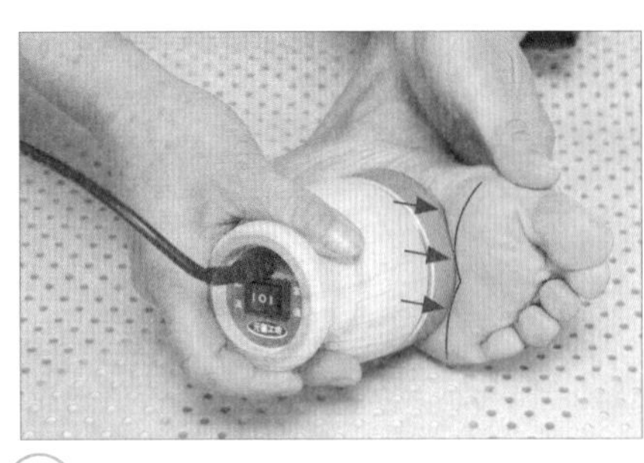

## ① 找到「橫膈膜反射區」

活瓷在腳底中段輕輕「往前移」，碰到骨頭的阻礙點會連成「へ」形，頂端即為按摩「橫隔膜反射區」的起點（P64）。

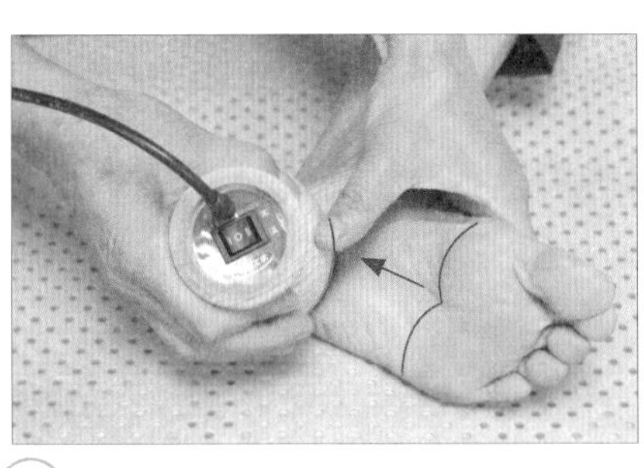

## ② 往後按到「腹膜反射區」

「橫膈膜反射區」的一端為起點，用活瓷「往後」按到腳跟前方的阻礙點「腹膜反射區」，腳跟可按可不按。

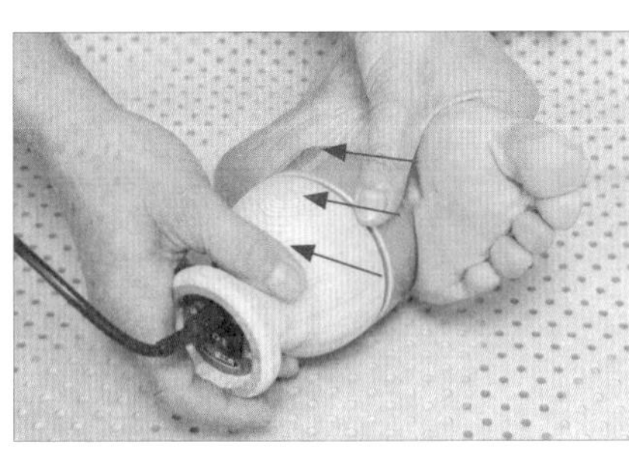

## ③ 分數道按透腳底中段

整個腳底中段的內外側，從前到後多分幾道仔細按摩。

## 3-1 胃 反射區

# 胃脹往後按，催吐往前按

「胃反射區」位在腳底中段「橫膈膜反射區」後方，左腳是與食道、賁門相連的上胃部；右腳是與小腸（十二指腸）相連的下胃部。

**腸胃不舒服時，建議先按摩右腳，再按摩左腳，都往後按摩。**先將下胃部的氣滯或食物推往小腸，再將上胃部的氣滯或食物推到下部去，最後再按摩一次右腳。這樣的按摩順序比較舒服，效果也好。**如果需要催吐，只需按「左腳的」胃反射區，用力而快速地往前按摩，**幫助穢物趕快吐出來。

**改善症狀** 促進胃消化與吸收，提振食慾，消除脹氣。**需催吐時，往前按左腳的胃反射區。**

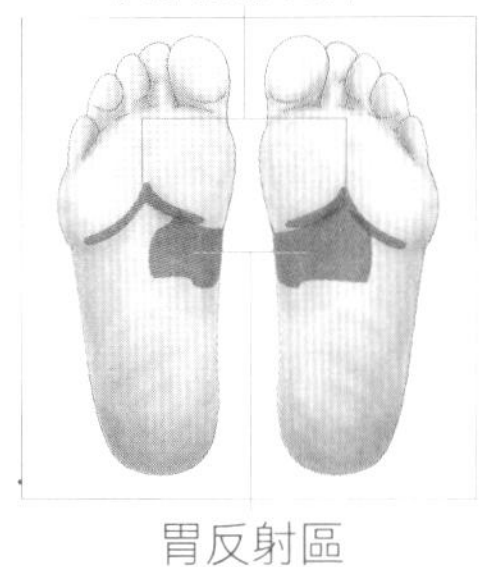


「胃反射區」在腳底中段「橫膈膜反射區」的後方。左腳是與食道、賁門相連的上胃部；右腳是與小腸（十二指腸）相連的下胃部，與消化器官是同側對應。

## 3-2 脾臟 反射區

# 左腳的統血大將

「脾臟反射區」位於左腳中段第4趾後方。中醫說：「脾主肌肉、四肢」，脾旺盛，能滋養四肢肌肉，活動有力；脾虛弱，會肌肉消瘦、四肢無力、容易抽筋。**脾臟屬於淋巴性器官，能過濾血液**，將不好的紅血球送到肝臟分解。脾臟統血功能弱者，容易流鼻血，四肢皮下出現塊狀瘀青。

**改善症狀** **使脾臟更健康，提升脾臟統血功能，促進津液代謝（包括體液，及其他分泌液如胃液、腸液、淚液等），也能促進肌肉生長。**

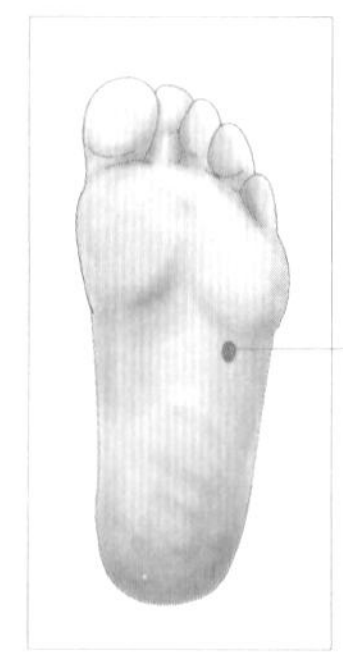


「脾臟反射區」在左腳中段第4趾後方，距「橫隔膜反射區」約1公分。

## 3-3 胰臟 反射區

# 高血糖要按摩全腳

胰臟隱藏在胃的背面，常發現有病變時，已經錯失治療時機，因此平日就要勤按反射區。**胰臟會製造含消化蛋白質、脂肪等酵素的胰液**，是消化過程的要角。**能分泌胰島素，調降血糖**；血糖過高或過低時，多按反射區可獲改善。此區還能反映情緒，**壓力大、常壓抑情緒，按摩「胰臟反射區」會出現塊狀反應物**。勤加按摩，有助減壓。

**改善症狀** **提高胰臟功能，幫助消化、調整血糖。糖尿病患要按摩雙腳的所有反射區。**

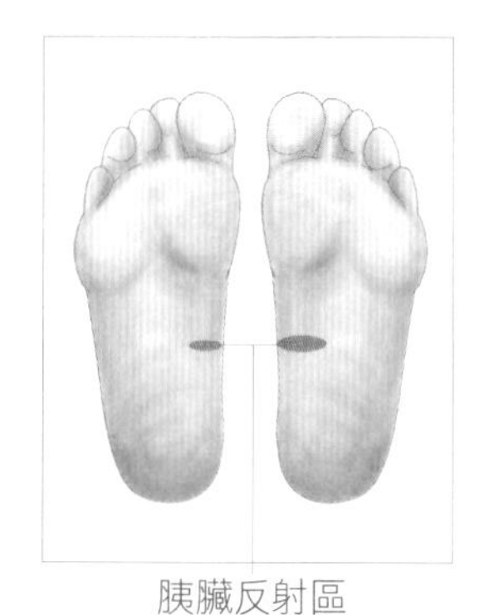


「胰臟反射區」在腳底中段中間位置的內側。

## 3-4 腎臟 反射區

# 腎脾肺3區消水腫

腎臟、脾臟、肺臟三者合作，負責運化體內的津液。「三臟」的功能不佳，**會影響皮膚排汗、膀胱排尿**，使體內滯留過多水分，導致起床時眼睛、臉部浮腫；下午雙腳浮腫、舉步沉重，頻尿但尿量少。按摩時，整個腳底中段一起按，尤其同時按摩腎、脾、肺臟反射區，才能消除滯積體內的水分。

**改善症狀** **強化腎臟功能，增進代謝，增加氣力，提高聽力。腎結石者，多按摩「腎臟反射區」，多喝水，可幫助小粒的結石排出體外。**

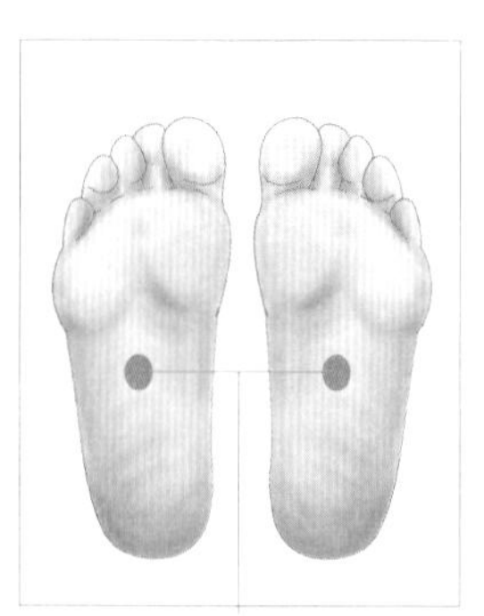
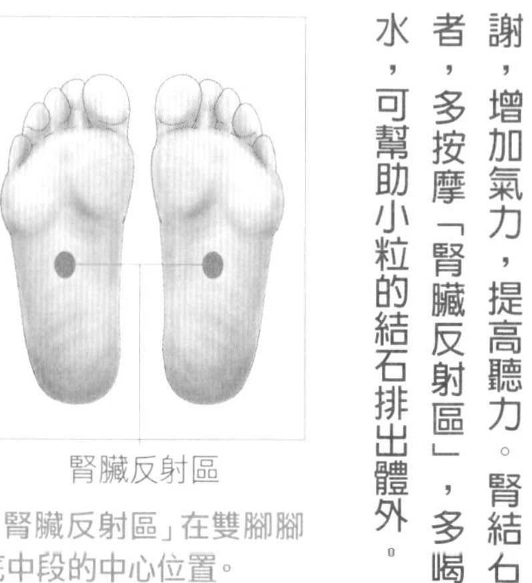


「腎臟反射區」在雙腳腳底中段的中心位置。

## 3-5 肝 膽 反射區

### 右腳幫你排毒排油

「肝」、「膽」反射區位在右腳中段（左腳無），緊鄰「橫膈膜反射區」，按摩時要多留意兩者相鄰處，那也是肝臟常出現病變的地方。肝臟功能差，人就容易累，「解毒」功能也會下降，半夜1~3點是肝臟維修時段，應避免熬夜傷肝。高血脂或脂肪肝者，按摩反射區能促進膽汁分泌，分解脂肪，降低血脂肪。

**改善症狀** **脂肪肝、肝炎、肝硬化、肝腫瘤。改善因肝臟藏血不足引起的眼睛疲澀。**

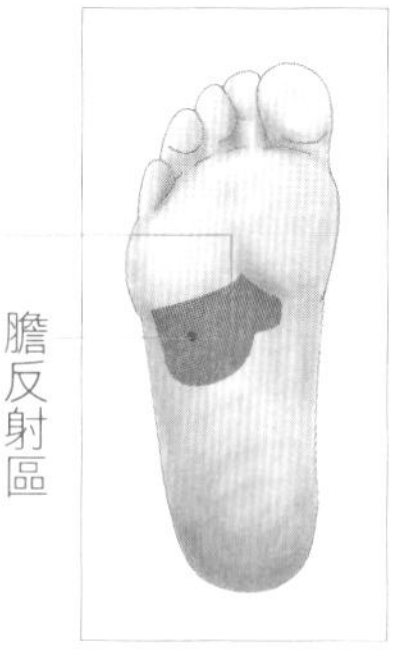


「肝」、「膽」反射區只位在右腳中段，左腳無。

## 3-6 大腸 小腸 反射區

### 助消化排便，防腸癌

小腸發炎，或壓力大常腹瀉，按摩「小腸反應區」能消炎止瀉。同時按「小腸反射區」和腳踝外側「腹部鬆弛區」（第90頁），能消除小腸脹氣。大腸蠕動欠佳，囤積宿便，按「大腸反射區」會覺硬實，按摩力道就要加重；**加強按腳底外側、「肘關節反射區」旁的「結腸轉折區」**，並按摩腳踝內側「直腸反射區」（第79頁）和「腹部鬆弛區」。

**改善症狀** **促進腸胃蠕動，消炎止瀉，消除宿便、脹氣，改善便秘。**

大腸反射區
小腸反射區

「大腸反射區」在腳底中段，雙腳的反射區會合成ㄇ字型圍繞著「小腸反射區」。

## 3-7 腹膜 反射區

### 穩定腹壓和內臟

腹膜包覆腹腔的器官，能分泌黏液潤濕內臟的表面，減少內臟的摩擦。按摩腳底中段從起點「橫隔膜反射區」往後按到「腹膜反射區」，就能照顧到腹腔器官。

**改善症狀** **腹壓高而腹痛、腹腔內器官發炎、腹膜炎。**

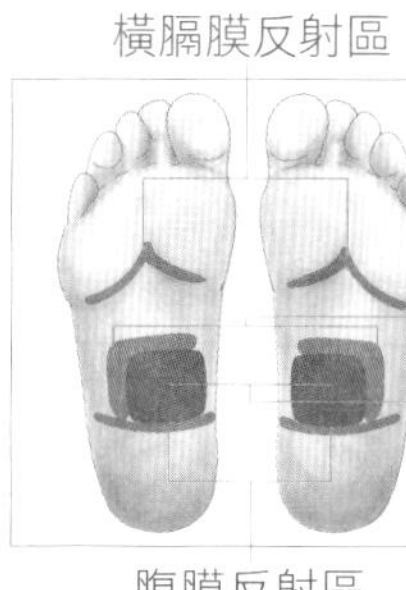


用活瓷按摩器按腳底中段，往後按到腳掌後段1/3處碰到阻礙點，所有阻礙點連成「一」形即為「腹膜反射區」。

**那「腳底後段」有沒有反射區？▼**

腳底後段，一般人認為是「骨盆腔器官反射區」，但骨盆腔內的器官如：膀胱、攝護腺、子宮、卵巢等，在「腳內側」、「腳外側」各有對應的反射區（見下頁），按摩腳底後段的效果不彰，且平時走路時腳跟著地已達按摩效果，故本書不強調按摩腳底後段。

# 4 腳內側 反射區

對應人體脊椎、子宮、膀胱、直腸，
腳內側包括：脊椎反射區（頸椎、胸椎、腰椎、薦椎、尾骨）及鼻子、額竇、背脊、膀胱、子宮頸／陰道、子宮／攝護腺、直腸／痔瘡反射區。

## 4-1 胸椎 腰椎 反射區

### 按在骨頭上，徒手2階段按摩，消除腰痠背痛

胸椎和腰椎負責承載人體的重量，也支配下肢的運動及感覺功能。過度負重、姿勢不良、運動傷害等，都會造成腰痠背痛的後遺症。另外，平時的坐姿、站姿不正確，或是外力強烈撞擊造成的**脊椎側彎**和**腰椎間盤突出**，對筋骨來說都是很大的傷害。如果沒有完全處理好，會留下隱藏的後遺症。透過按摩，可以提前檢查出隱藏未發之病。

**改善症狀** **強健脊椎，治療脊椎疾患，消除腰痠背痛。**

### 反射區位置

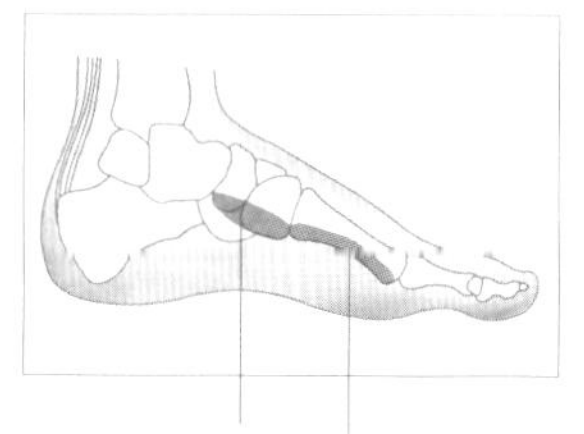


「胸椎反射區」在腳內側第1蹠骨上。
「腰椎反射區」在第1蹠骨後方的骨頭上。

### 按摩步驟

使用工具▸徒手按摩

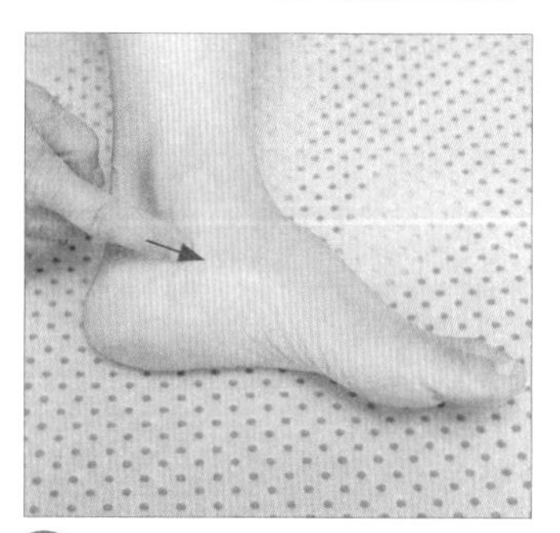

① **按在骨頭下緣**

「胸椎」、「腰椎」反射區按摩的起點，在內踝骨尖端的下前方，骨頭的邊緣。按摩時要按在骨頭上，往前分段按到掌趾關節凸出處。

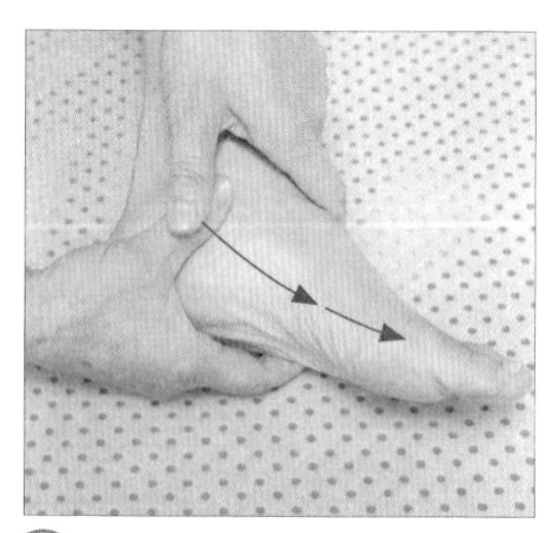

② **雙手拇指交疊**

雙手合抱腳掌，兩手的拇指交疊，其餘手指托住腳，按壓在內踝骨尖端下方骨頭的邊緣上，沿著骨頭往前推。

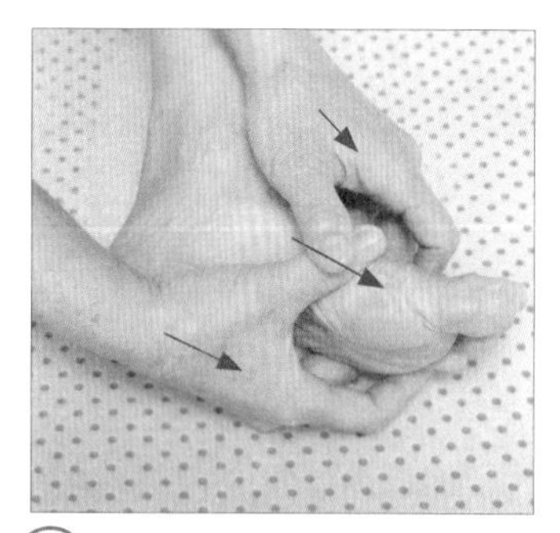

③ **推到骨頭最高點**

托住腳下方的手部往前移動，兩根拇指再往前推，推到骨頭最高點（腳拇趾後的關節）即可。

# 4-2 薦椎 反射區

## 徒手按摩，以內踝骨後方凹陷點為起點，施力按摩

薦椎在腰椎的下方，由5塊骨頭組合而成，其下是尾椎。薦椎和尾椎是整個脊椎結構的基礎，支配著骨盆腔器官及臀部肌肉。

**身體的重心，理想狀態是放在薦椎**，才符合人體力學。倘若長期坐姿不良、翹腳，常負重過大或受過撞擊等問題，造成重心位置有所偏離，就會出現骨盆歪斜、腰椎和骨盆間弧度異常或坐骨神經痠痛等情形。

**改善症狀** **減緩坐骨神經痠痛問題。**

## 反射區位置

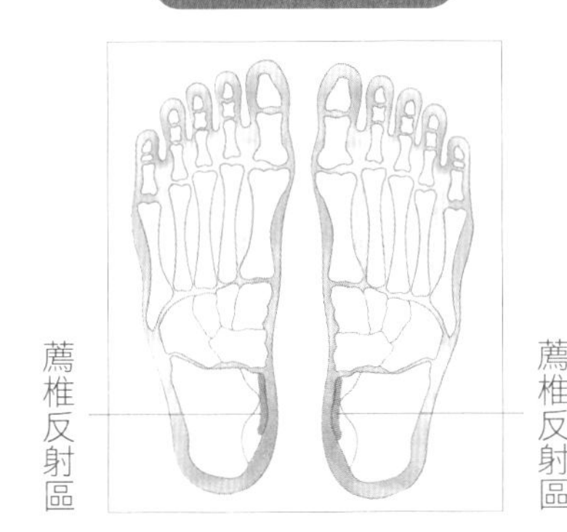


「薦椎反射區」在內踝骨下方骨頭邊緣。

## 按摩步驟

使用工具▶徒手按摩

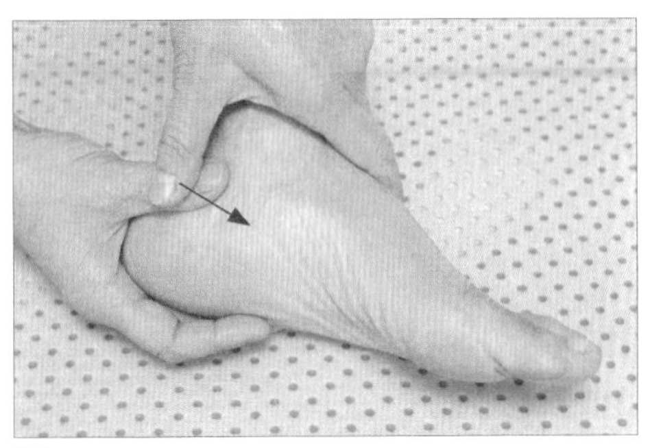

### ① 凹槽為起點往前按

雙手合抱腳掌，兩拇指交疊，其餘手指支撐著腳。由內側腳踝骨後方的凹槽為起點往前推。足部的內側和內側下緣都要按摩到。

### ② 拇指腹關節施力加強按摩

兩拇指施力往前推時，用拇趾腹靠近關節部位去施力，才能按摩到深層。

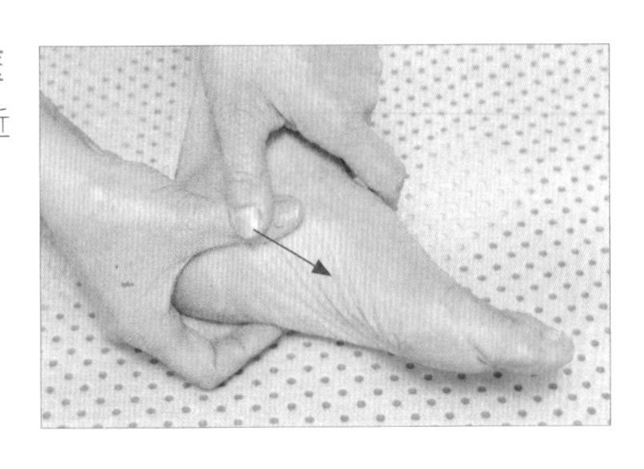

4-3

# 尾骨內側反射區

## 反射區呈U字型，用手和活瓷按摩，往下和往後按

尾骨位於脊椎末端。「尾骨內側反射區」從內踝骨正下方的腳底邊緣，到外踝骨正下方腳底邊緣，呈現U字型。可再分為：內踝骨下方的**「內側反射區」**、外踝骨下方的**「外側反射區」**及**「腳跟後面的反射區」**。每個人的「痛處」不同，按摩尾骨不同部位的反射區會有不同程度的疼痛反應。

**改善症狀** **消除尾骨疼痛，揮別「坐立難安」之苦，改善不易入睡、多夢、淺眠、晨起睏倦的現象。**

**反射區位置**

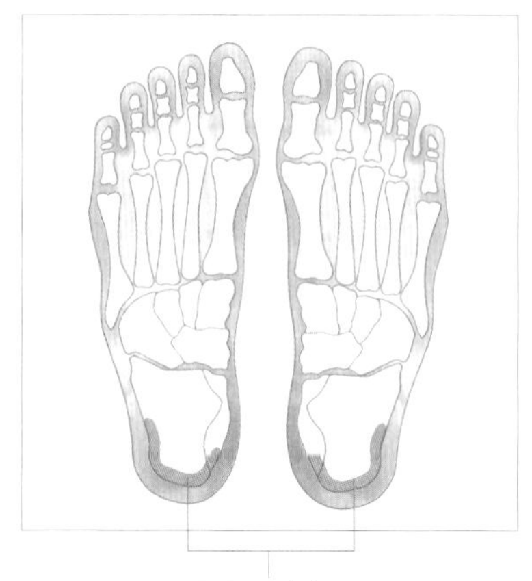


「尾骨內側反射區」在「跟骨」的內側，貼近腳底的部位。

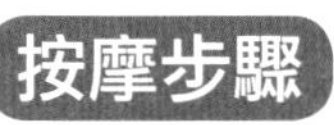


使用工具▶徒手按摩・活瓷刮痧按摩器

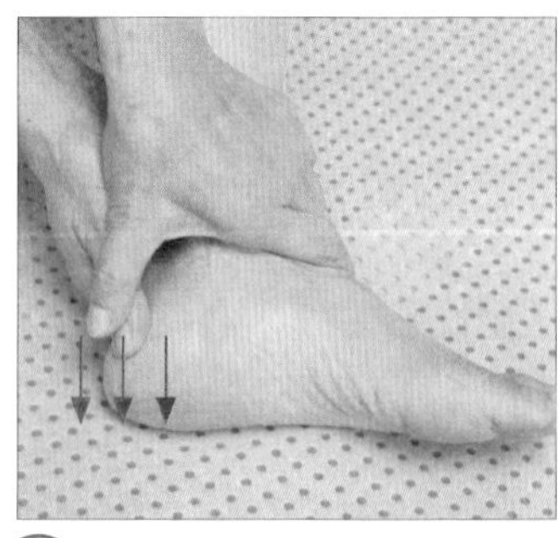

**① 徒手分3道往下按**

腳外側靠著地板，雙手抱住腳踝，兩拇指上下交疊置於內踝骨後方，由上往下按第1道；往後移按第2道；再往後按第3道。

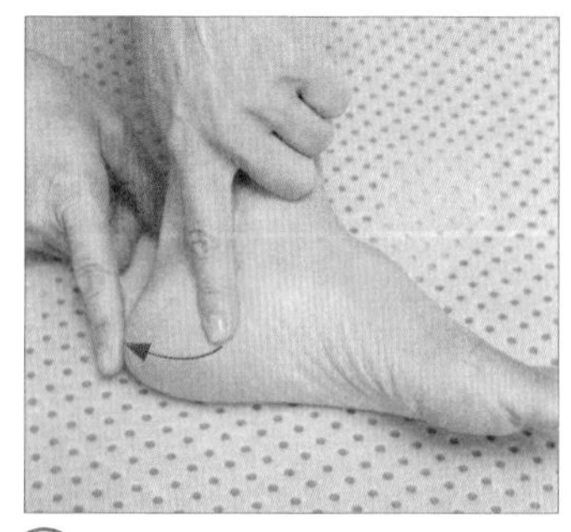

**② 使用活瓷往後按**

腳內踝骨的後方、下面區塊（圖示兩食指間），肌肉稍厚實的部位可用活瓷往後按摩，力道要透到跟骨上。

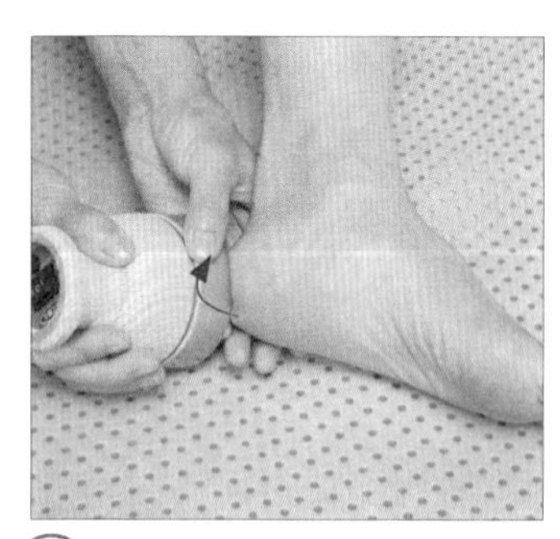

**③ 托起腳跟往後按**

按腳跟後面時，一手將腳跟托起（離地約1公分），拇指輔助另一手使用活瓷，施力往後按。

4-4

# 背脊 反射區

## 軟碰硬，硬碰軟，此區用活瓷按摩，舒緩脊椎痠痛

脊椎兩側的肌肉稱「夾脊」或「背脊」，過勞或長期姿勢不正確，背脊容易僵硬痠痛。背脊裡有俗稱「大板筋」的筋脈，從頸部延伸到腳跟，若左右兩側的筋脈僵硬，嚴重的話會影響到小腿腹也變得僵硬，甚至造成足底筋脈發炎。

掌握**「骨頭的反射區在骨頭上，肌肉的反射區在肌肉上」**的原則，因為「背脊反射區」就在「脊椎反射區」旁的肌肉上，所以用活瓷刮痧按摩器來按摩。

**改善症狀** 舒緩背部脊椎的僵硬、痠痛問題。

### 按摩步驟

使用工具▶活瓷刮痧按摩器

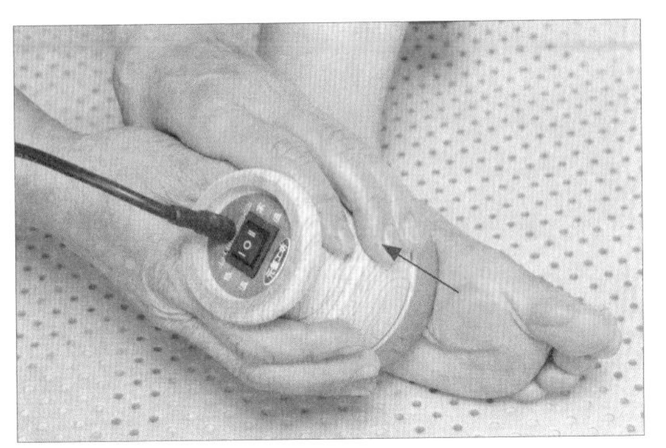

① 使用活瓷往後按

腳外側靠著地板，將活瓷置於「背脊反射區」上，慢慢地由前往後分段按摩。

### 反射區位置

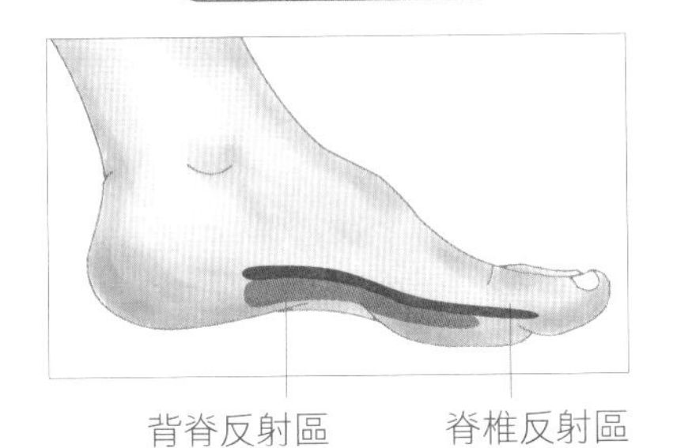


「背脊反射區」在「脊椎反射區」旁的肌肉上。

② 避開骨頭繼續按

有些人的骨頭較為突出，用活瓷慢慢往後移動時會碰到骨頭。遇到這種情況時，建議避開骨頭部份，再從骨頭後方繼續按摩。

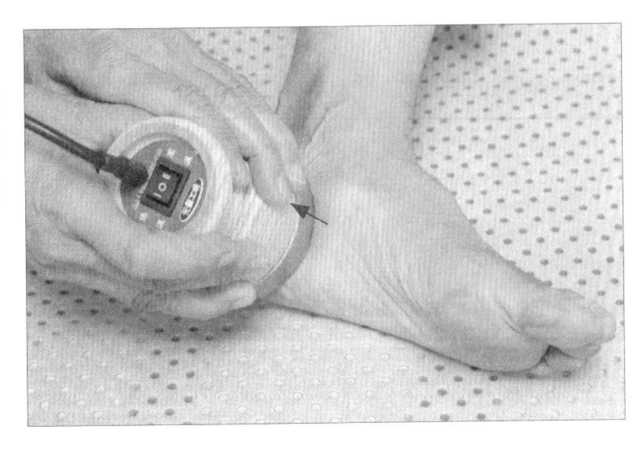

4-5

# 子宮頸 陰道 反射區

## 此區用鋤型按摩，減緩陰道不適感，維護子宮頸健康

陰道除了是經血的排出口，也是生產的通道。

子宮頸對女性來說是相當重要的防禦器官，可阻擋細菌進入子宮內。**體質寒涼**的女性容易有透明狀的分泌物，而陰道受感染、發炎者，分泌物顏色較深，有時還會有臭味。

**化療或更年期中的婦女**，陰道會乾澀不舒服。上述不同的症狀都可以透過按摩該反射區而獲得改善。

**改善症狀** **促進子宮頸和陰道的健康，提高免疫力，預防發炎，消除陰道乾澀的不適感。**

## 反射區位置

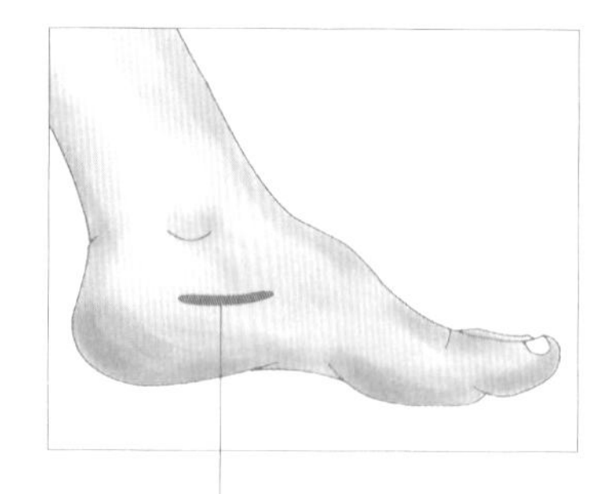

子宮頸／陰道反射區

「子宮頸／陰道反射區」在內踝骨下方。

## 按摩步驟

使用工具▶鋤型按摩器

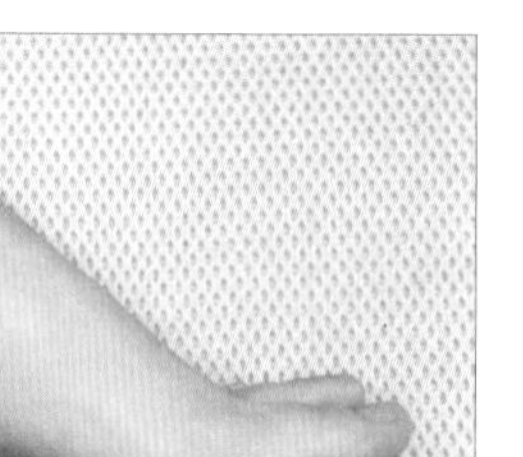

### ① 用鋤型按摩器圓端找起點

一手握鋤型按摩器，用圓端放在內踝骨下方的凹槽前端。另一手4指托住腳後跟，拇指放在按摩器輔助。

### ② 兩手合力往後按

用鋤型按摩器圓端「往後」按摩「子宮頸／陰道反射區」，另一手拇指輔助推移。

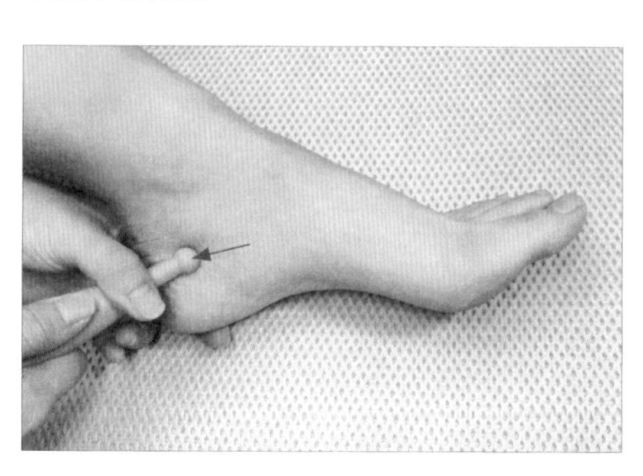

# 4-6 膀胱反射區

## 此區用活瓷按摩，改善漏尿、頻尿，強健膀胱機能

憋尿、水分攝取太少，或汗腺過於發達，流汗多而排尿少，都會影響膀胱機能，或是導致膀胱發炎，造成膀胱容量變小，出現頻尿現象。

另外，壓力大和作息不正常，也可能會有漏尿、急尿或解尿困難等症狀。

「膀胱反射區」位於內踝骨下方，要多次按摩此反射區，膀胱機能才會有所改善。**但如果身體狀況差，壓力大、睡眠不足時，改善情形會不明顯。**

**改善症狀** 強健膀胱，改善頻尿困擾。

## 反射區位置

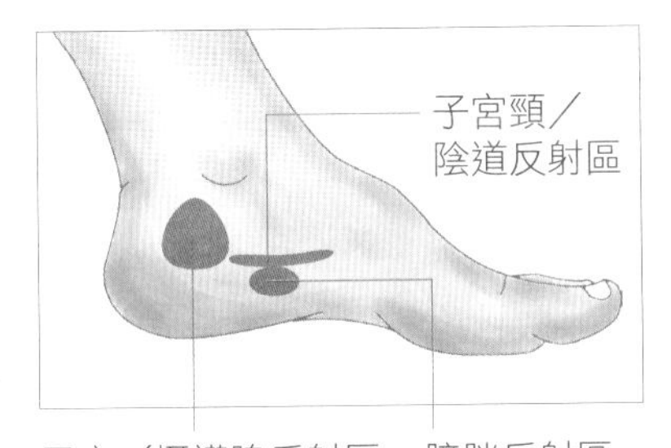


「膀胱反射區」在內踝骨下方。

## 按摩步驟

使用工具▶活瓷刮痧按摩器

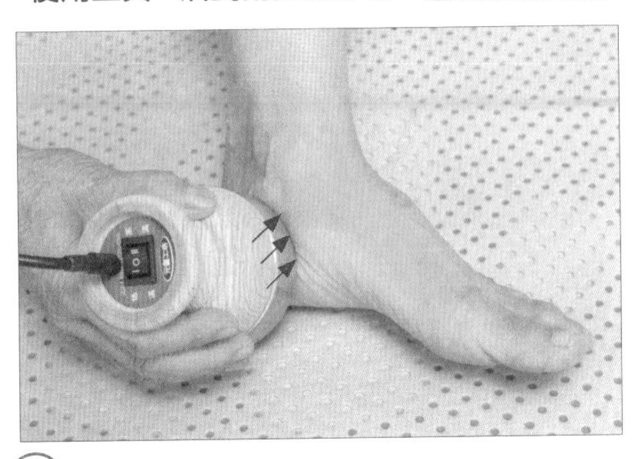

### ① 找按摩的起點

一手握活瓷，置於內踝骨最下方，「往上方、前方」輕輕地推，遇到骨頭時，就是按摩的起點。

### ② 往腳後跟方向按

找到起點後，再施力「往腳後跟方向」按摩。

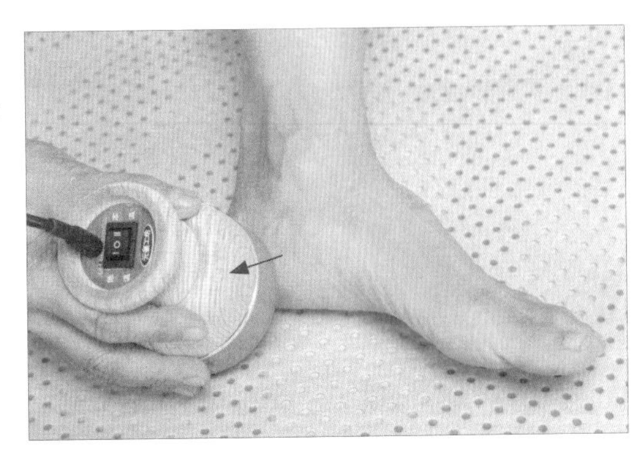

# 4-7 子宮攝護腺反射區

## 位於內踝骨下方，用活瓷按摩，往腳後跟方向按

**體質寒涼或吃太多冰的女性，**月經來時會有經痛、經血中有血塊等症狀。月經初來時和快結束時，往往有褐色血跡，這是子宮收縮不好的表徵。沒有排乾淨的「廢物」，可能成為日後子宮病變的致因。

年齡和壓力是造成男生攝護腺腫大，造成排尿不順暢的原因。

持續按摩「子宮／攝護腺反射區」，可以改善上述的症狀，預防子宮癌或攝護腺癌。

**改善症狀** 促進女性子宮收縮，徹底排出血塊，消除經痛。促進男性攝護腺健康，改善小便不暢順的困擾。

### 反射區位置

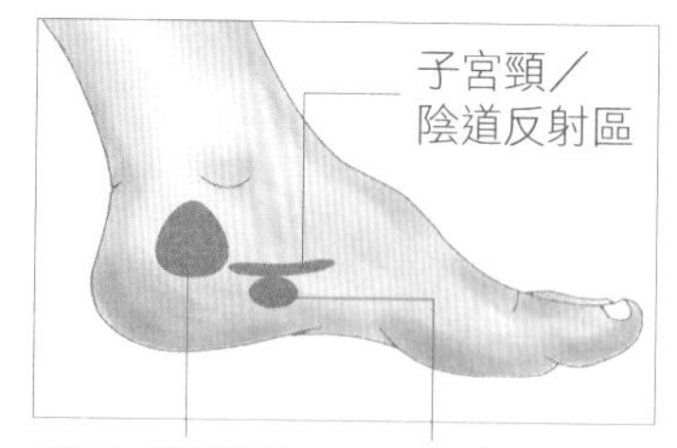


**「子宮／攝護腺反射區」在內踝骨突起下後方的平坦部位。**

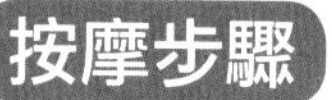

### 按摩步驟

**使用工具▸活瓷刮痧按摩器**

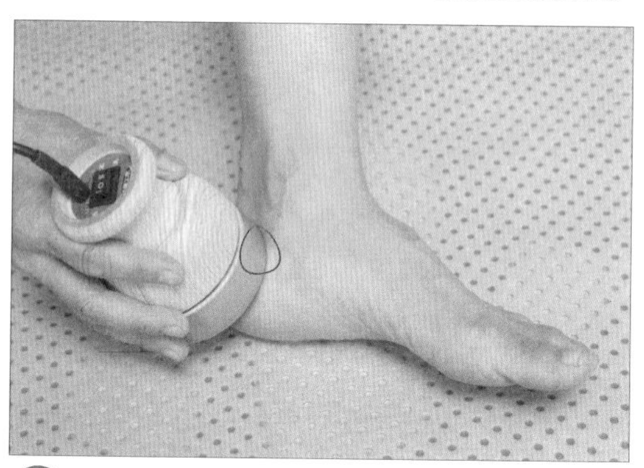

### ① 用活瓷找反射區位置

一手握住活瓷，找到內踝骨下方的平坦部位（從踝骨下方再往後移約0.5公分處）。

### ② 往腳後跟方向按

「往腳後跟方向」按摩「子宮／攝護腺反射區」。請注意按摩的角度，要隨腳跟弧度微調。

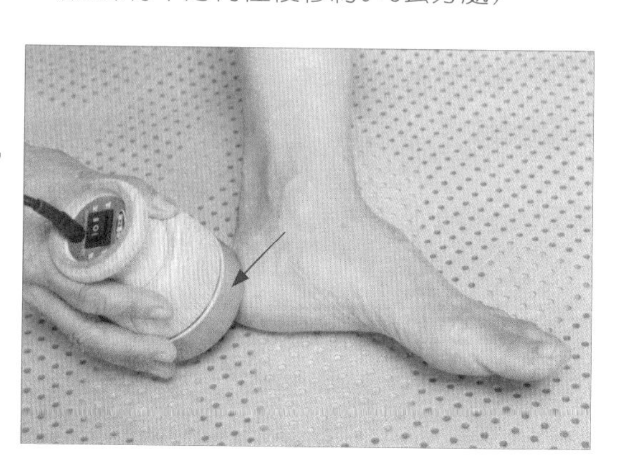

# 4-8 直腸痔瘡反射區

## 用滾棒按摩，雙手使力垂直按，腳要完全放鬆

直腸是消化系統的一部分，位於肛門的前面。當直腸中的糞便積累到一定程度後，便通知大腦進行排便動作。按摩「直腸反射區」，可以活化直腸組織，增加血管壁的彈性，對於便秘及痔瘡都有明顯的改善效果。排便困難的人，**可以在每天起床後，立即喝下一大杯溫開水，再施力按摩「直腸／痔瘡反射區」**，可以幫助排便更順暢。

**改善症狀** **促進直腸蠕動，消除痔瘡，促進排便。**

### 反射區位置

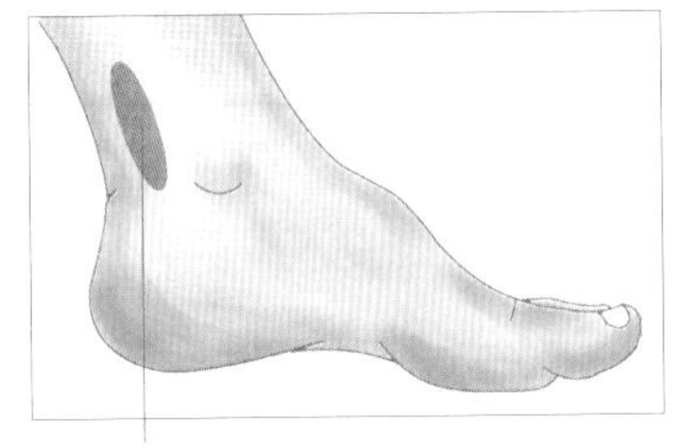

直腸／痔瘡反射區

「直腸／痔瘡反射區」在內踝骨後方凹陷處底端，往上約6公分的部位。

### 按摩步驟

使用工具▶滾棒

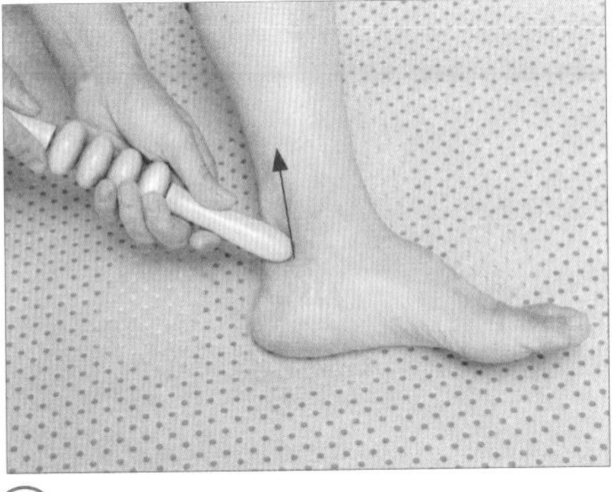

**① 凹槽為起點**

此反射區以內踝骨後方凹陷處為起點，往上到小腿區塊（垂直往上約6～7公分長）都可按摩。

**② 由下往上，或由上往下按**

將滾棒頭置於凹槽處，雙手施力「由下往上」或「由上往下」，朝同一方向按摩。按壓時，腳要完全地放鬆。

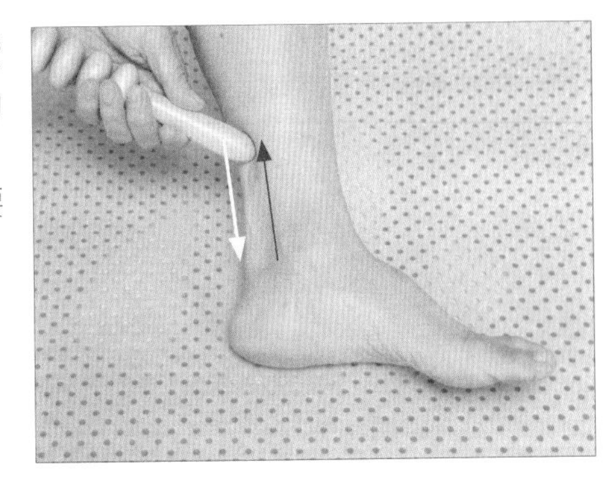

# 5 腳外側 反射區

對應人體的四肢骨頭，腳外側後方對應卵巢、睪丸，腳外側有：肱骨、上臂肌肉、肘關節、髂骨、髖關節、尾骨後面、尾骨外側、坐骨神經、膝關節、卵巢／睪丸、腹部鬆弛區等反射區。

## 5-1 肱骨反射區

### 徒手往前按第5蹠骨，疼痛部位加強，將寒氣逼出體外

肱骨是肘關節連結肩膀的上臂骨骼，而「肱骨反射區」位於腳外側的第5蹠骨。常見的肱骨痠痛，**多是受傷時遭到風邪、濕氣入侵**，創傷痊癒後，濕氣仍留在患部所致；或是**吃冰讓寒氣進入體內**，若沒有將寒氣逼出，都會留下後遺症。此外，肱骨和肘關節及肩膀連結，常會連帶痠痛，常按摩腳外側使筋骨通暢紓緩。

**改善症狀** **預防風濕性痠痛、減輕肘關節和肩膀發炎症狀、使受傷的骨頭加速癒合。**

#### 反射區位置

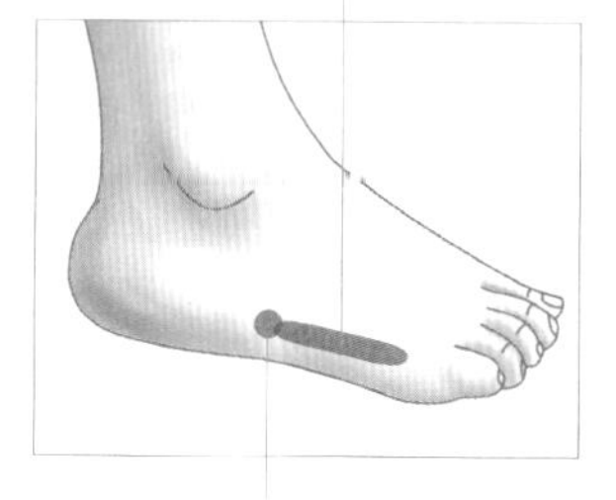


「肱骨反射區」在腳背外側，第5蹠骨上。

使用工具▶徒手按摩 **按摩步驟**

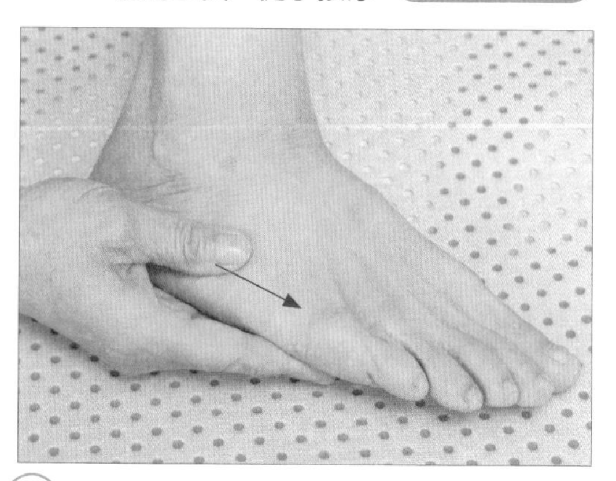

① 拇指腹往前按摩

用拇指腹在腳外側第 5 蹠骨的後方，由後往前按摩蹠骨。

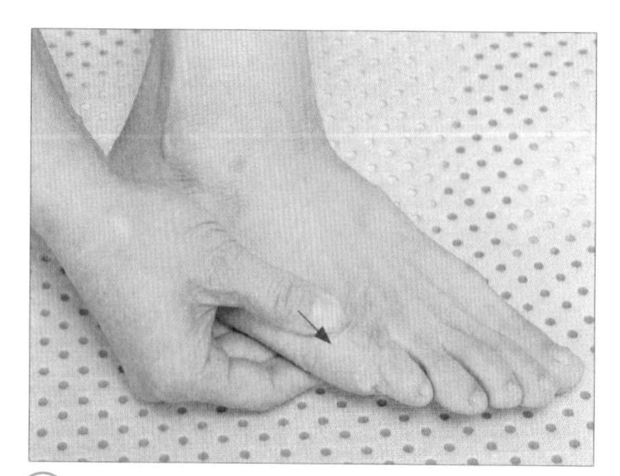

② 加強按摩疼痛部位

按摩中，有感到特別疼痛的部位，加強推按以幫助對應的部位氣血更通暢。

# 5-2 肘關節反射區

## 徒手按第5蹠骨後端，稍加用力按揉，消除隱藏性病根

手肘關節是擔任上肢活動時，力量傳遞及方向導引的重要角色，而「肘關節反射區」位於腳外側第5蹠骨後端。按摩這個地方對於肘關節曾受傷、脫臼，或是康復後已沒有不適感，但**按摩該反射區仍會感到疼痛，即代表舊傷並未痊癒，藉由按摩，才能消除隱藏的病根。**

**改善症狀** **肘關節痛、網球肘、肘關節脫臼、肘關節過度伸張。**

### 反射區位置

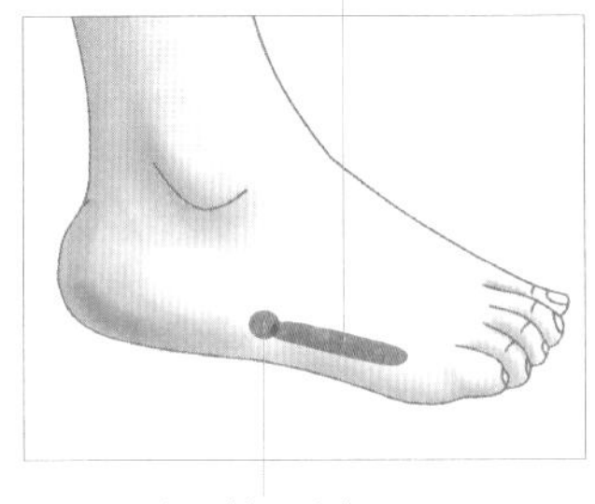


「肘關節反射區」在腳側的第5蹠骨後端及其後骨間上。

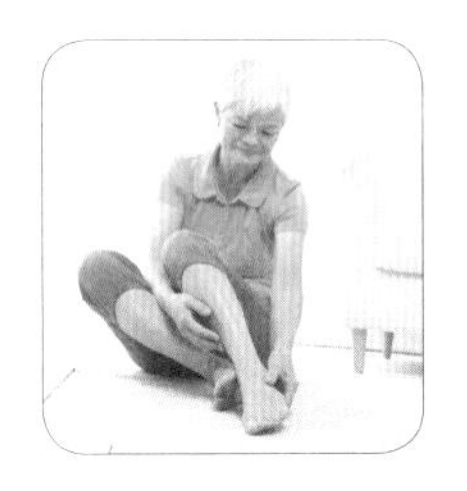

### 按摩步驟

使用工具▶徒手按摩

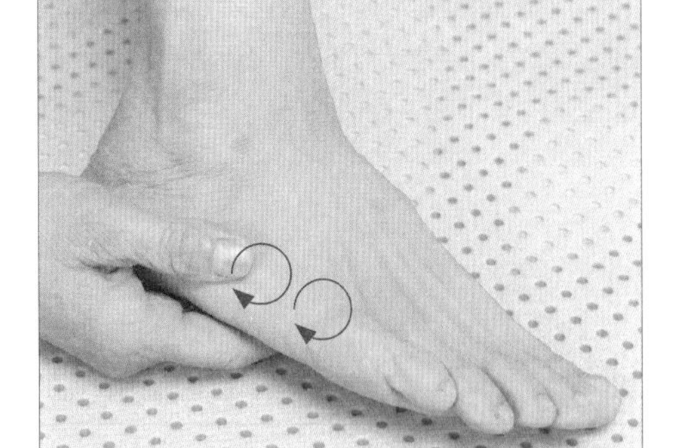

**① 用拇指腹按揉**

用拇指腹稍加用力按揉在反射區骨頭上，並按揉四周的肌肉。

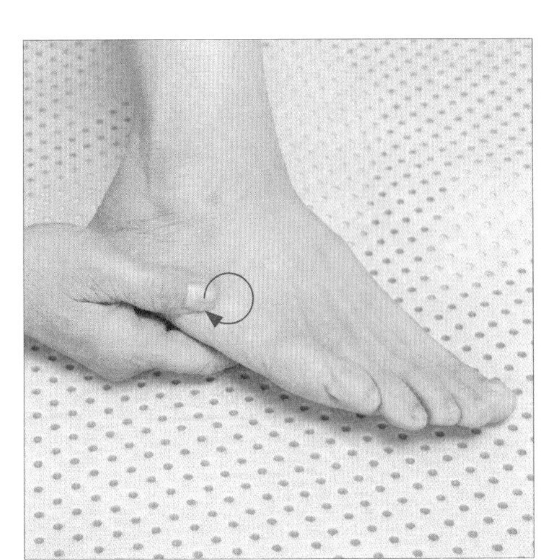

**② 加強按揉疼痛部位**

按摩到有疼痛感的地方，可加重力道按揉，使病根消除。

## 按摩腳側外緣，促進氣血循環，強化臂力和彈性

上臂肌肉是支撐上肢活動的負重力量來源，「上臂肌肉反射區」位在腳背第5蹠骨外側的肌肉上。很多人上臂肌肉纖維化而不自覺，也會納悶為何自己手臂粗壯卻很無力；若想判斷手臂是「粗壯」還是「強健」，只要按壓上臂肌肉便知；如果有彈性，不覺疼痛，就是強健；反之，**感覺疼痛而沒有彈性即為肌肉僵硬，上臂肌肉越僵硬，手就越沒有力氣。**

**改善症狀** 手臂痠麻、預防風濕性關節炎、上臂肌肉痛。

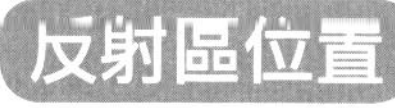


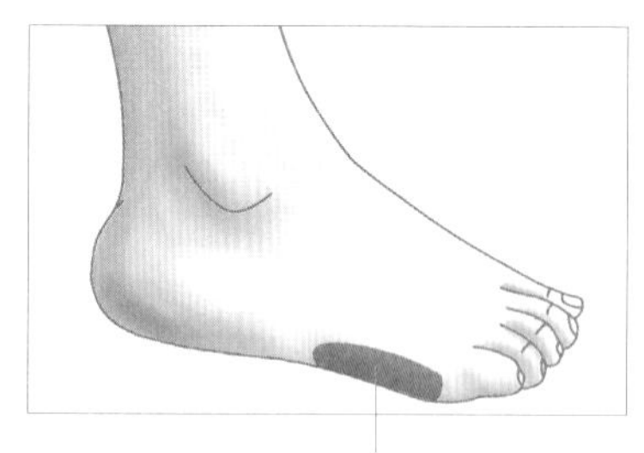


「上臂肌肉反射區」在腳緣第5蹠骨的外側肌肉上。

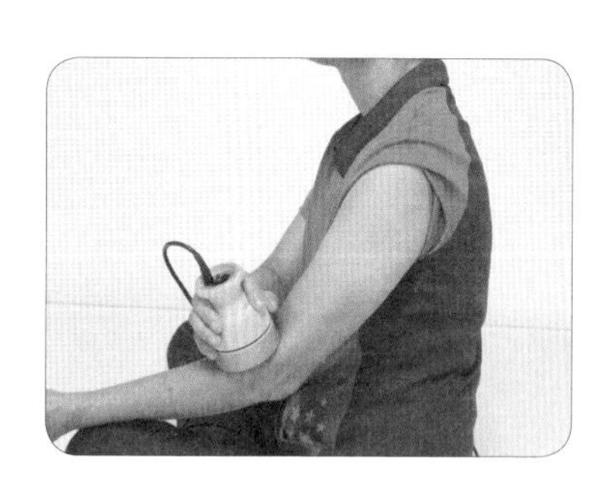

**使用工具▶鋤型按摩器** **按摩步驟**

### ① 鋤型按摩器往後按摩

將腳外翻，使小拇趾側邊朝上，把鋤型按摩器寬頭放在第5蹠骨的前端旁的肌肉上，從這裡當起點，往後按摩。

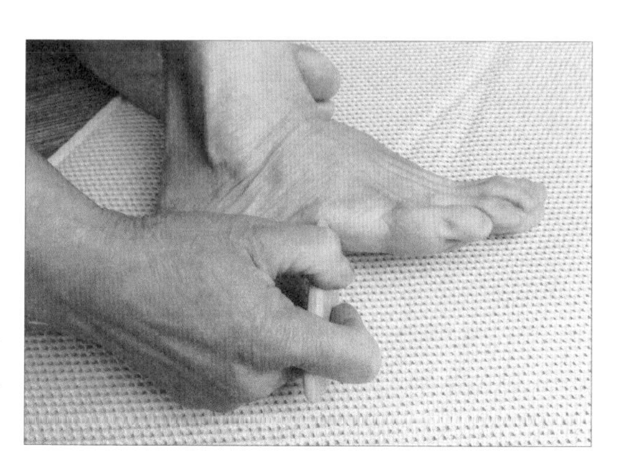

### ② 腳側緣稍用力按摩

用鋤型按摩器在腳緣的地方，稍加用力按摩，留意不要碰觸到骨頭。也可用活瓷刮痧按摩器按摩。

# 5-4 坐骨神經反射區

## 按摩腳側後段，活絡坐骨神經，防治腰椎病變

坐骨神經是人體最粗大的神經，主要是管理下肢的感覺和運動。「坐骨神經反射區」位於腳外側後段的邊緣，通常是和「尾骨反射區」的下緣（見P84）一起按。現代人因久坐不動，使得坐骨神經痛已是多數人的通病，所以**平時若感到腰椎受壓迫，腳麻的狀況，就多按摩腳外側的反射區，促進該部位血液循環，以防痠痛臨身。**

**改善症狀** 坐骨神經痛、腳背麻痛。

## 按摩步驟

**使用工具▶活瓷刮痧按摩器**

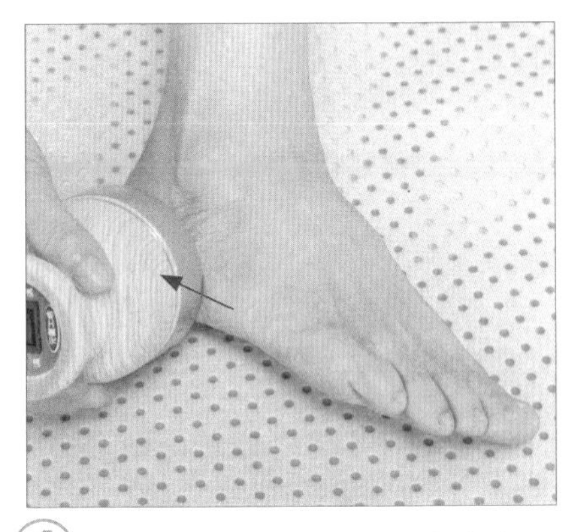

① 活瓷往後按腳外側後段

將腳外翻，使小拇趾側邊朝上，用活瓷刮痧按摩器在腳外側後１／３段的邊緣，由前往後按摩。

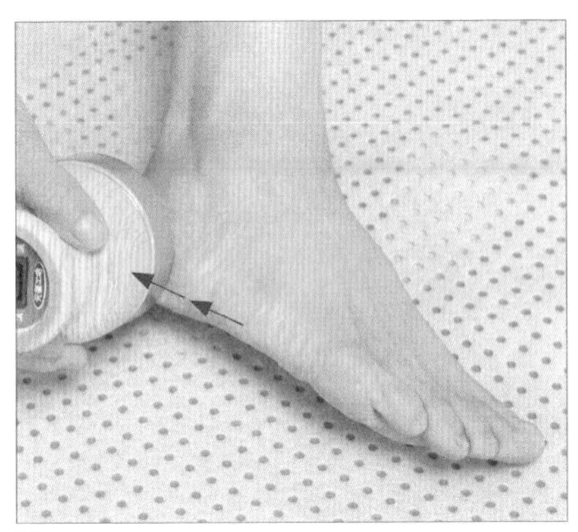

② 往後按到「尾骨反射區」

接著，將活瓷持續拉向後方，連接到貼近腳底的地方，即為「尾骨外側反射區」。「坐骨神經」和「尾骨外側」的下緣反射區一起按摩。

## 反射區位置

「坐骨神經反射區」在腳外側後段１／３的邊緣處，在「膝蓋反射區」的下方，緊鄰著腳底。

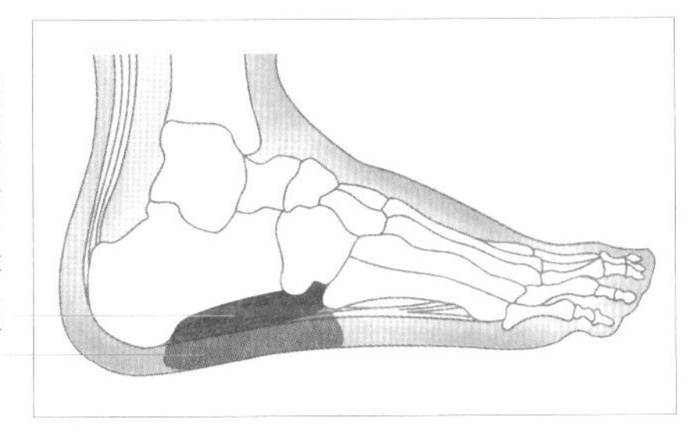

# 5-5 尾骨外側反射區

## 按摩腳外側跟骨，力道要按到骨頭，一至兩週即可見效

尾骨在脊椎的末端，隱藏在靠近肛門的地方，雖然它容易被忽略，但卻有極大的「影響力」，也很容易發炎。

很多人都有尾骨發炎的症狀卻不自覺，其實當你感到**時常坐不住、睡眠品質差、淺眠多夢、痔瘡、便秘的症狀**，就要多加注意。

每天睡前按摩「尾骨反射區」，一至兩週即可見效，上述症狀都會減輕，睡眠品質也好多了！

**改善症狀** 尾骨發炎、睡眠中斷、淺眠多夢、痔瘡、便秘。

## 反射區位置

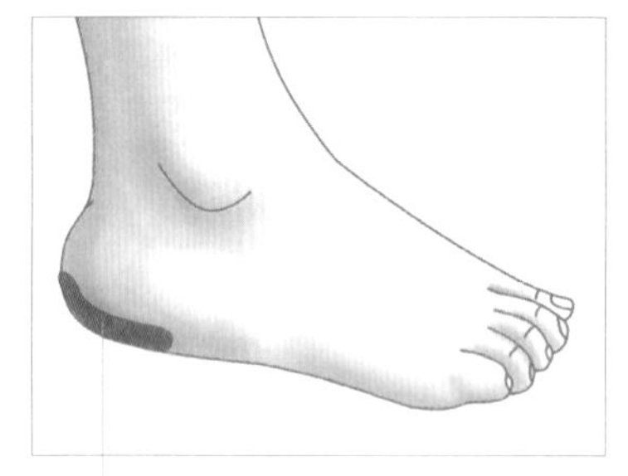

尾骨外側反射區

「尾骨外側反射區」的下緣在跟骨的外側，貼近腳底的部位。

**使用工具▶徒手按摩・活瓷刮痧按摩器**

## 按摩步驟

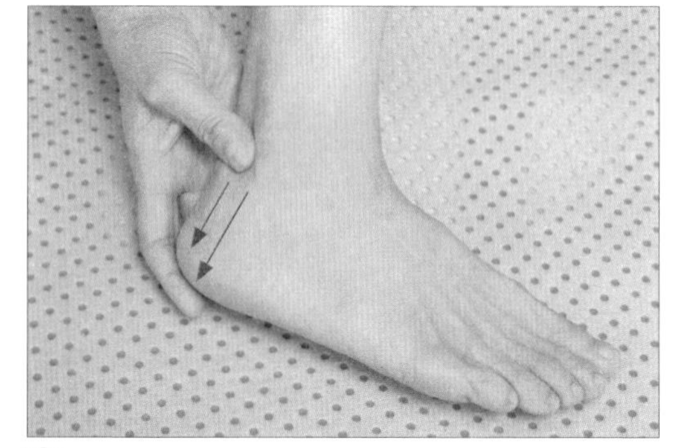

### ① 由腳踝骨往下按摩

腳向後彎，找到腳踝外側凹槽的最高點，用大拇指由上往下按到貼近腳底的位置。

### ② 活瓷往後腳跟按

用活瓷從腳踝下方貼近腳底處，往後按到腳跟的位置。注意，力道要透到骨頭上，使作用效果更顯著。

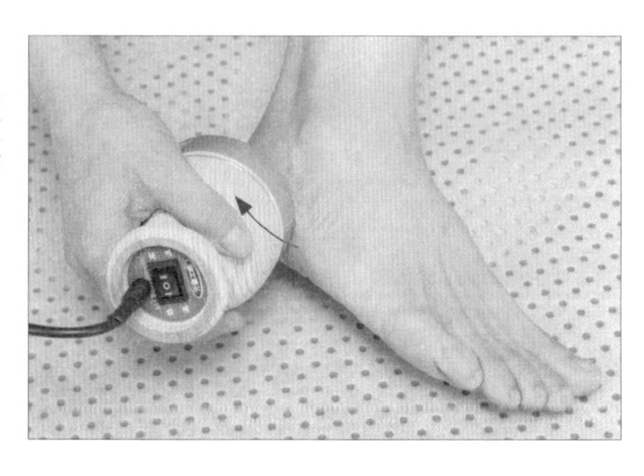

# 5-6 尾骨後面 反射區

## 按摩腳跟的位置，力道可以稍加強，有助改善睡眠品質

「腳跟」是「尾骨後面」的反射區。尾骨健康與否影響睡眠甚大，睡眠品質差，免疫力也會跟著變差，因此尾骨的健康極為重要。此外，**女性比男性更容易有尾骨痛的問題**，因為女性的骨盆腔較寬，坐下時尾骨較有機會承受身體重量，所以滑倒撞傷尾骨的機率也大增。而婦女產後常有尾骨痛的問題，是因為生產時胎兒頭部直接壓迫到尾骨所致。

**改善症狀** **尾骨撞傷、尾骨發炎、睡眠品質不良、消除晨起睏倦的現象。**

### 反射區位置

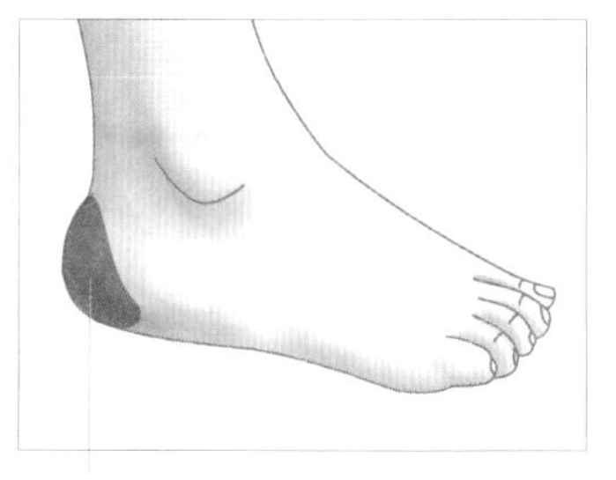

尾骨後面反射區

「尾骨後面反射區」在腳跟骨後側。

### 按摩步驟

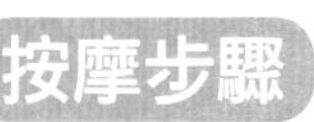


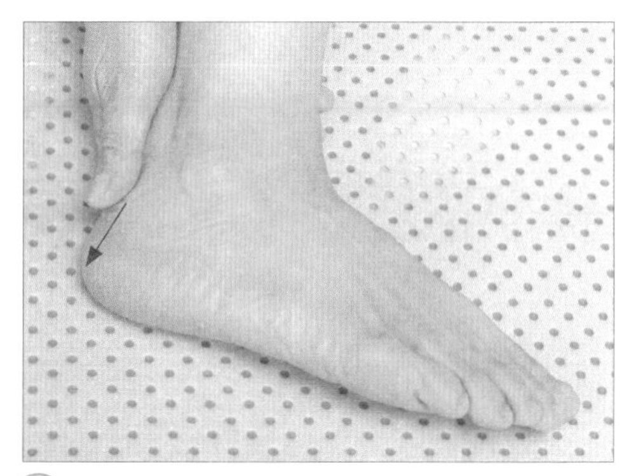

**① 往下按腳後跟**

將腳外翻，使小拇趾側邊朝上，用拇指腹和其後方的關節按摩，稍加用力從上到下按摩腳跟骨後面部位。

**② 腳跟敲地板**

腳跟稍下方靠近腳底的部位，可在地板上做敲打的動作，震盪活絡氣血。用尾骨外側、內側反射區敲桌腳、牆壁產生震盪作用代替按摩動作。

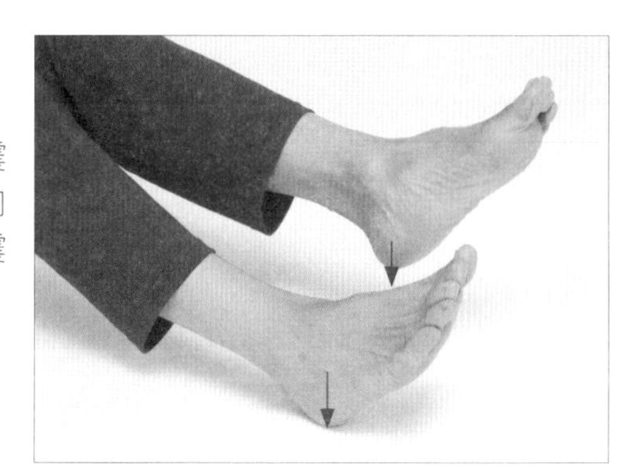

## 5-7 髂骨反射區

# 按摩外踝骨，及其四周柔軟的部位，解除髂骨的疼痛感

髂骨位在腰下方，環繞著腰後和腰兩側，是構成骨盆腔的主要骨頭之一。「髂骨反射區」在腳外踝骨上，只要用拇指腹仔細按摩外踝骨的每個部位，找到疼痛點後，**持續按摩直到疼痛消失，髂骨的疼痛也就消除了。**

**改善症狀** **髂骨疼痛、髂骨發炎、薦椎痛、坐骨神經痛。**

### 反射區位置

髂骨反射區

髖關節反射區

「髂骨反射區」在外踝骨上。

### 按摩步驟

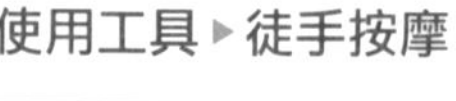

使用工具▶徒手按摩

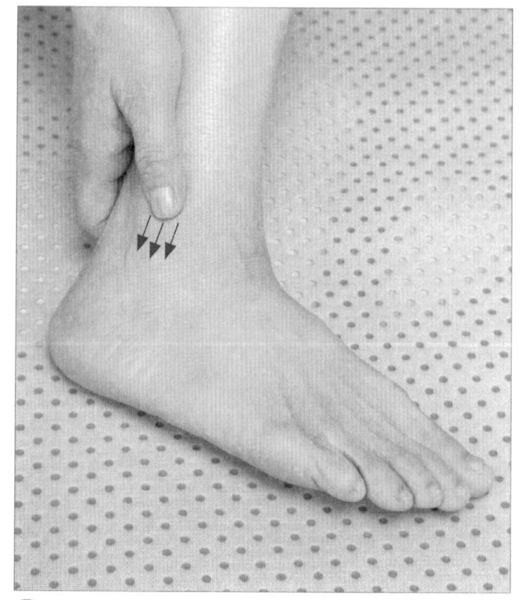

**① 從腳踝骨往下按柔軟部位**

腳曲膝，找到外踝骨的凸出部位。用拇指腹按摩外踝骨，及其四周的柔軟部位。

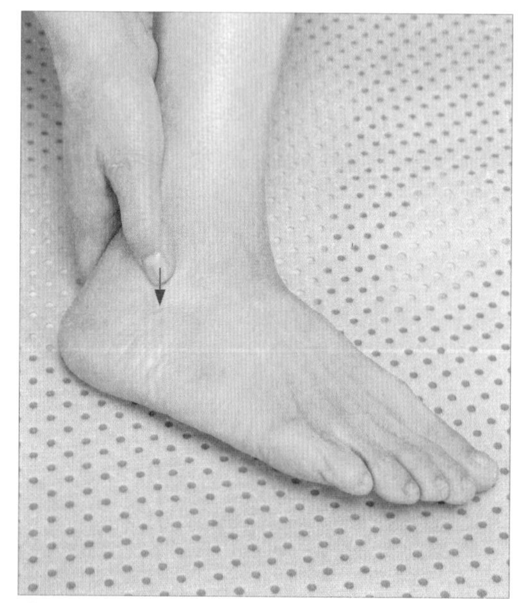

**② 加強按摩疼痛部位**

若在按摩中，有某部位特別感覺疼痛，可以加強力道按摩，髂骨的疼痛就會逐漸消失。

# 5-8 髖關節反射區

## 在髂骨反射區下方，力道要透到骨頭，才能有效緩解疼痛

「髖關節」是股骨頭和髖臼的結合，就像一顆球嵌進一凹形窩，賴此特殊的構造，使髖關節具有先天的穩定性。在一般活動中，需要以髖關節為支撐點來平衡體重，故髖關節要承受比體重多好幾倍的壓力。當髖關節疼痛，坐著、走路都會受影響，**尤其現在年輕女性喜歡穿高跟鞋走路，往往罹患了慢性髖關節炎而不自知。**

**改善症狀** 髖關節炎、薦椎痛、坐骨神經痛、退化性髖關節炎。

### 反射區位置

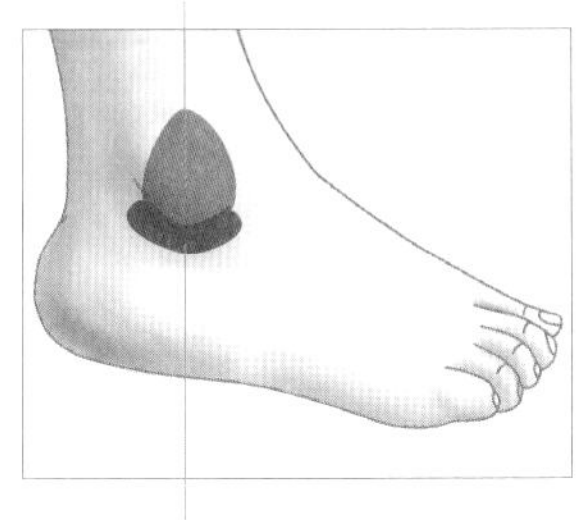


「髖關節反射區」在外踝骨下的半月型凹槽裡。

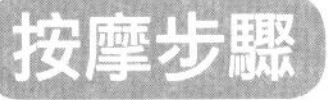
使用工具▶徒手按摩

### 按摩步驟

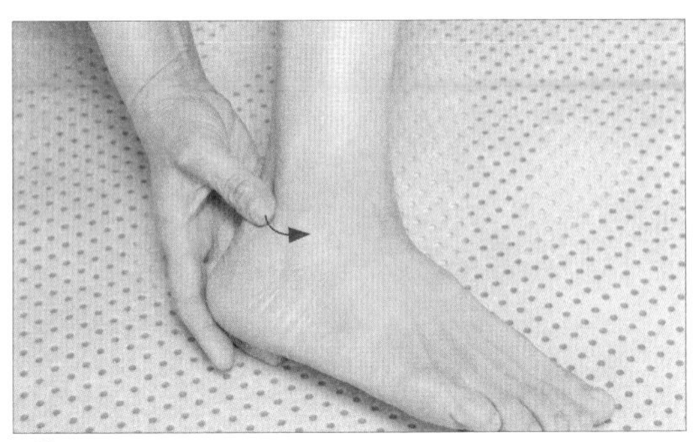

**① 從腳踝骨往前、往內按**

用拇指沿著外踝骨下緣，在半月型凹槽裡「往前、往內」按摩。按摩「髖關節反射區」時，力道要透到骨頭和骨頭的接縫處，效果才會明顯。

**② 加強按摩疼痛部位**

若在按摩過程中，有某部位特別感覺疼痛，可以加強力道按摩，以改善臀部及髖關節疼痛的狀況。

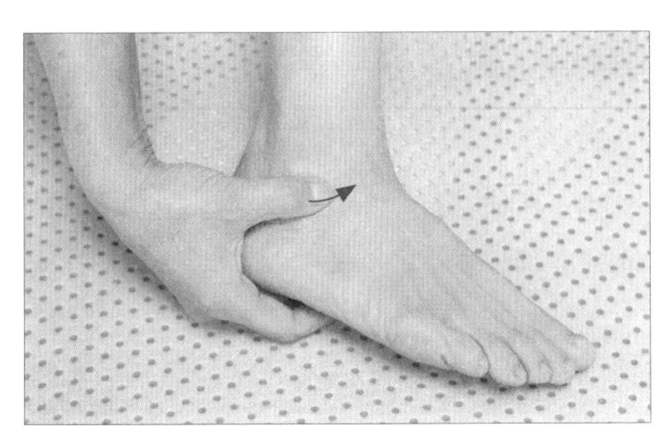

# 5-9 卵巢／睪丸反射區

## 深入按摩外踝骨後方，經常按摩，確保生殖功能正常

「卵巢／睪丸反射區」位於外踝骨下偏後方的肌肉上。若生殖器官不健康會影響生育，事關體大，但是很多人都不知道自己的器官是不夠健康的，直到婚後不孕或發生病變才警覺到問題！**現今的醫學儀器能檢查出器官組織的狀態，但對於它們的功能，往往不能做出準確的評估**，因此經常按摩雙腳是最便捷的健康方法。

**改善症狀** 卵巢囊腫、不孕、精量不足、精蟲活動力差。

### 反射區位置

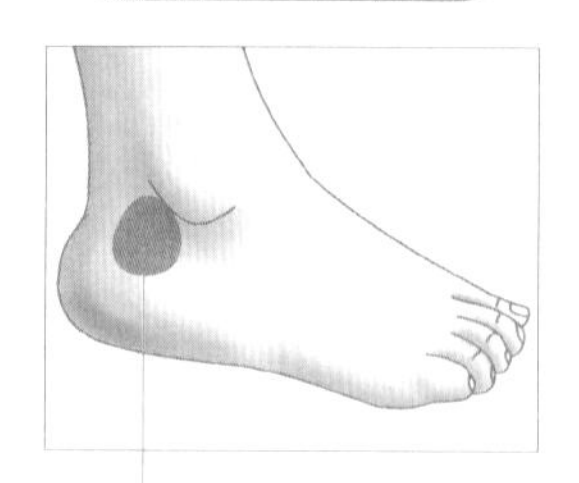

卵巢／睪丸反射區

「卵巢／睪丸反射區」在外踝骨下偏後方的肌肉上。

### 按摩步驟

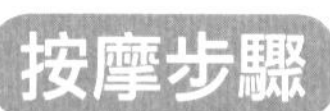

使用工具▸徒手按摩

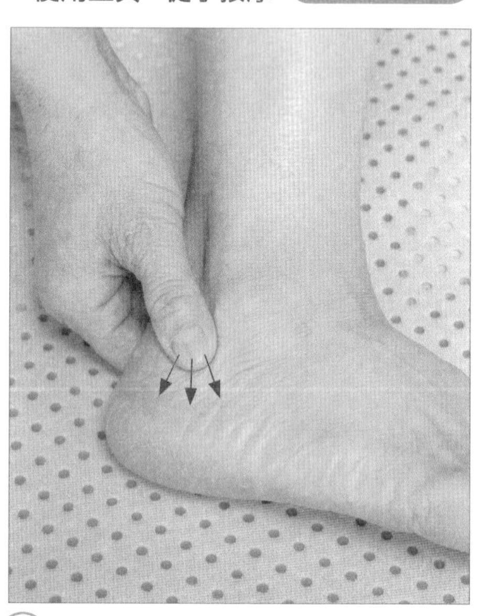

### ① 拇指往下按摩外踝骨凹槽

用手托著腳跟，以拇指找到踝骨外側下方的凹槽處，由此往下做放射狀按摩。

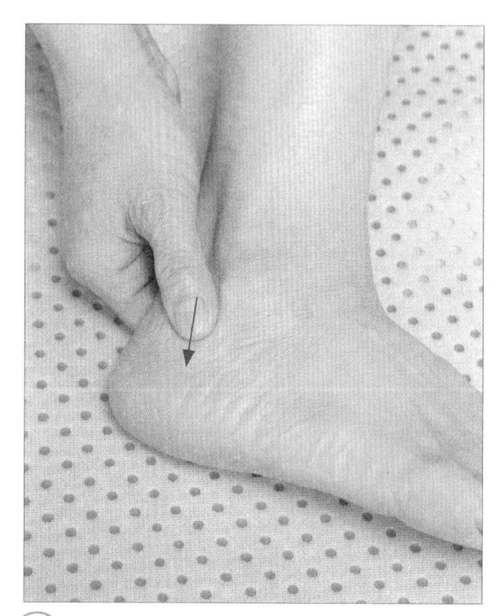

### ② 加強按摩疼痛部位

若在按摩過程中，有某部位感覺特別疼痛，表示卵巢／睪丸已經有狀況了，要多加按摩，使生殖器官更健康，發揮正常功效。

# 5-10 膝關節反射區

## 依據膝痛病因，按摩不同反射點，活化膝蓋

「膝關節反射區」位於外踝骨之下骨頭邊緣和其下的凹槽處。多數人感到膝蓋疼痛，都以為病灶在膝蓋上，**但更多人是因為大腿正面的兩條筋脈太僵硬，造成拉緊的疼痛感覺**。另外，有動過膝蓋手術的人，即使覺得膝蓋已經復原，不會有疼痛感，仍建議平時要多加按摩反射區，活化膝蓋組織。

**改善症狀** 膝蓋無力、膝蓋痠痛、退化性膝關節炎、膝傷復健。

### 反射區位置

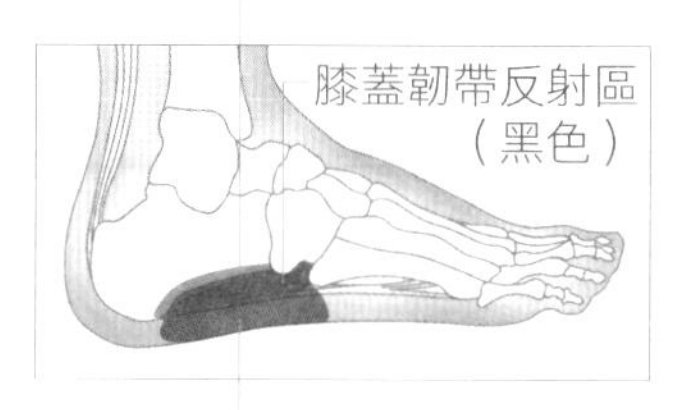


「膝關節反射區」在外踝骨之下的骨頭邊緣和其下的凹槽。

### 按摩步驟

使用工具▶徒手按摩・滾棒

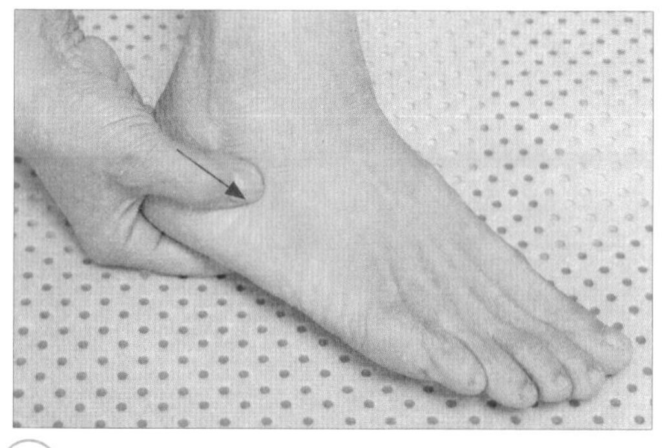

① 按摩外踝骨下方的骨頭邊緣

用拇指往前按摩外踝骨下方，接近腳底的骨頭邊緣。

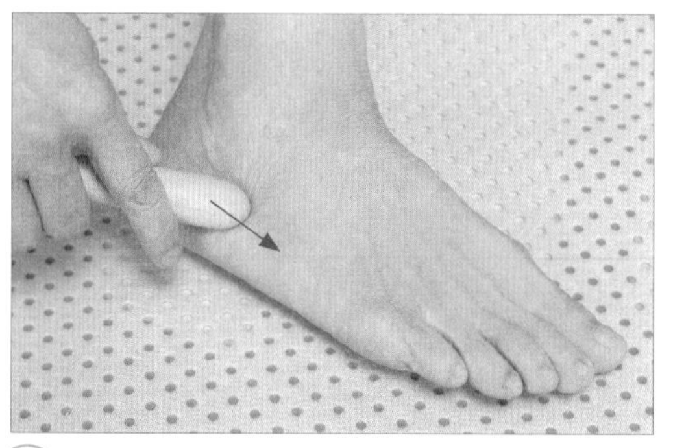

② 按摩外踝骨凹槽筋健

用滾棒棒頭，在外踝骨凹槽裡，施力按摩肌肉裡的筋腱。

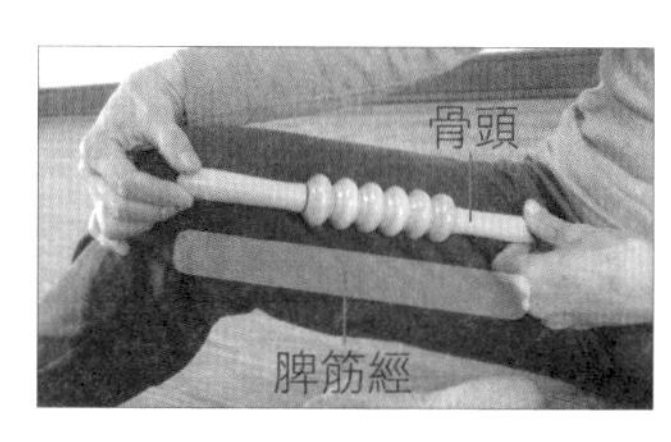


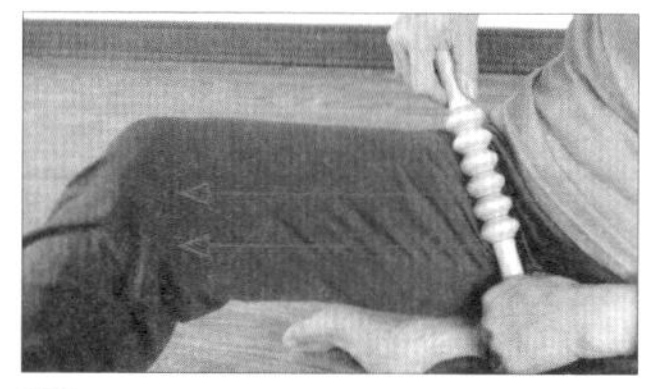

③ 滾棒加強按摩

用滾棒滾大腿正面的胃經筋（參考 P64）和兩側的脾經筋。

5-11

# 腹部鬆弛區

## 幫助腹腔氣血循環，使大腸、小腸活絡，促進排便順暢

「腹部鬆弛反射區」位於外踝骨凸起後方的凹陷處，往上約6公分的位置。很多人常感覺腹部悶悶脹脹的，表示下腹腔氣血不循環。透過按摩反射區，可以**幫助腹腔內的氣血循環更加暢通，強化腹腔器官**，使小腸吸收變好，大腸排便順暢。對於女性經期不順等月事問題也都能紓緩解決。

**改善症狀** 肚子悶脹、腸躁症、腹瀉、經痛。

## 反射區位置

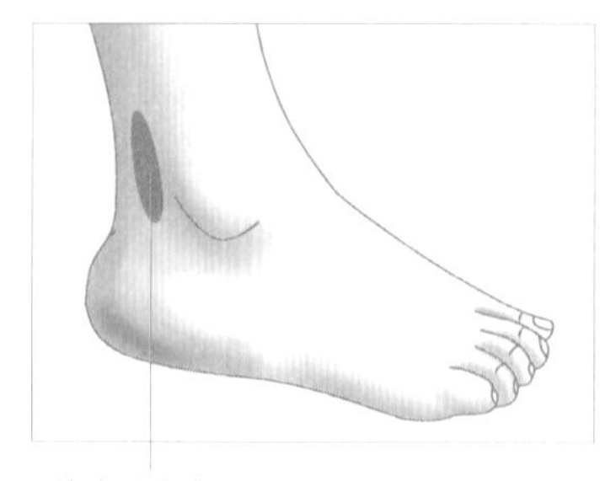


「腹部鬆弛反射區」在外踝骨凸起後方的凹陷處，往上約6公分。

## 按摩步驟

使用工具▶滾棒・徒手按摩

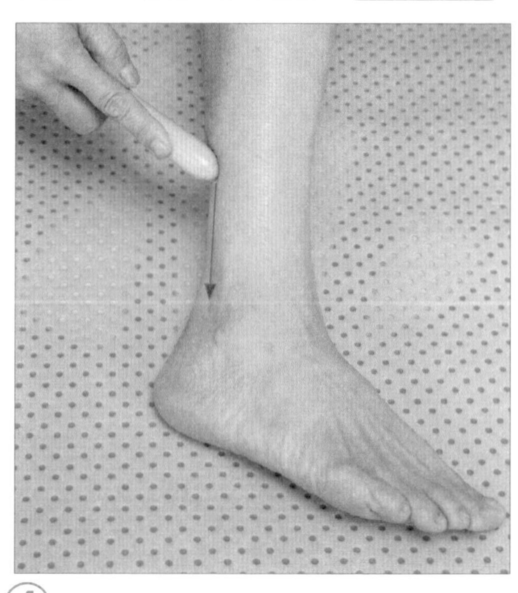

**①從外踝骨上方往下按**

手持滾棒，利用滾棒棒頭對準外踝骨上後方的反射區，往下按推到踝骨後方凹槽處。

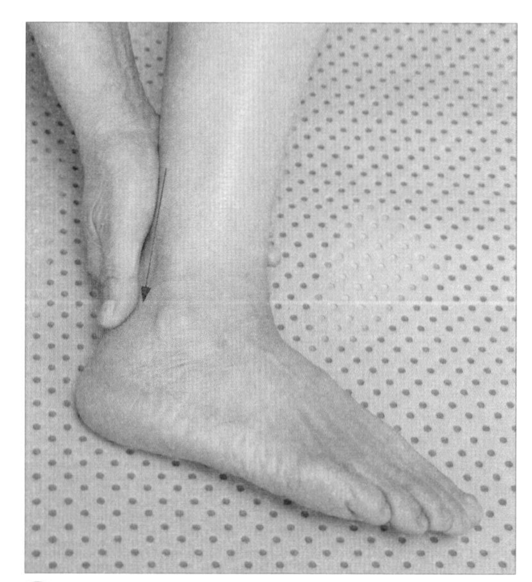

**②用拇指腹往下按**

手勁大的人，也可以用拇指腹關節從上到下按摩。

# 6 腳背 反射區

腳背肌肉對應人體的淋巴、喉嚨、氣管、乳房；腳背骨頭則是對應軀幹和四肢骨頭，腳背有：喉嚨、氣管、頸部淋巴、胸部淋巴、乳房、腋下淋巴、鼠蹊淋巴等反射區。

## 6-1 喉嚨 氣管 反射區

### 深入腳趾縫按摩，斟酌施力力道，有效止咳化痰

「氣管反射區」位於腳背第1、2蹠骨間隙的凹槽，沿伸到最前端的位置即為「喉嚨反射區」，兩者一起按摩。

話說太多，喉嚨使用過度，聲音會沙啞，喉嚨感覺緊緊的，這時就要**按摩該反射區，使喉部肌肉恢復彈性**。經常喝冰飲者，喉嚨和氣管都會一起受傷，體質差的人很容易感冒併發喉嚨發炎，且不易痊癒，這時更要勤按該反射區。並保護頸部的溫暖。

**改善症狀** 喉嚨發癢、發炎、喉嚨腫痛、支氣管炎。

### 反射區位置

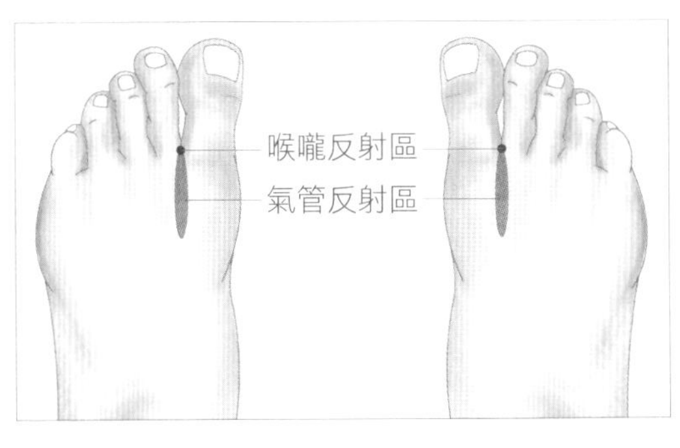


「氣管反射區」在腳背第1、2蹠骨間隙的凹槽；最前端的位置是「喉嚨反射區」。

### 按虎口的百合穴

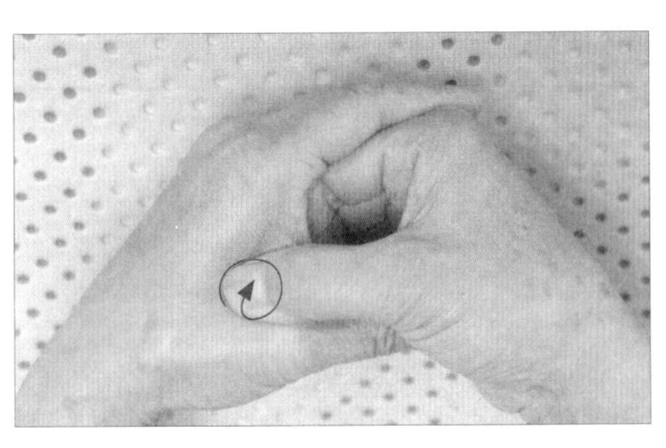

第一掌骨與第二掌骨連結處有厚厚的筋腱，用手拇指與食指夾住筋腱稍用力按揉。

## ① 鋤型按摩器圓端往前按

將鋤型按摩器的圓球部位放在拇趾和第 2 趾中間的蹠骨間隙，「由後往前」或「由前往後」，用同一方向按摩「氣管反射區」。

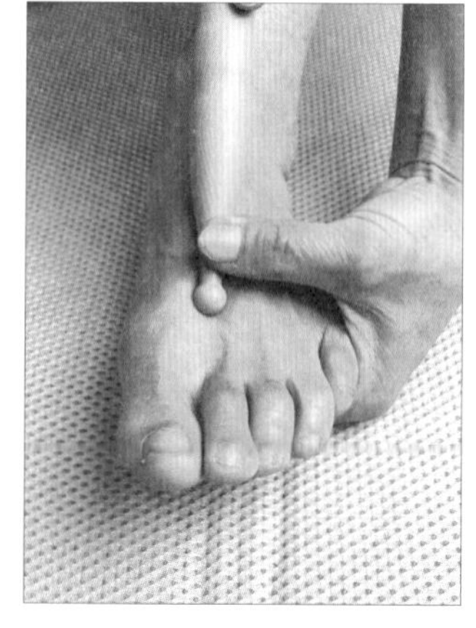

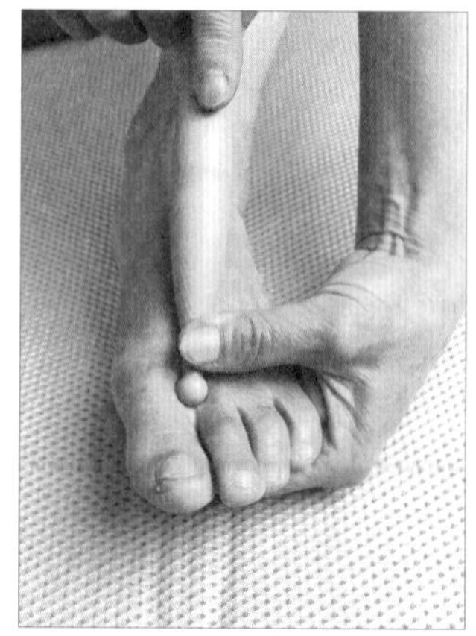

## ② 按壓前端深層

腳背的「喉嚨反射區」位置較小且深層，可稍用力將鋤型按摩器立起，以圓球部位往蹠骨前端按壓，最後再按壓腳底「喉嚨反射區」。（見 P62）

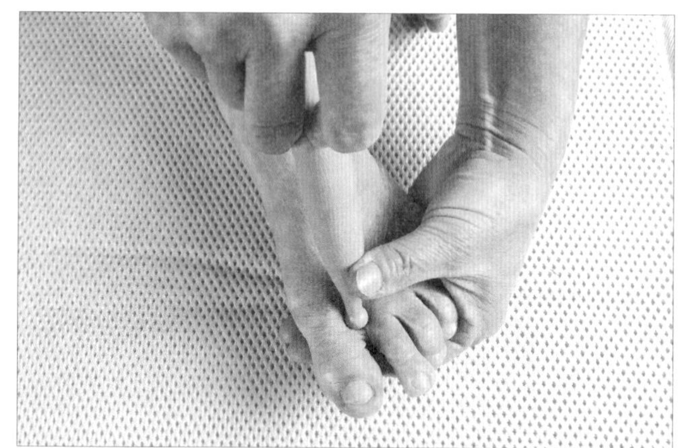

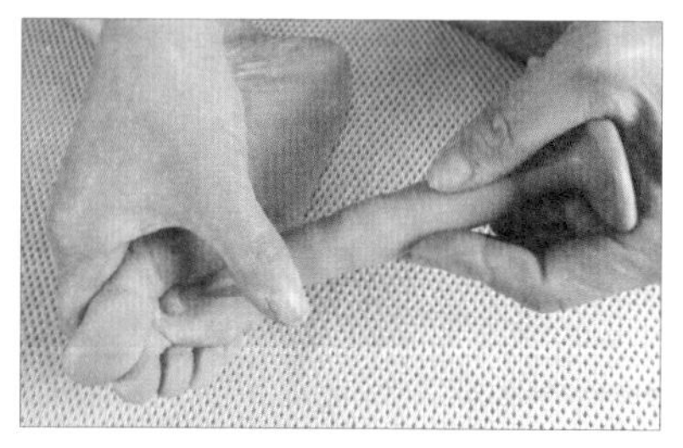

## ③ 或用滾棒頭按摩

大腳者亦可用滾棒棒頭，在拇趾和第 2 趾中間的蹠骨間隙，由後往前或由前往後，用同一方向按摩「氣管反射區」，再稍用力按壓間隙最前端的「喉嚨反射區」。

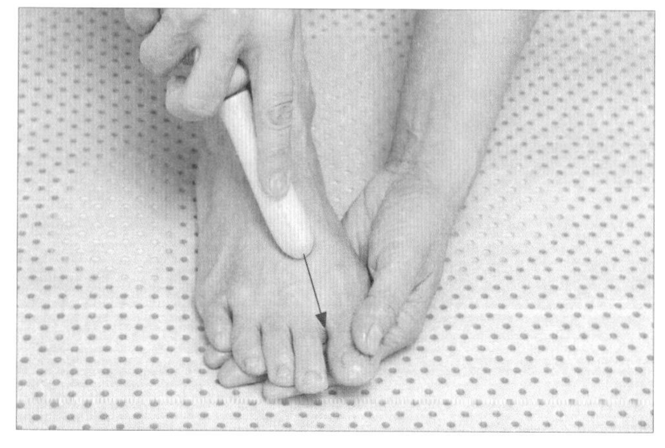

# 6-2 頸部淋巴反射區

## 先用手指輕按摩，視情況增加力道，紓緩頻繁的感冒

**感冒喉嚨發炎、氣管發炎、反覆感冒的人，都可能導致頸部淋巴過度疲累而發炎腫大。**這時腳背反射區上會出現類似浮腫的現象，按摩時會有劇烈疼痛感。先用手指腹輕輕按摩，等「浮腫」現象消失後，再用滾棒棒頭按「氣管反射區」，如果感覺有顆粒狀，要慢慢地按摩它，直到顆粒狀消失為止。

**改善症狀** 感冒時喉嚨發炎、頸部淋巴腫大、支氣管炎。

**按摩步驟** 使用工具▶徒手按摩・滾棒

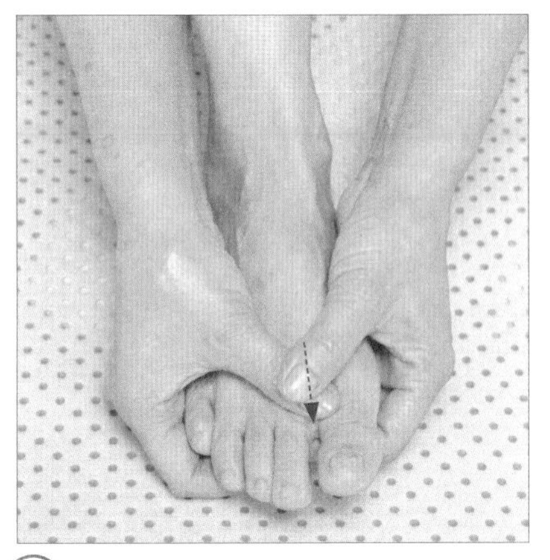

### ① 拇指腹往前按

將兩手大拇指上下交疊，往前輕輕按摩反射區。

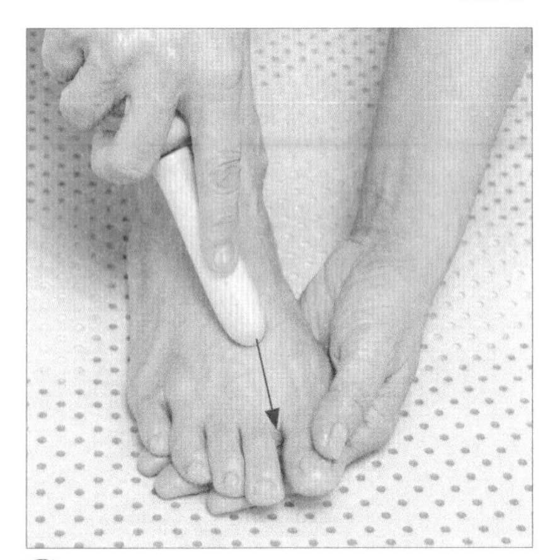

### ② 用滾棒頭加強按摩

用滾棒頭在第1、2蹠骨間隙往前按摩，若有遇到顆粒狀的現象，要慢慢地按摩，直到它消失為止。

**反射區位置**

「頸部淋巴反射區」在第1、2腳趾間隙及其兩旁的皮下組織上，涵蓋「氣管反射區」。
「氣管反射區」範圍較小，在較深層的位置。

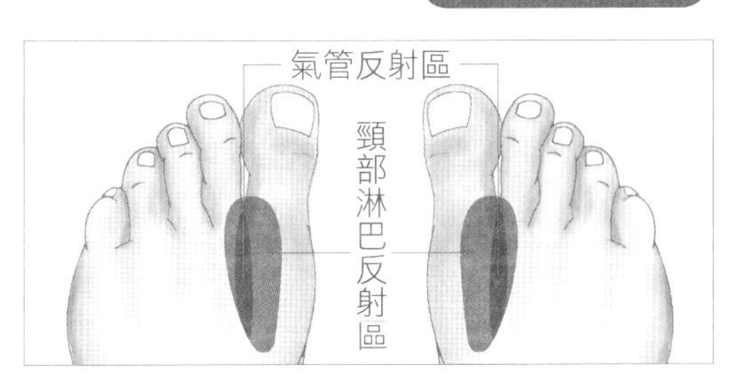

# 6-3 胸部淋巴／乳房反射區

## 按摩腳背前半段，乳房病症和經前腫脹尤其要多按摩

「胸部淋巴、乳房反射區」位於腳背第2～4趾的後方。很多**女性月經來前會出現胸部腫脹、疼痛的症狀，聽信醫生說是月經來時，賀爾蒙變化的正常現象**。如果是因為賀爾蒙所致，那麼十幾歲時月經來前為何沒有脹痛症狀？真相其實是因為乳腺不暢通。乳腺不暢通，久之容易有纖維腫脹，惡化後就是乳癌。事實上，平時和月經來前都不會有任何不舒服感才是健康的！

**改善症狀** **消除經前乳房脹痛、乳房纖維囊腫、預防乳癌。**

### 反射區位置

胸部淋巴／乳房反射區

「胸部淋巴／乳房反射區」在腳背第2～4趾的後方。

### 按摩步驟

使用工具▶徒手按摩

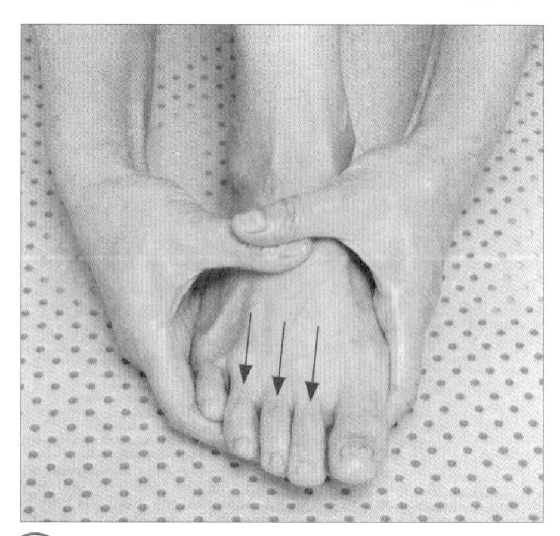

**① 分3道用拇指腹往前按**

雙手拇指上下交疊，用拇指腹往前按摩腳背的前半段，整個反射區都要按到。按摩力道要透入反應層。

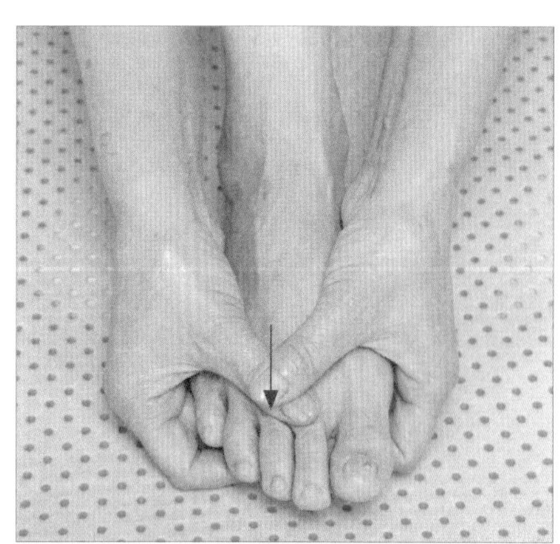

**② 加強按摩疼痛處**

若在按摩過程中，有特別疼痛的地方，要多按摩，以消除不適感。

# 6-4 腋下淋巴 反射區

## 檢查腳背、腳踝是否腫脹疼痛，並常按腳背上的反射區

「腋下淋巴」對於女性相當重要，是通過乳房的重要腺道。很多女性的腳背、內外腳踝的部位明顯腫脹，還以為是變胖了。事實上，那是身體淋巴變差的警訊。

建議女性**用手輕輕敲打乳房上方、兩側部位，腹股溝位和臀部的肌肉，**如果感覺疼痛，就要留心了，必須多按摩腳背相對應的反射區，使淋巴活絡恢復健康。

**改善症狀** 消除經前乳房脹痛、乳房纖維囊腫**，預防乳癌，以及幫助產婦**乳腺通順。

## 反射區位置

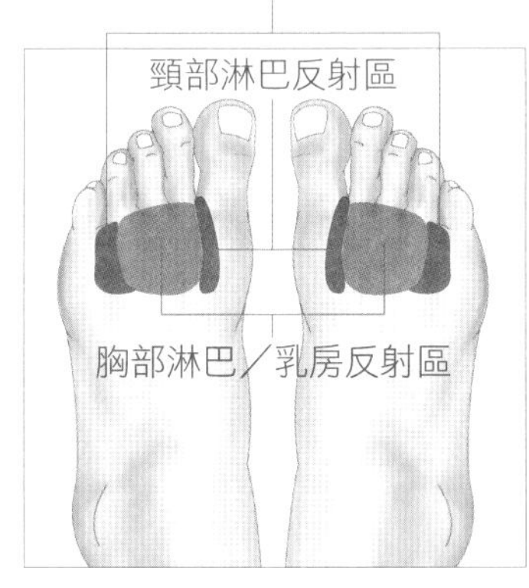


「腋下淋巴反射區」在腳背第4、5趾後方肌肉上。

使用工具▶徒手按摩

## 按摩步驟

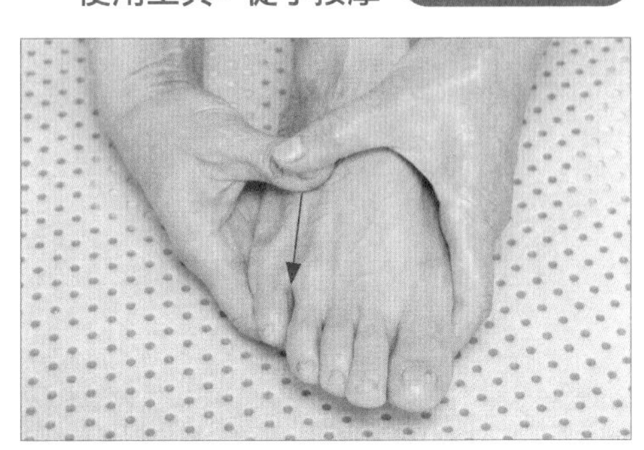

### ① 拇指腹往前按

雙手拇指上下交疊，在腳背第4、5趾後方肌肉上，用拇指腹往前按摩腳背的前半段。按摩力道要透入反應層。

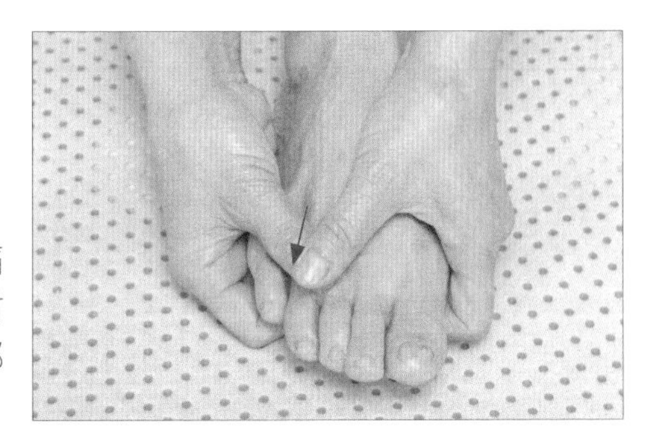

### ② 加強按摩疼痛處

若在按摩過程中，有特別疼痛的地方，要多按摩，消除反射區的疼痛不適，就能使對應部位的淋巴暢通。

6-5

# 鼠蹊淋巴反射區

## 按摩腳背後方踝關節裡的軟組織，使淋巴系統更健康，增強免疫力

「鼠蹊淋巴」對於身體有重要的影響，當出現下腹部氣血悶脹不通、膀胱發炎、骨盆腔發炎、卵巢發炎等症狀，就表示鼠蹊淋巴系統較差。如果按摩腳內踝骨附近出現疼痛感，甚至出現腳浮腫的現象，這都表示鼠蹊淋巴免疫力嚴重下降。**常常按摩腳背淋巴反射區，可以使淋巴系統更健康，防禦細菌和病毒的能力更強。**

**改善症狀** 淋巴結腫大、淋巴癌。

### 反射區位置

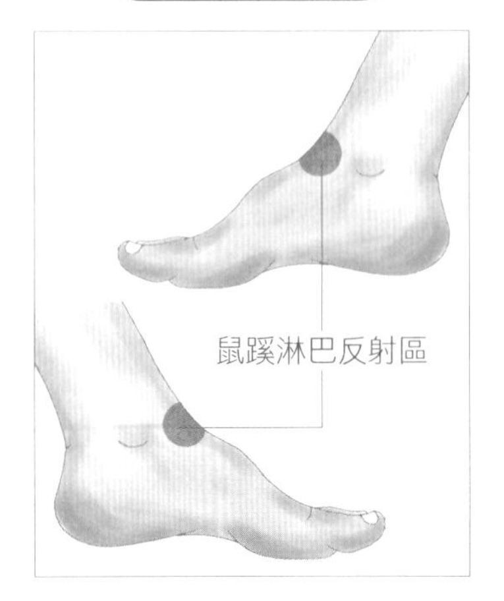


「鼠蹊淋巴反射區」在腳背後內踝關節部位。

### 按摩步驟

使用工具▸徒手按摩

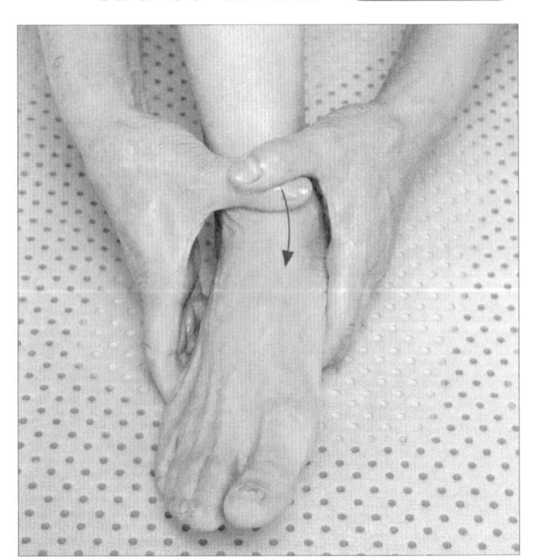

**① 拇指腹往前按**

雙手拇指上下交疊，從腳踝關節上緣往下往前按摩到腳背。

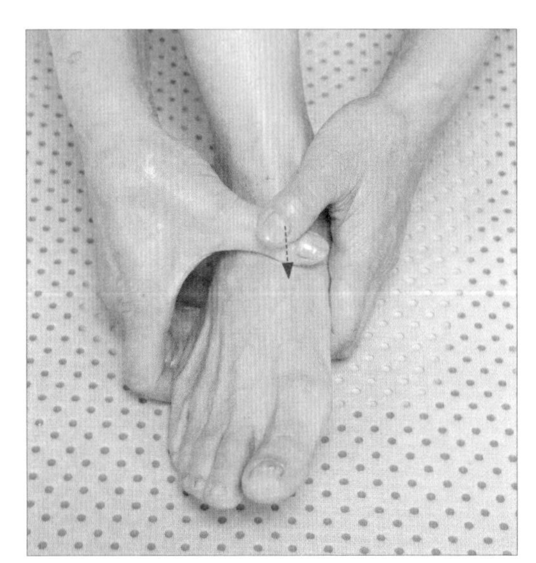

**② 加強按摩疼痛處**

若在按摩過程中，有特別疼痛的地方，要多按摩幾次，以改善不適症狀。

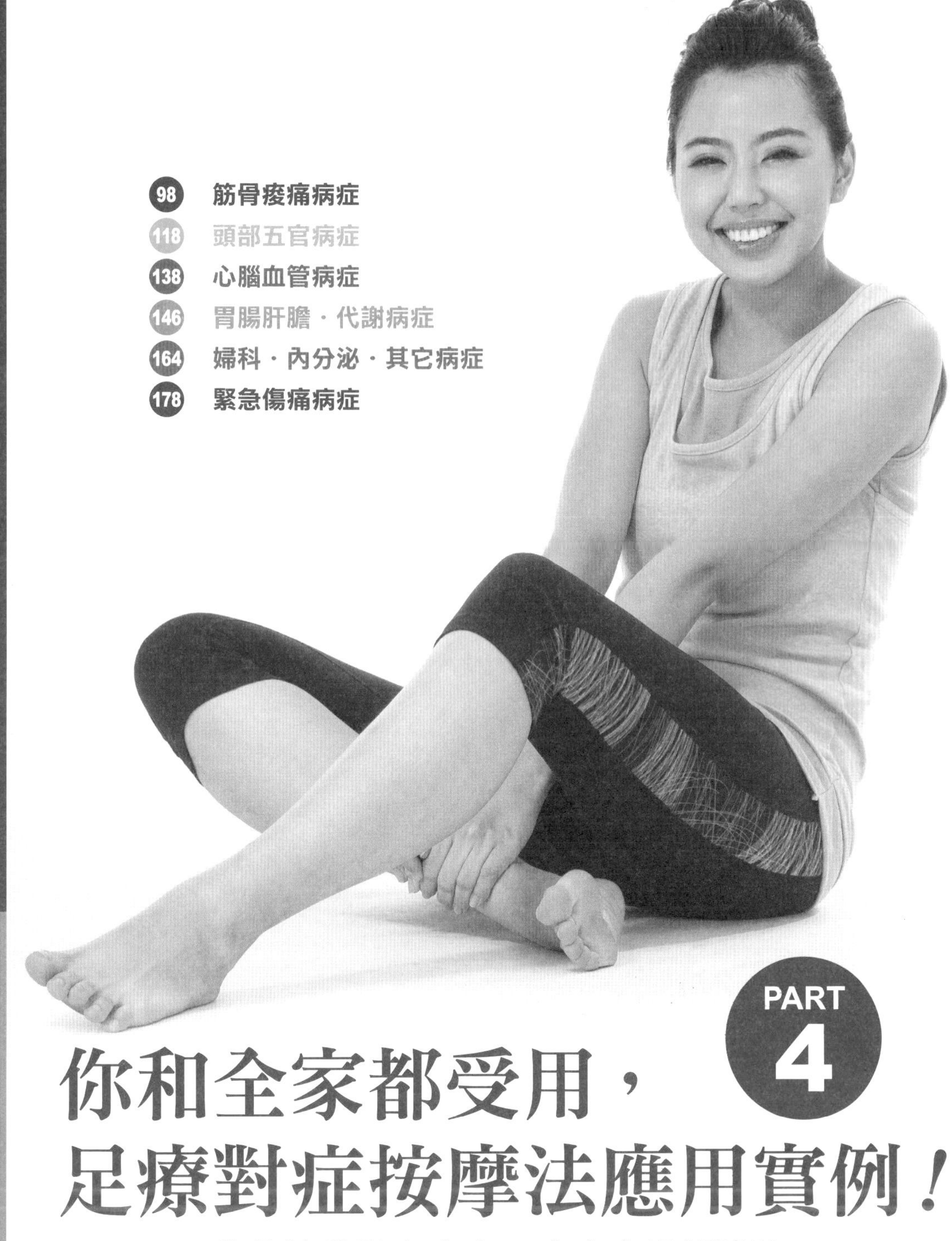



PART 4

# 你和全家都受用，足療對症按摩法應用實例！

——一天3分鐘啟動自癒力，病症病根都消除！

# ❶頸肩痠痛 ❷落枕 ❸頸椎間盤突出 ❹骨刺

## 按摩「頸椎、頸側、後頸反射區」，經常鬆頸活血，導正姿勢

**案例分享** 有位飛行員的太太，獨生女也是準飛行員，家人老在天上飛，她的心日夜難安，也總感覺渾身不對勁。一天突然手舉不起來，脖子也不能轉動，才趕緊就醫。前後到三家醫院檢查，都被宣判：「頸椎間盤突出！開刀！越快越好。」她憂心如焚。我知道足部按摩對發炎引起的椎間盤突出有極佳效用，但她不太相信，於是我鼓勵說：「試一次吧！給自己一次機會。」

按摩前，我請她轉動脖子了，她只能慢慢地向左向右微微轉動。按摩後，她能靈活地大幅度轉動，手也能抬得比先前高一些。「怎麼這麼神奇！」她不可置信地

### 1. 頸椎反射區 按摩重點

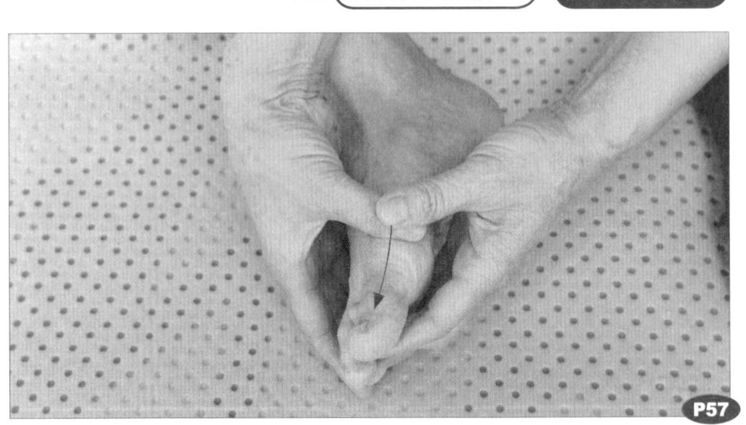


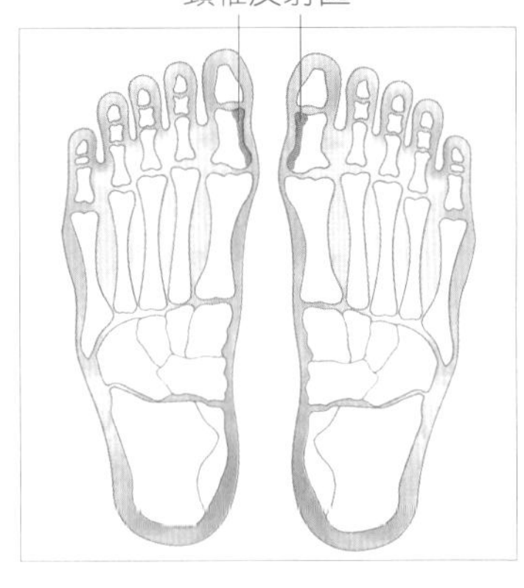


**按摩位置** 拇趾基節骨的內側。

**動作** 腳掌側立，雙手合抱腳掌，用食指和中指托住腳拇趾。兩拇指交疊按壓在拇趾基節後方關節最凸點；下面的拇指側立，兩指一起往前按到拇趾最前方關節凸起處，力道要按透到骨頭上。

**作用** 強化頸椎部位的氣血循環，消除頸椎痠痛，預防頸椎病變。

說，忍痛連續按摩5次後，幾乎恢復正常。三個月我從昆明回台得知醫師告訴她不需要開刀，只要多做運動就可以了。

**改善重點** 上班族、3C族，和辛苦的主婦，幾乎都有頸椎痠痛僵硬的困擾。建議改善重點為：

❶ **保持良好姿勢**：調整上身姿勢，避免聳肩、頭頸前伸變「猿人」，並多轉動脖子。

❷ **常做頸部運動**：隨時做頸部運動，左顧右盼、左倒右倒、上下點頭（可連結想享學網路課程「鬆筋操」），促進頸肩氣血循環，強化頸部、後頸肩背「斜方肌」肌力，遠離疲勞痠痛。

❸ **按摩足部「頸椎反射區」**：按摩拇趾「頸椎、頸側、後頸反射區」（與頸部都為同側對應），幫助頸椎附近的組織消炎，因頸椎發炎導致的暈眩也能一起消失。

❹ **按摩手掌外側「後谿穴」**：第5掌骨外側的「後谿穴」，是治頸椎痠痛的特效穴。按摩整段第5掌骨效果更佳。

## 2. 頸側反射區

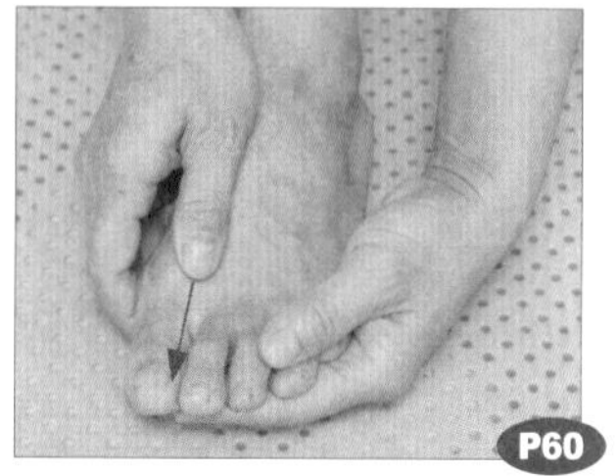
P60

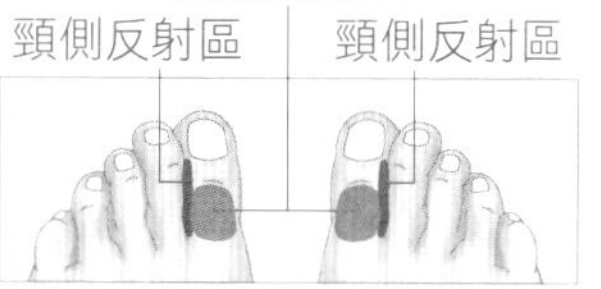


**按摩位置** 拇趾基節骨外側的肌肉上。

**動作** 用拇指腹後半段和關節，從拇趾背的後方外側，順著凹槽往前按到趾甲外側。順著肌肉骨頭起伏，施力通透平均。

**作用** 消除脖子兩旁的僵硬痠痛，預防落枕。

## 3. 後頸反射區

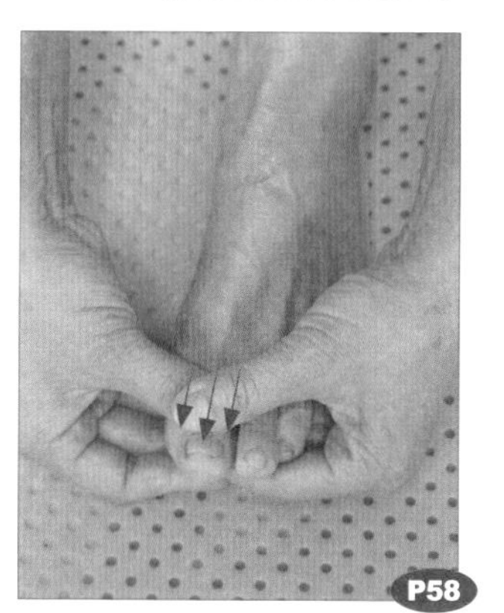
P58

**按摩位置** 拇趾基節骨上方趾背肌肉上。

**動作** 雙手托住腳底，兩拇指交疊，用拇指腹後半段和關節按摩拇趾背面。從拇趾基節後方，往前按到趾甲後緣「牙齦反射區」。整個趾背分3道仔細按摩。

**作用** 迅速消除後頸肌肉痠痛。

## 4. 第5掌骨外側

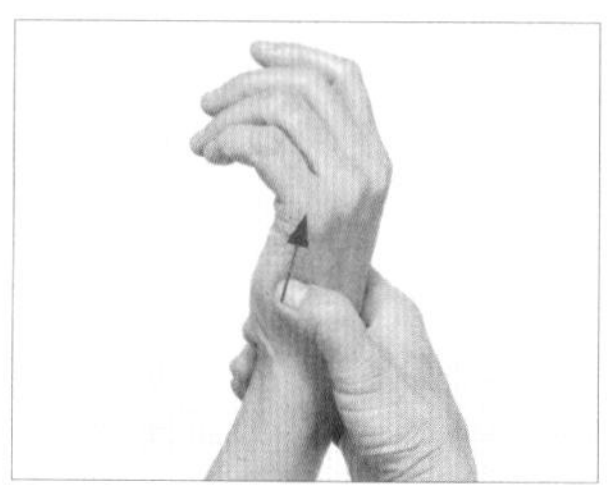

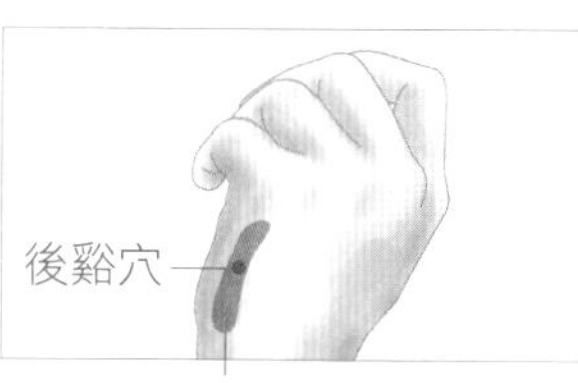


手掌第5掌骨外側

**動作** ❶一手搭在另隻手的手腕，拇指腹按壓在第5掌骨外側後端，往前按摩在骨頭外側上，及按揉其中的「後谿穴」。

❷手放在圓弧型的桌子邊緣上，同方向用力推摩。

**作用** 消除肩頸的肌肉和頸椎痠痛。

## 5. 頸肩背的斜方肌 按摩重點

**症狀分析▶** 頸椎、肩膀會僵硬痠痛，是因為長時間固定某個姿勢，缺乏運動與休息，致使頸肩氣血循環不佳，晚上不容易睡好覺，隔天還可能會有「落枕」的痛苦。此外，若有時莫名一陣暈眩，稍微轉轉脖子又不暈了，可能是頸椎發炎腫大的組織壓迫到神經、血管，導致腦部短暫性缺氧，而產生暈眩。長期硬頸痠痛，可能導致頸椎間盤發炎、突出，壓迫到神經、血管、經絡通道，後果常需終身復健，這些警訊都不可忽視。

**按摩位置** 從後腦下方、兩側肩膀、脊椎兩側到上背。（依形狀又名「僧帽肌」。它面積大，負責把頭肩向後拉。）

**動作** ❶用活瓷刮痧按摩器由上到下，同一方向按摩，力道要通透到深層。

❷按摩斜方肌的反射區，如P101右下的反射區示意圖。

❸按摩第5掌骨外側的肌肉和肌肉裡的筋腱，如P99。

**作用** 疏通頸肩背氣血，活絡脊椎周遭筋肉、神經。

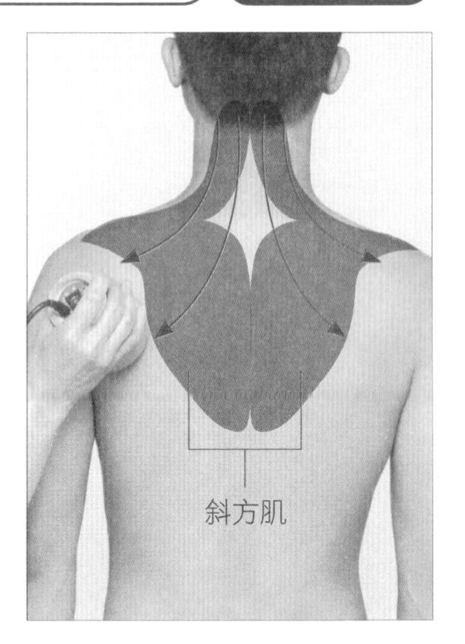


### 搭配「簡易頸肩鬆筋操」

#### ❶ 左倒右倒

**防肩頸痠痛、落枕，強健頸椎**

站坐都能做。慢慢將頭右倒，右手輔助輕壓，使另一側脖子和肩膀筋肉拉緊，維持數秒回正，再換邊。交替數次。

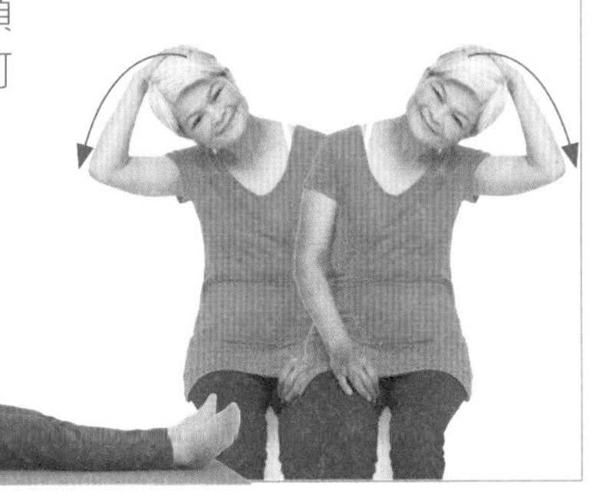

#### ❷ 抬頭拉肩

**防頭痛、頸椎間盤突出，強健頸胸椎**

放鬆平躺（不要墊枕頭），肩膀放鬆不動，頭、頸椎慢慢彎起，下巴靠近胸前，直到不能再近時，頭、肩慢慢抬高，讓脊椎上段被繃緊，再回位。

★注意：鍛鍊的重點在頸椎，不在腹部。抬頭時可配合吸氣，回位時呼氣。

#### ❸ 左右角力

**防肩關節發炎、五十肩、上臂痛**

全身放鬆，兩肘關節重疊，左肘關節使力將右手往左拉，直到肩膀繃緊，再換手。

★注意：伸直的手臂掌心各向上、向下、側立，可伸展不同部位的肩臂肌肉。

# 5 肩關節炎 6 五十肩

## 按摩肩頸和反射區，達到預防與治療雙效

**案例分享** 李先生跌倒、摔傷右肩，從此右手無法舉高，右肩肌肉萎縮，常痛到失眠。退休的秦太太則從三十歲就有「五十肩」，嚴重時脫穿衣服都有困難，騎車時手指有麻刺感，牽車得藉腰部和髂骨助力。他們在按摩肩頸和足部的「肩關節反射區」數月後，皆獲得改善並痊癒。

**改善重點** **❶常做肩關節運動：**肩關節的結構複雜，一旦組織發炎、沾黏，治療會很費時辛苦。平日手臂使力時意念應在腰部，感覺力量從腰部出發，沿背脊、肩膀，再到手臂、手腕、手掌。並常做讓肩關節放鬆的運動。

**❷按摩腳底「肩關節反射區」：**「肩關節反射區」在第4、5腳趾間隙較深層處，稍用力才能按摩到位。

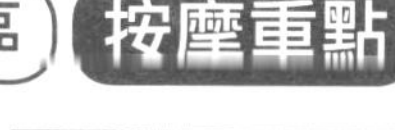

**按摩重點** 1. 肩關節反射區

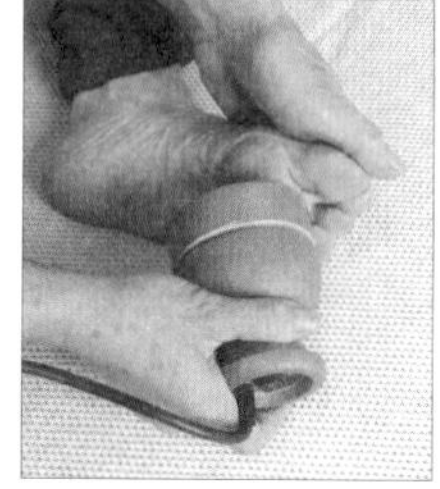

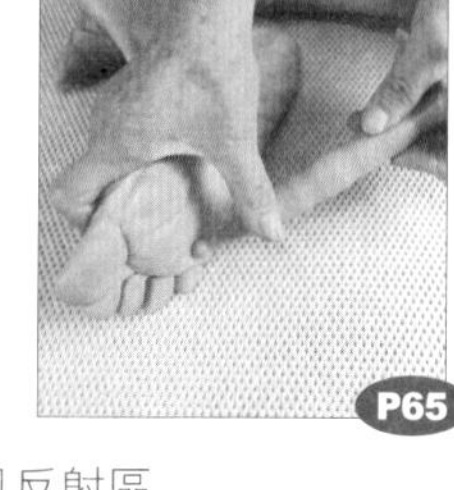

P65

斜方肌反射區
肩關節反射區
肩關節反射區

**按摩位置** 腳底的前段，第4、5趾蹠骨間隙。

**動作** 一手扶著腳背，用鋤型按摩器圓端按摩第4和第5蹠骨間隙。再用活瓷按摩腳底緊鄰第4、5趾的部位。

**作用** 預防和治療肩關節炎。

2. 頸肩背的斜方肌

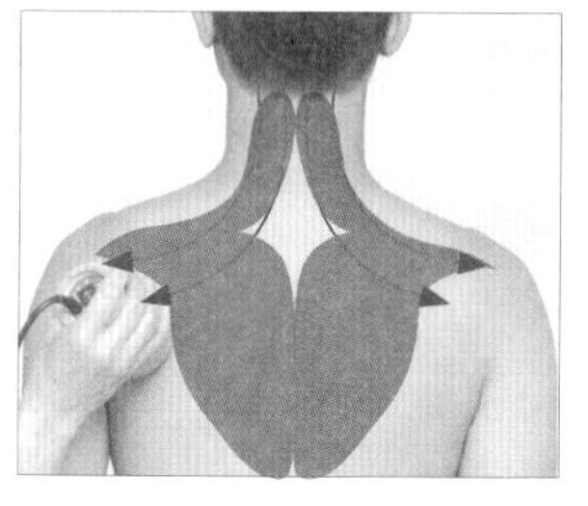

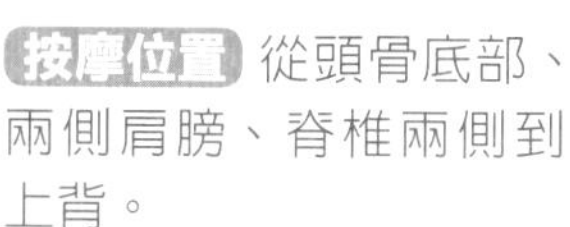

**按摩位置** 從頭骨底部、兩側肩膀、脊椎兩側到上背。

**動作** 用活瓷刮痧按摩器由上到下，同一方向先按一側的頸、肩、上背，多分幾道按透，再按另一側。

**作用** 疏通頸肩背氣血，活絡脊椎周遭的筋肉、神經。

**症狀分析▶**「不通則痛。」頸部氣血阻滯，會漫延到肩背、手臂、後腦都痠脹痛，更是中風的前兆。要避免「肩頸長期緊繃」，經常運動，筋骨才不會提早鬆弛，三十歲就得到「五十肩」。也要「學習紓壓」，改變不自覺聳肩的習慣。

# 7 肘關節痛 8 網球肘

## 手臂痛的病灶在上游經絡，從上游和反射區改善才有效

**案例分享** 一位美國攝影師騎車摔倒，右手肘撞到地，一段時間後不再疼痛，他以爲痊癒了。但之後搬器材右手常使不上力，我告訴他，手肘外傷雖然癒合，但看不見的筋骨並沒有痊癒，他一副不相信的表情。我按摩他兩腳的「肘關節反射區」，請他感覺有何不同。他左腳毫無異樣，右腳的反射區痛得他面目扭曲。我再請他按壓雙肘，他才驚訝發現，原來右肘關節一直還疼痛著。

「肘關節痛，怎麼按摩腳呢？」他喃喃自語，一面忍痛讓我幫他按摩「肘關節反射區」。幾分鐘後，他轉動右手說：「我覺得它不一樣了。好奇怪，按摩腳，爲什麼手會變得不一樣呢？」

**改善重點** 四肢疼痛在疼痛處搓揉或貼膏藥，治療效果有限，因為**病灶在上游部位的經筋和經絡，需按摩足部反射區，或在病灶部位調理**才能消除根治。此外，手骨折打上石膏後，就能按摩足部的反射區，幫助痊癒。手肘疼痛的原因和改善重點有：

❶**過度使用手臂肌肉**：特別是3C族，即使只是滑手機、按滑鼠，但長時間進行，都會牽動手臂肌筋，擠壓經絡、神經、血管、淋巴等氣血通道，嚴重者指尖都會有麻刺感，這是關節炎初期的症狀，最好及時按摩處理。

❷**舊疾後遺症**：慢性的肘關節疼痛（如打球傷害），或急性的肘關節脫臼、骨折，就醫後不痛了，我們就以為痊癒了，但當體力衰弱或年紀大些，後遺症、舊疾就會顯現出來。

❸**頸椎發炎或有骨刺**：手臂的神經是由頸椎發出，若頸椎發炎或有骨刺，擠迫到通往手臂的神經、經絡，兩者的傳導功能受影響，下游組織就會痠痛或麻刺。

❹**肌肉纖維化**：上臂外側靠近肩膀的「肩三角肌」，和前臂橈骨側靠近肘關節處，是最容易產生肌肉纖維化的地方。按壓若感覺僵硬、沒有彈性並有疼痛感，就是肌肉纖維化了。纖維化的肌肉會擠壓經過該處的筋經、神經，使下游組織得不到氣血滋養，導致痠麻疼痛。

**症狀分析▶ 可依中醫「上病下治，下病上治」四肢之對應，來檢查病根和按摩治療（P116）：前臂橈骨和小腿脛骨對應，尺骨和腓骨對應；橈骨莖突和內踝骨對應，尺骨莖突和外踝骨對應，踝關節和腕關節對應。**

## 按摩重點

### 1. 上臂肌肉反射區

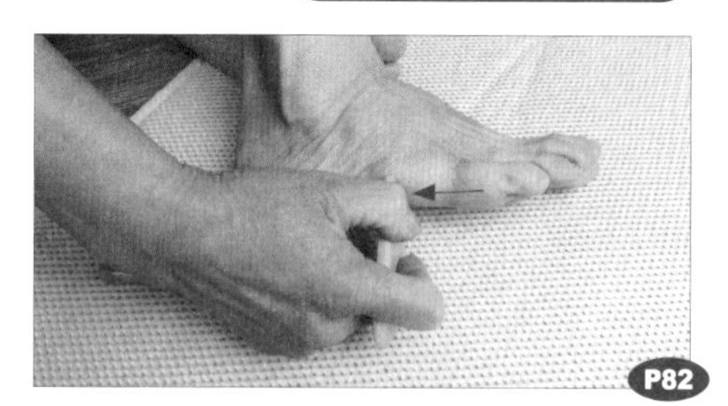


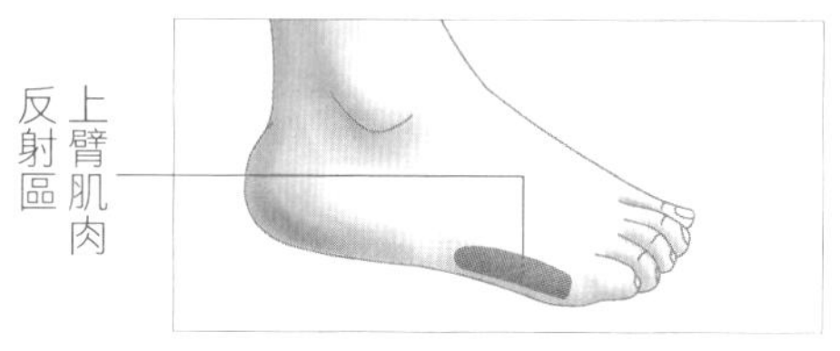


**按摩位置** 第5蹠骨外側的肌肉上。

**動作** 用鋤型按摩器的寬頭或活瓷按摩器，往後稍用力按摩蹠骨旁的肌肉，請留意不要碰觸到骨頭。

**作用** 促進手臂氣血循環，去除寒氣、溼氣，預防風濕性痠痛，消除肌肉骨頭痠痛，減輕發炎。

### 2. 肱骨反射區

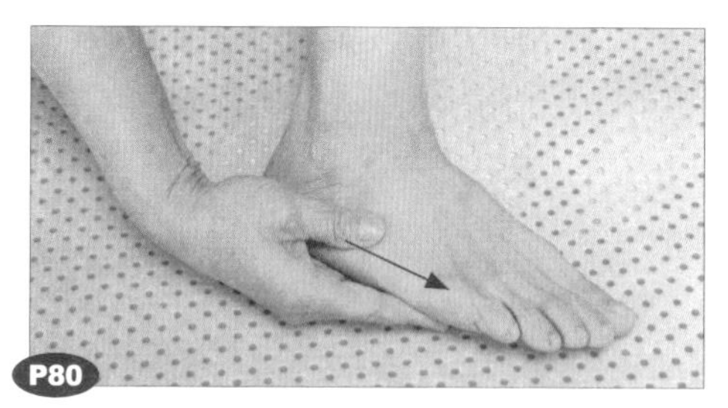


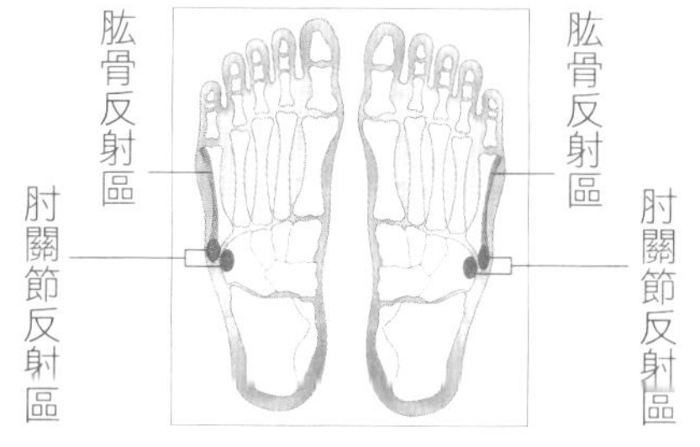


**按摩位置** 腳外側的第5蹠骨上。

**動作** 用拇指腹往前按摩蹠骨，疼痛處加強按摩。

**作用** 促進氣血循環，去除寒氣、溼氣，預防風濕性痠痛，消除肌肉骨頭痠痛，減輕發炎，加速受傷的骨頭癒合。

### 3. 肘關節反射區

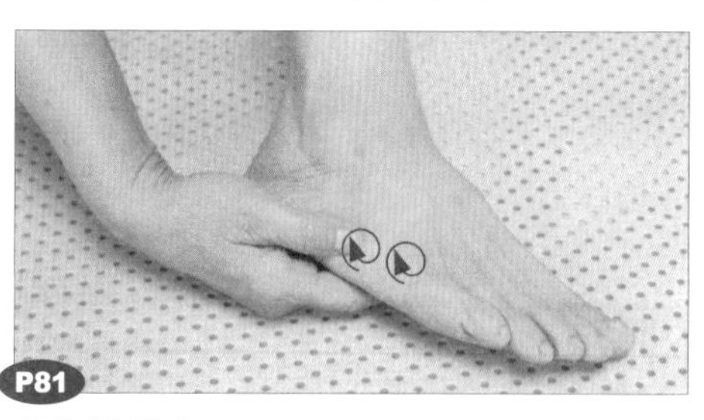


**按摩位置** 腳掌外側中間骨頭突出處。

**動作** 用拇指腹按揉「肘關節反射區」的骨頭上，和四周肌肉。

**作用** 強化肘關節和附近組織，預防運動傷害。若肘關節受傷，可減輕患部疼痛、發炎，加速痊癒。

### 4. 前臂肌肉

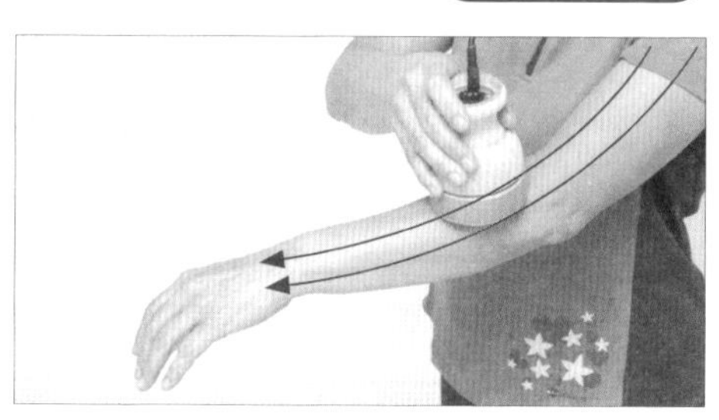

**動作** 用活瓷刮痧按摩器往前按摩前臂到手腕，內側和外側多分幾道，都要按刮到。

**作用** 促進氣血下行到末梢，消除肌肉痠痛，減輕發炎，使肌肉恢復彈性氣力。

# ❾腕關節炎 ❿3C手 ⓫腕隧道症候群 ⓬扳機指

## 活絡整隻手臂氣血，按摩對應腳踝關節

**案例分享** 美髮師Lucy手指因活動過度，掌側肌腱發炎腫脹，掌骨與指骨關節處無法伸直，得了「扳機指」，因而影響工作，這令她相當困擾。

**改善重點** **手部勞動者常會得到「扳機指」**，手指掌側肌腱發炎腫脹，卡住肌腱鞘膜，於是掌骨與指骨關節處無法伸直，手看起來像要扣扳機似的。3C**族**、**新手媽媽則常發生「腕隧道症候群」**，是上肢經過腕部隧道的正中神經受到壓迫，而衍生出手指麻木、疼痛或無力。按摩療法同樣根據「上病下治，下病上治」四肢之同側對應（第116頁）：**腕關節和踝關節對應**，前臂橈骨和小腿脛骨對應，尺骨和腓骨對應；橈骨莖突和內踝骨對應，尺骨莖突和外踝骨對應。

### 按摩重點

**1. 手臂肌肉**

**動作** 用活瓷刮痧按摩器從上臂到手腕往下按摩全手，內、外側多分幾道都要按到。

**作用** 提供腕部氣血，消除肌肉骨頭痠痛，減輕發炎，去除寒氣、溼氣，預防風濕性痠痛。

**2. 踝關節**

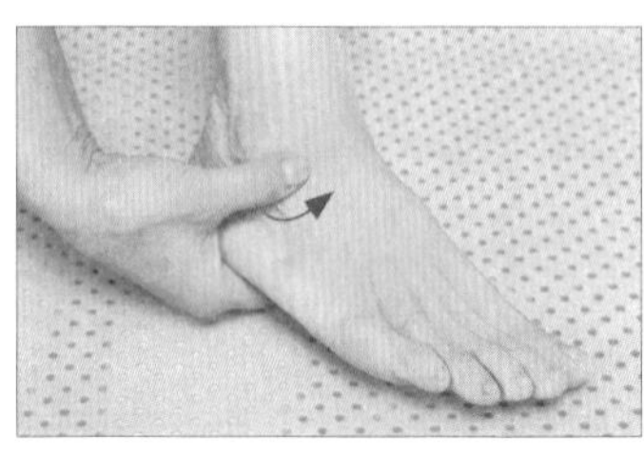

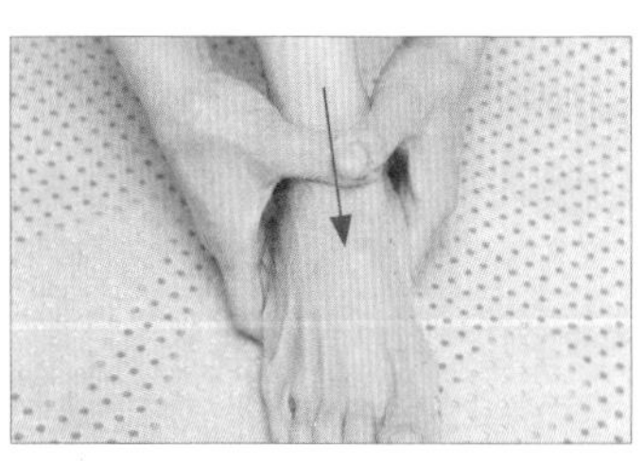

**動作** 拇指「由後往前」按摩外踝骨下緣；再兩拇指交疊，從腳背根處往前按推。

**作用** 手腕、掌骨有問題，腳踝骨對應處也會痛，按摩以消除疼痛，手腕就能痊癒。

**症狀分析▶**「腕隧道症候群」、「扳機指」都是生活型態病症，要靠手臂上游、腳踝對應處的按摩之外，改變手部的工作模式和頻率，經常做放鬆關節筋肉的運動，更是治痠消炎的關鍵。

# 13 胸悶 14 胸骨痛 15 肋骨痛

## 賁門、心、肺、肋骨痛？先找到確切的疼痛點

**案例分享** 我的學生胸口偏左處悶痛，且常感覺「吸不到氣」。我判斷她是「心包經」不通，教她用活瓷按摩器往下按上臂內側「心包經」20下，她三天來第一次感覺呼吸暢快，胸悶也消失了。我提醒她持續按刮肩頸、敲打背部，及按摩「心肺反射區」。

**改善重點** 按反射區找出確切疼痛點，再決定調理法。拇指腹按摩腳背前段，**疼痛點在骨頭上**，是鎖骨或肋骨痛；**疼痛點在肌肉上**，質軟而有厚度，是淋巴、乳腺或胸部肌肉發炎。**若找不到痛點**，再按摩腳底前段「心、肺反射區」來判斷。此外，心臟疾患者，按壓胸骨末端，會出現疼痛感，但不按壓時不覺痛。壓力緊張者，常伴有胃酸逆流、賁門痛，會感覺「火燒心」。

**按摩重點**

### 1. 鎖骨．肋骨反射區

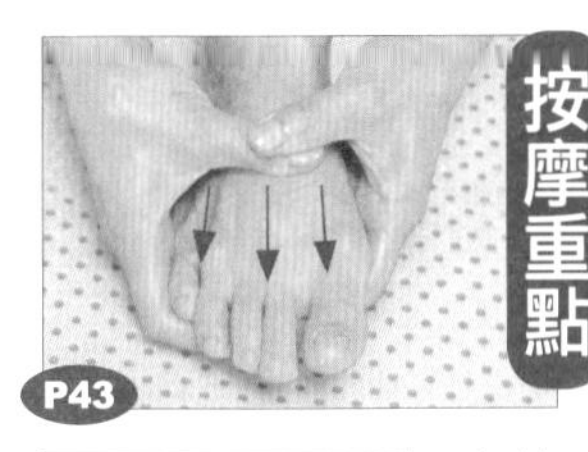


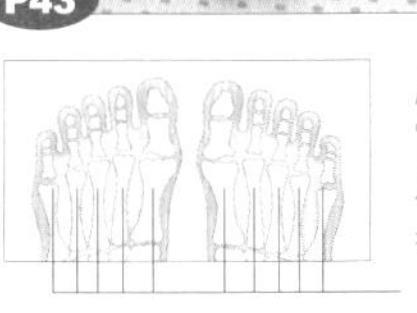


**按摩位置** 腳背前半段的骨頭上。

**動作** 兩拇指交疊，藉身體前傾的重力往前按摩腳背前段，力道要透入骨頭，仔細找出疼痛點，反覆按揉。

**作用** 強化胸部骨骼，消除意外傷害造成的不適。

### 2. 心．肺反射區

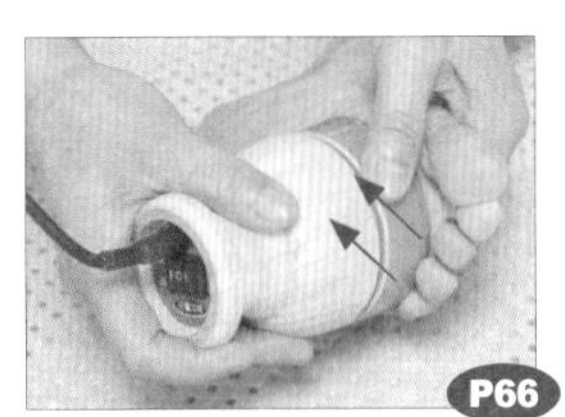


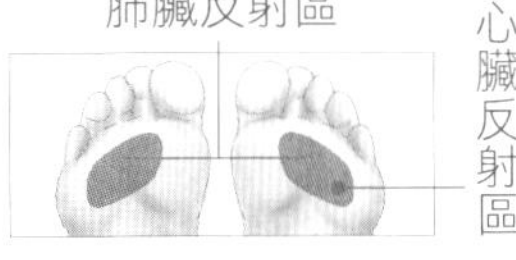


**按摩位置** 腳底前段區塊。「肺臟反射區」兩腳都有，「心臟反射區」只在左腳底前段第4趾後方。

**動作** 一手托住腳背，一手用活瓷往後按摩腳底前段，內外側多分幾道都按到，也按到前方「斜方肌反射區」。

**作用** 強化心肺功能、增加肺活量，消除勞累造成的胸悶胸痛。

**症狀分析▶** 運動過度造成心肺後遺症、姿勢不良造成氣血阻滯，都是胸悶胸痛的主因。壓力筋緊，「心包經」不通，進而導致焦慮、緊張、失眠。夏天愛吃冰、吹冷氣，使血管收縮急速，故容易胸悶、吸氣不足、說話無力、氣喘、心臟不適。

# 16 腰痠背痛 17 膏肓痛 18 脊椎僵硬

按摩「脊椎、腰背肌肉反射區」，痠麻、痠痛、痠軟的處理不同

**案例分享1** 七十多歲的樂天阿嬤總是笑臉迎人，但我很心疼她因爲過去長時間的勞累，氣血不通沒有處理，導致腰背長期得不到足夠的氣血而痠軟虛弱。

**案例分享2** 上班族高太太體質虛寒，長年受腰痠背痠折磨，左腳內側「腰椎反射區」有一大片深藍色的凝滯。兩年來她穿著一雙兩萬九的整脊功能鞋，無奈昨天去照核磁共振，醫師仍說腰椎有大片黑影，建議開刀……。

**案例分享3** 勞工朋友林先生腰椎長骨刺，腰彎不下去，脊椎左邊的肌肉硬梆梆的，而且比右邊突出。我檢查他腳內側「脊椎、脊背反射區」，確定腰椎沒問題，而左腳「脊背反射區」有突起的硬塊，按壓時會極度疼痛。

## 按摩重點

### 1. 胸椎・腰椎反射區

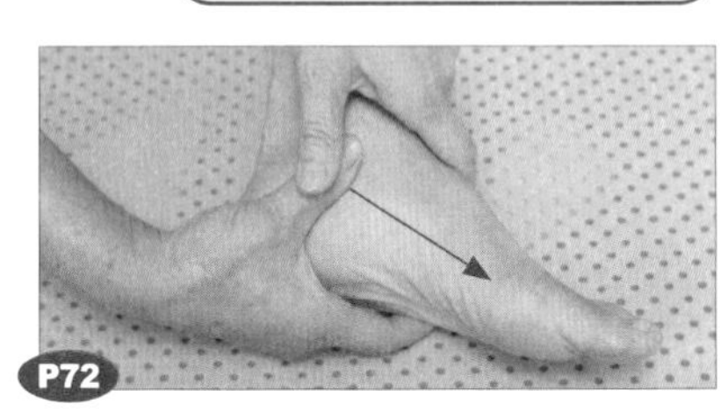

P72

**按摩位置** 「胸椎反射區」在腳內側第1蹠骨上。「腰椎反射區」在第1蹠骨後方的骨頭上。

**動作** 雙手抱托腳掌，兩拇指交疊，從內踝骨下方骨頭上，沿骨頭「往前」按推到姆趾後端關節。

**作用** 強健脊椎，消除腰痠背痛、脊椎炎。

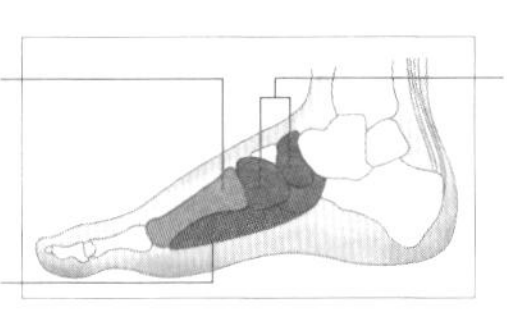


### 2. 背脊反射區

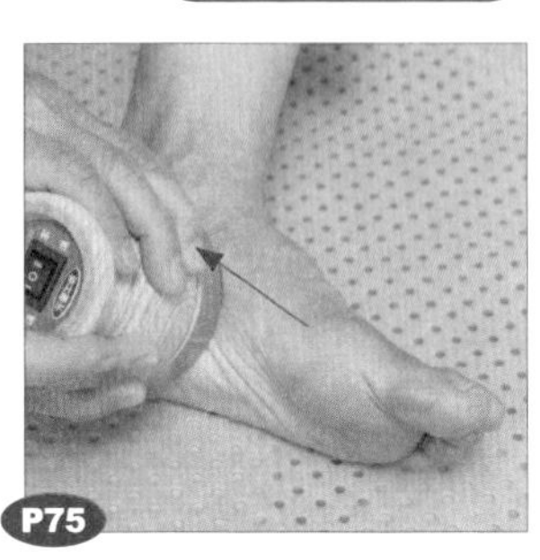

P75

**按摩位置** 腳內側骨頭下方的肌肉上。

**動作** 用活瓷刮痧按摩器按摩「胸椎、腰椎反射區」旁的肌肉「背脊反射區」，「往後」按到腳跟內側。

**作用** 消除腰痠背痛。

**症狀分析▶** 痠麻、疼痛、痠軟，有時會交替或混雜出現，只要瞭解病因，用對方法，不用挨刀照樣能遠離痠痛。外力撞擊、姿勢不良、局部組織勞累，或寒冷造成的氣滯血瘀，都會產生腰痠背痛或發炎，務必先打通阻礙氣血暢通的致因 — 足部按摩的效果很明顯，要持續按摩，同時也要持續強健腰背肌力和脊椎。

**改善重點** 以上三位個案都被醫師要求要盡快動手術，以免後患無窮。其實，他們的病因、病灶不一樣，處理的方式也各有不同。

我為林先生按摩：**腳上的腰背、脊椎反射區；左手第5掌骨上和其旁的「小魚際」；膝蓋後彎處「委中穴」**，當天他腰痛就減輕了。我也教他拉筋鬆弛「膀胱經筋」和「背部肌肉」；用「敲敲樂」敲肩頸背；用遠紅外線活瓷刮痧按摩器刮背肌。

而高太太腰椎有嚴重的**寒氣凝滯**，需先打通氣血循環，持續足部按摩外，也要多吃溫補的食物，並適度的運動，才能強健筋骨和肌力，腰痠背痛自然就會消失。開刀並不能解決虛寒的病根，要是脊椎側彎嚴重到需要動手術，也得先把身體調好。

阿嬤腰背的那種「痠軟」感覺，**是氣血虛弱的反應**，除了提醒她注意飲食調養和多休息少勞動之外，我教阿嬤天天做「懶驢打滾」等強健腰骨的鬆筋操。她勤快地鍛鍊一週後，腰背不痠軟，兩腳不麻了。至今五個月，她走起路來硬挺許多。

歷經四年，三位都沒有動手術，但比以前更加健康無病痛。

## 3. 胃反射區深層裡的筋

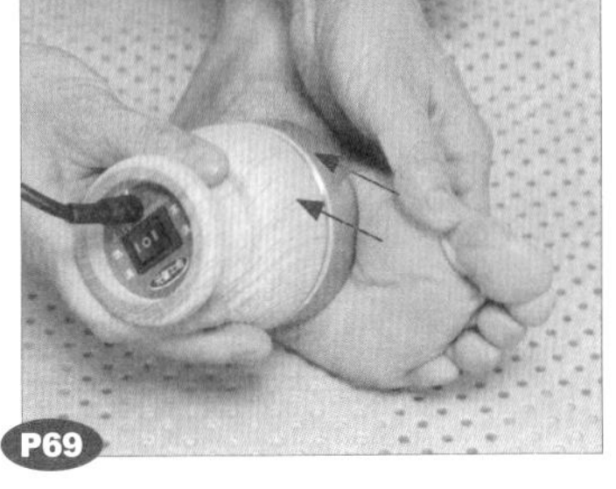
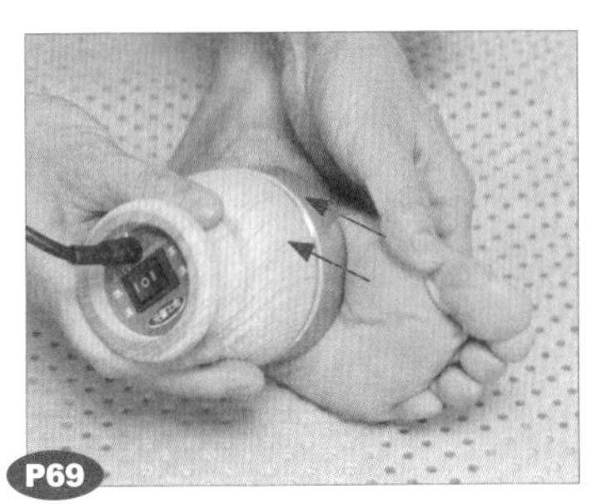
P69

胃反射區　胃反射區

**按摩位置** 腳底中段靠內側「胃反射區」上的筋。

**動作** 用活瓷往後按摩腳底中段靠內側的筋。

**作用** 強化腰脊，暢通身體中段氣血循環。

## 4. 下肢背面

**按摩位置** 大腿、小腿背面。

**動作** 兩手橫握滾棒兩端，按摩大腿、小腿到腳踝的背面。

**作用** 暢通「膀胱經」，促進後半身氣血循環，強健腰背、腿肌，改善腰腿痠痛。

## 5. 委中穴

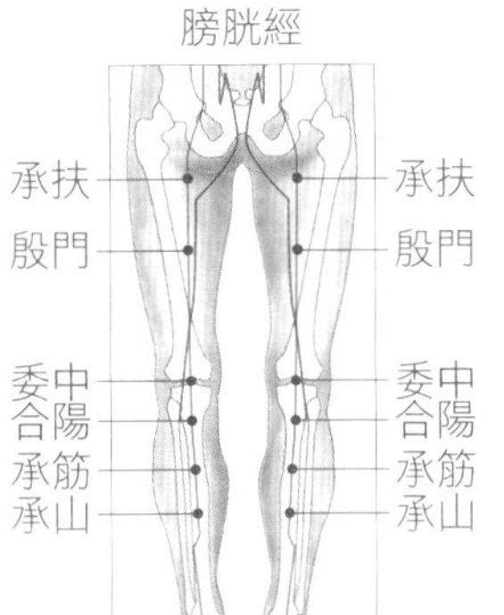


**按摩位置** 下肢膀胱經上，「委中穴」在膝蓋正後面。

**動作** 欲按摩的膝蓋彎曲，較易找到「委中穴」，兩拇指交疊、稍加用力按壓。

**作用** 「膀胱經」從臀部橫紋的中央點，到小腿肚中間點上，承扶、殷門、委中、合陽、承筋、承山等6穴，專治腰痠背痛。

# 19 髖關節炎 20 薦椎痛 21 坐骨神經痛

## 髖關節需要較長的復原期，持續按摩才會有效果

**案例分享** 育有二女的吳太太，身材纖瘦，平日坐著時屁股常不舒服，站著時容易從腰一直痠到臀部和腳。她以為：「當了媽媽不是都會這樣嗎？平常椅子上多放兩個軟墊，或隨時換姿勢就好了。」我對這位「弱女為母則強」的典範心生敬意，也跟她解釋這樣的狀況是可以改善的。我幫她做過數次足部按摩後，她煮飯站久了比較不會累，腰痠和腳痠的症狀也減輕不少，坐著時更不用再一直挪屁股。

### 按摩重點

### 1. 髂骨反射區

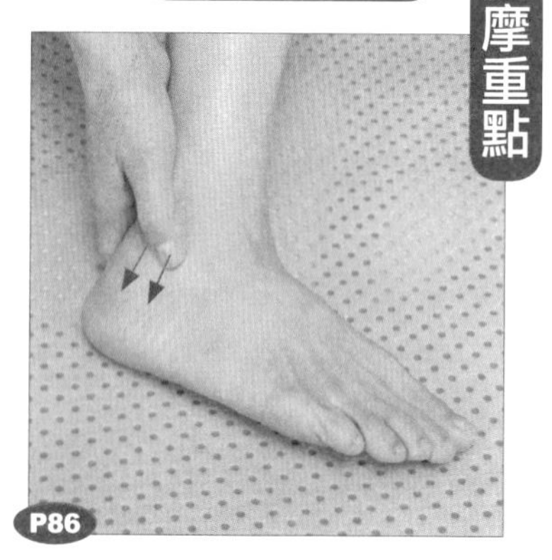


**按摩位置** 外踝骨上。

**動作** 拇指腹往下按壓外踝骨整個突出的部位及其四周。找出疼痛點並加強按摩，髂骨的痠痛會逐漸消失。

**作用** 強化髂骨，防治骨盆腔發炎、臀部疼痛。「髂骨」是腰下臀部兩邊的骨頭，和恥骨、坐骨構成骨盆腔。骨盆腔發炎的人，氣血循環差，免疫系統較弱，需持續加強按摩髂骨、髖關節反射區和足部所有反射區，強化全身器官組織。

### 2. 髖關節反射區

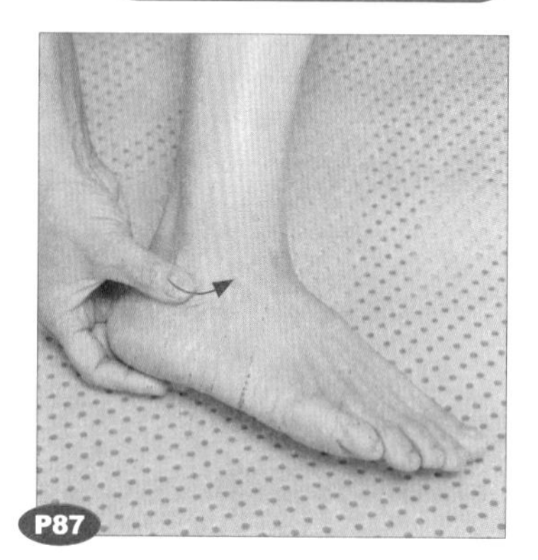


**按摩位置** 外踝骨下的半月型凹槽裡。

**動作** 拇指腹沿外踝骨下緣凹槽「往內」按摩。本著「關節反射區在兩塊骨頭的接合處」的原則，按摩此反射區時力道要透到骨頭接縫，效果才明顯。

**作用** 防治髖關節痠痛、發炎。若該反射區隆起，和踝骨連結成一片，且有硬度，表示髖關節嚴重發炎，走路都會痛。髖關節發炎復原特別慢，但只要持續按摩，終能改善。

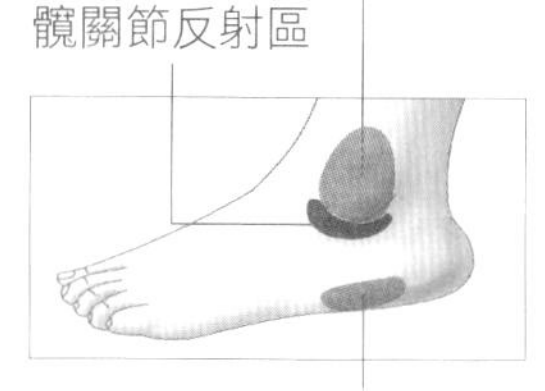

股變換姿勢了。足部按摩消除許多這類久站、久坐族以爲無法改善的毛病。

**改善重點**

**❶按摩雙腳反射區**：常常按摩兩雙腳，刺激每一個反射區，直接照顧到身體每一個器官，快速促進新陳代謝，有效提升免疫力，徹底消除痠痛。

**❷多做鬆筋柔軟操**：多做鬆筋、伸展的運動，或洗溫泉、泡澡、泡腳，能促進血液循環，消除發炎，打造不痠痛的體質環境。

**❸不吃甜食和重口味食物**：過多的甜食會降低免疫力，身體各組織就容易發炎。而燒烤、油炸類和辛辣等刺激性食物不易消化，會阻礙發炎的組織恢復健康。

## 3. 薦椎反射區

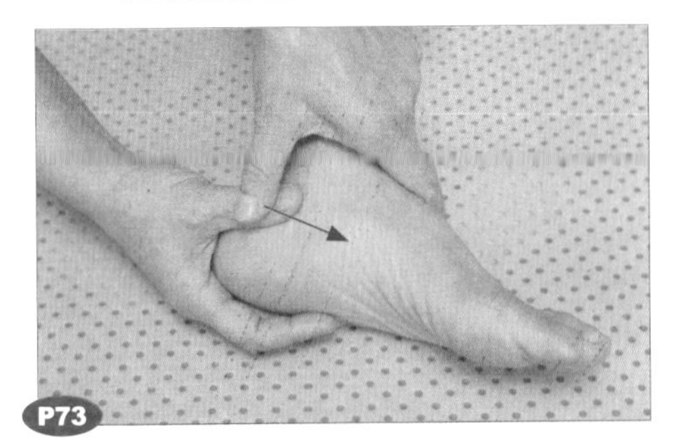


**按摩位置** 內踝骨下方骨頭的盡處。

**動作** 兩拇指交疊，用指腹的關節稍用力往前按推，感覺疼痛處加強按摩。

**作用** 脊椎從上到下為：頸椎、胸椎、腰椎、薦椎、尾椎。常按摩反射區的骨頭，防治脊椎痠痛或發炎。

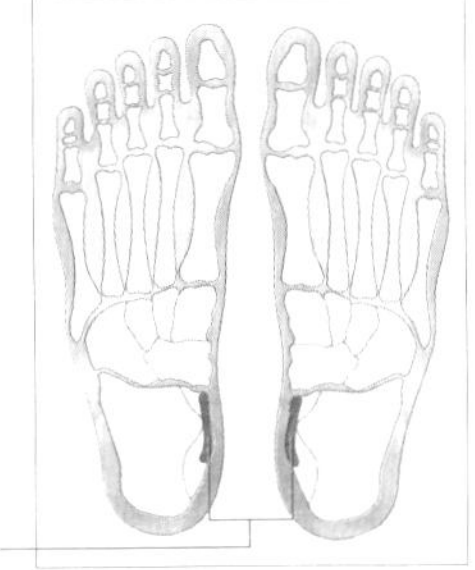


## 4. 坐骨神經反射區

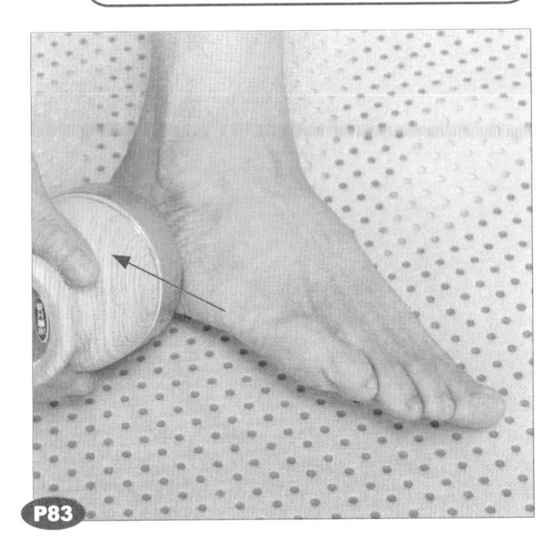


**按摩位置** 腳外側後段的邊緣，在「膝蓋反射區」下方，緊鄰腳底。

**動作** 用活瓷刮痧按摩器按壓在反射區上，往後按刮到腳跟最後。

**作用** 坐骨就是坐下時臀部碰到坐椅的那兩塊微凸骨頭。久坐痠痛時，用力按摩此反射區，立即就能緩解，也能防治坐骨神經痛。

**症狀分析▶** 下盤疼痛依部位不外乎是：「髖關節發炎、骨盆腔發炎、薦椎發炎、坐骨神經痛」。女性筋骨天生較弱，較容易罹病，加上懷孕期身體負荷大，媽媽們平日抱小孩、提菜籃、上班久坐等會使症狀更嚴重。若是缺乏運動和休息，加上體重過重，就易造成腰椎和髖關節過勞。尤其，「坐骨神經」由腰椎、薦椎延伸出來，久坐、腰椎、薦椎不夠強健的人，神經會因長時間被壓迫而導致發炎疼痛，坐立難安。

## 搭配「簡易髖關節‧坐骨鬆筋操」

### ❶ 伸腿俯身

**防坐骨神經痛、髖關節炎**

吸氣坐挺，雙腿往前伸直；吐氣俯身抱腳，膝蓋打直，維持片刻再起身，重複多次。可拉動訓練後半身「膀胱經筋」的彈性、髖關節的活動力，遠離腰痠背痛、坐骨神經不適，也有益改善足底筋膜炎。

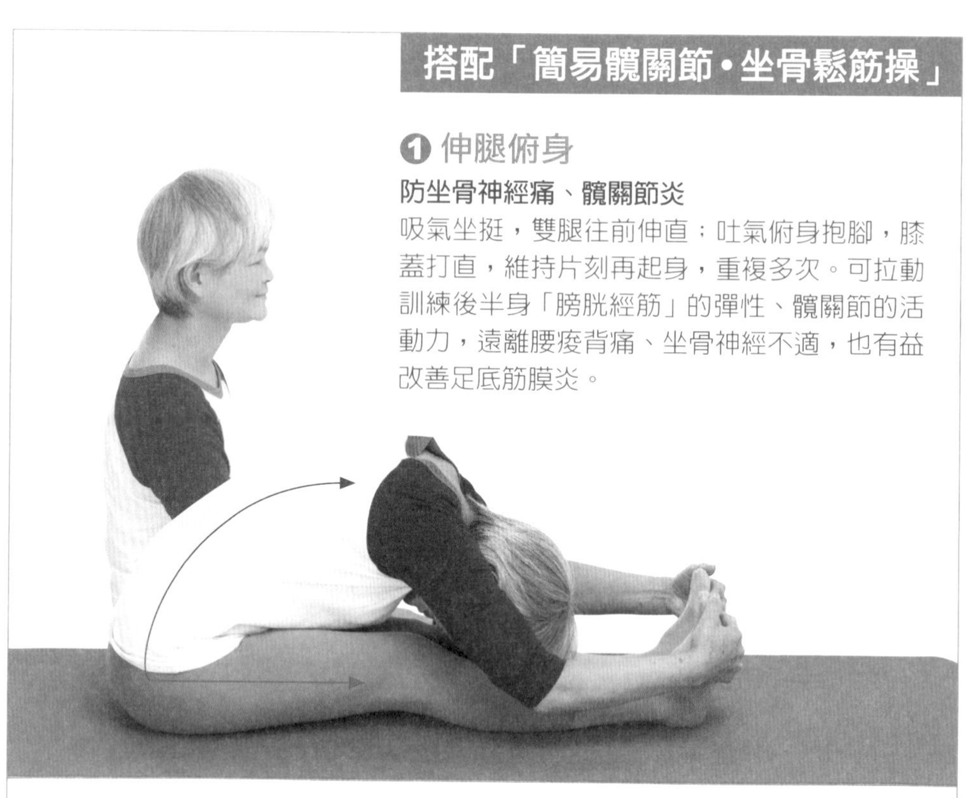

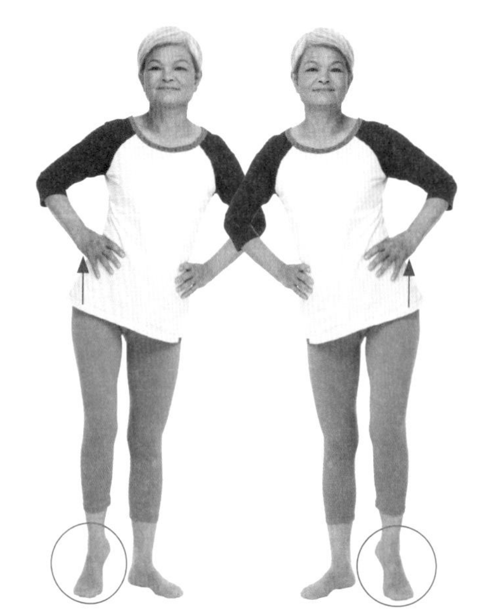

### ❷ 你來我往

**防骨盆腔炎、婦科疾病**

雙手搭在髂骨上，上半身不動，雙腳都打直，左右腳輪流提高腳跟。感覺提高腳跟那邊的髂骨緊繃了，稍停一會兒後再放下，然後換腳提高腳跟。這樣可調整脊柱，鍛鍊髂骨、腰椎、薦椎，預防骨盆腔關節疾症，並使氣血從頭通暢到腳底。

# 22 尾骨撞傷（跌倒）

## 尾骨發炎會導致失眠、睡眠中斷和睡眠品質差的後遺症

**案例分享** 一位女士曾跌坐在地上，當時只感覺屁股和尾椎有些疼痛，便不以爲意。不料，隔天之後頭痛、呼吸困難、屁股疼痛……渾身不對勁。我認爲她「岔到氣了」，得先順順氣。我徒手快速按摩她雙腳的內側、腳底和腳背，然後用鋤型按摩器刺激腳拇趾腹。短短幾分鐘，她就覺得呼吸輕鬆許多，但還是非常疲累。

接著我用較和緩的速度，仔細按摩她雙腳每個部位，並特別加強按摩頭部、脊椎和臟腑反射區，特別是「薦椎」、「尾椎反射區」。然後用滾棒滾她的臀部、大腿背面和小腿肚。不到1小時，當她朋友回頭來接她，她已經可以高興地嚷著：「你眞的回來接我喔！」剛剛還氣息奄奄，怎麼一會兒就活力十足呢！

**改善重點** 跌坐在地上，屁股著地的力道已經震盪到全身，影響到氣血的順暢度，也就是**「岔到氣了」**。氣血不暢的情形不甚嚴重，所以當下不會感覺不舒服。但如果讓氣血的順暢度繼續惡化，阻塞的程度會與時俱增。

嚴重阻塞的部位，當事人能清楚感覺到頭痛、臀部疼痛。**而其他部位氣血阻塞的程度比頭部、臀部來得輕些，就很難具體感受到**。但只要有「不通」的症狀，就一定會出現疼痛、不適的感覺。

類似這樣的症狀，如果到醫院檢查，經常結果都是「一切正常」，這是非常令人無奈的。而手法正確的足部按摩，能改善身體與反射區對應部位的氣血循環，讓新陳代謝恢復正常，使身體各器官、組織發揮正常功能，許多症狀也都可以快速地不藥而癒。這位女士的經歷正是一個鐵的見證。

**症狀分析▶** 尾骨受傷或發炎，最直接的影響就是——坐不住，以及呼吸不順、睡不好，導致精神不濟，免疫力下降。同樣是摔倒跌坐在地，因為著地部位不同，承受度有異，嚴重度和處理手法也不同。

跌傷不嚴重者，雖然當下沒有不舒服，但氣血循環多少已經受震盪，尤其本身身體虛弱者，無法化解氣血受阻的影響，往往會導致全身性的氣滯症狀，要多按摩雙腳上全身的反射區，以疏通氣血通道。又如P116跌倒扭傷的謝小姐年紀輕，經常運動，也會DIY按摩，體力和自癒力相當高。只是她的腳傷實在很嚴重，若非藉助相關重點的按摩，自行復原會痛苦而漫長，後遺症也多。

## 1. 尾骨內側反射區

按摩重點

**按摩位置** 跟骨的內側。

**動作** 一手托住腳跟，一手握活瓷刮痧按摩器，「往後」按摩腳跟內側的反射區，要力透骨頭。

**作用** 消除尾骨發炎，揮別「坐立難安」，改善不易入睡的現象。

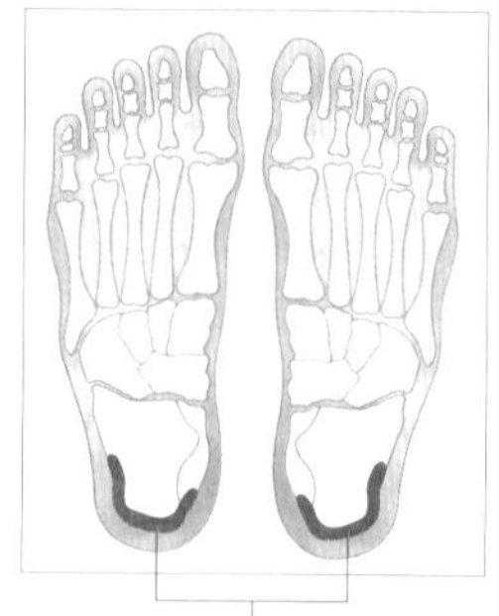


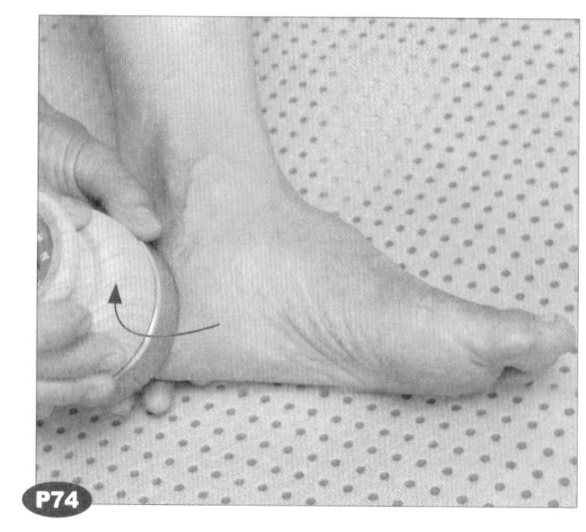


## 2. 尾骨外側反射區

**按摩位置** 跟骨的外側。

**動作** 一手托住腳跟，一手握活瓷刮痧按摩器，往後按摩腳跟外側的反射區，要力透骨頭。

**作用** 消除尾骨發炎，揮別「坐立難安」，改善睡眠中斷、多夢的苦惱。按摩跟骨外側靠近腳底的肌肉，若感覺有如崎嶇路面似的反應物，表示尾骨發炎，要勤加按摩。

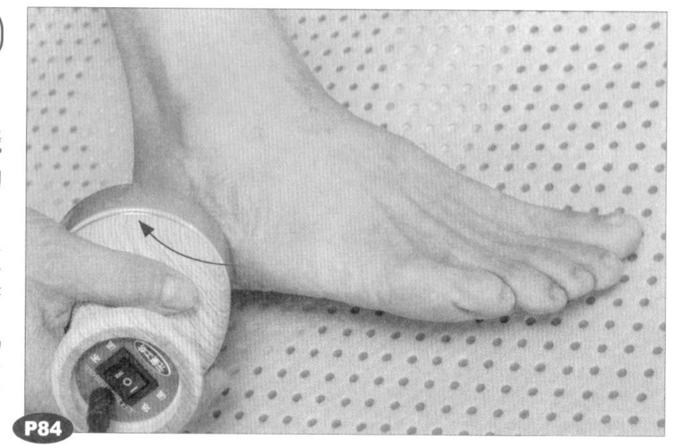


## 3. 尾骨後面反射區

**按摩位置** 跟骨的後側。

**動作** 拇指腹「往下」用力按摩後跟骨頭上。腳跟可適度敲地板，活絡氣血。

**作用** 消除尾骨發炎，揮別「坐立難安」，改善睡眠品質，消除晨起睏倦。

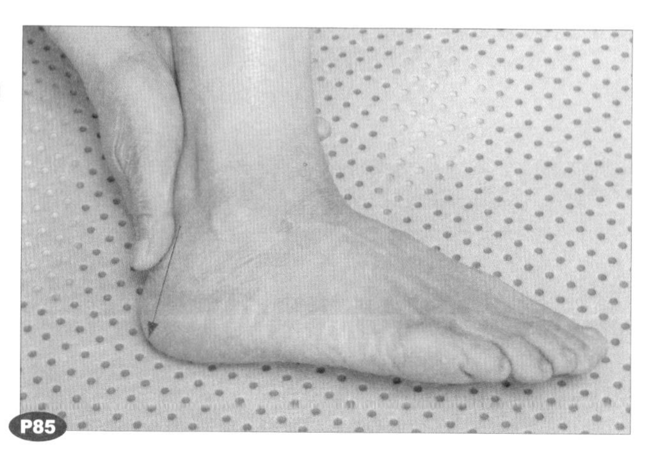

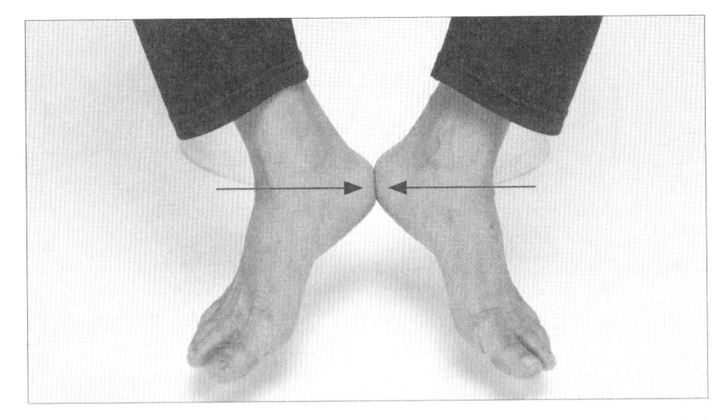

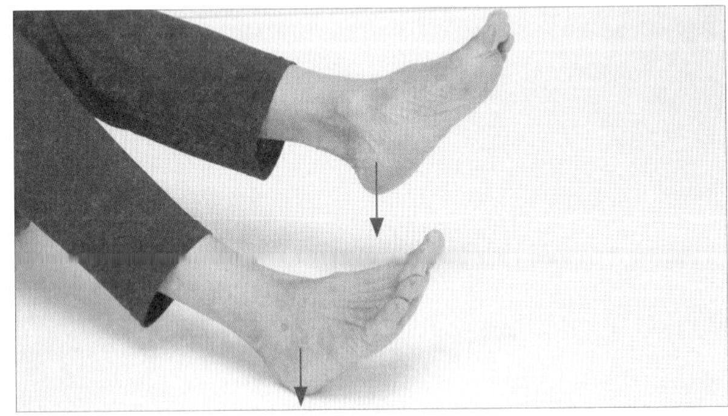

## 4. 腳跟互敲．敲地

**按摩位置** 跟骨的後側。

**動作** ❶兩腳跟的內側互敲，要感覺到骨頭有輕微疼痛感。❷地面鋪一層薄墊，腳跟外側與後緣地面敲地，腳抬高後自然放下，利用自由落體的力量按摩腳跟，不要使力。

**作用** 強健尾骨，可提升睡眠品質，避免「坐立難安」。

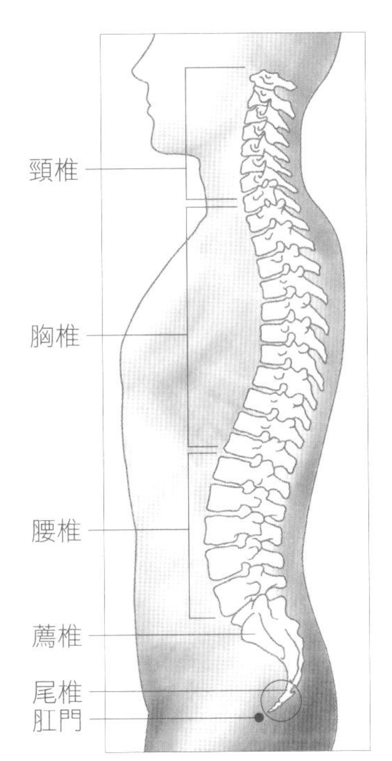


## 5. 手指按壓尾骨

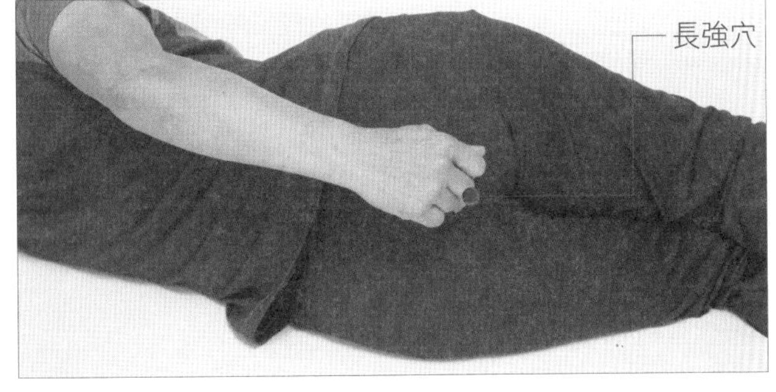


**按摩位置** 脊椎最尾端，兩臀之間的深處，靠近肛門。

**動作** ❶側躺，雙腳彎曲，上面的那隻腳稍稍向前挪一些，用中指或食指按壓尾骨。

❷站立時雙腳張開，膝蓋微曲，中指或食指按壓尾骨。

**作用** 是恢復尾骨健康最快速的方法，即按到督脈的起點「長強穴」。有便秘、痔瘡者，天天睡前按摩，幾大就能改善。

# 23 膝蓋無力 24 膝蓋痠痛

## 膝關節反射區（中間部位是膝蓋骨，前、後面是韌帶）和大腿筋都要檢查

**案例分享** 鄭小姐常感覺膝蓋痛，但她愛爬山，「膝蓋痛難過，但是不爬山更難過。」我幫她按摩「膝蓋反射區」，顯示膝蓋並沒有問題，再檢查周邊組織，果然問題出在大腿正面兩側的筋失去彈性，所以只要膝蓋一彎曲，筋被繃得更緊，膝蓋受力太大，就會造成疼痛。我用手按壓她的大腿肌肉，再用滾棒推壓，她疼痛難忍，但按摩後，走路、爬樓梯的疼痛感都有改善。

**改善重點** 按摩外踝骨下方「膝關節反射區」（中間部位是「膝蓋骨反射區」，前、後面是「膝蓋韌帶反射區」），找出膝痛的原因加以按摩。如果問題不在膝蓋本身，就要檢查大腿兩側的筋是否太緊繃。

❶ **膝蓋使用過度與老化**：過度使用膝關節，勢必容易造成膝蓋痠痛，勤加按摩「膝蓋反射區」，能舒解痠痛、強健組織、延緩老化。

❷ **大腿兩側的筋太緊繃**：大腿正面兩旁的「筋」繃得太緊，也是導致膝蓋無力、疼痛的主因。「筋」包括肌腱和韌帶，連結於骨頭上，相鄰的骨骼（關節）靠著筋才能曲伸轉動。「筋」若失去彈性，彎曲關節時，就會緊繃而導致疼痛。

### 1. 膝蓋反射區 按摩重點

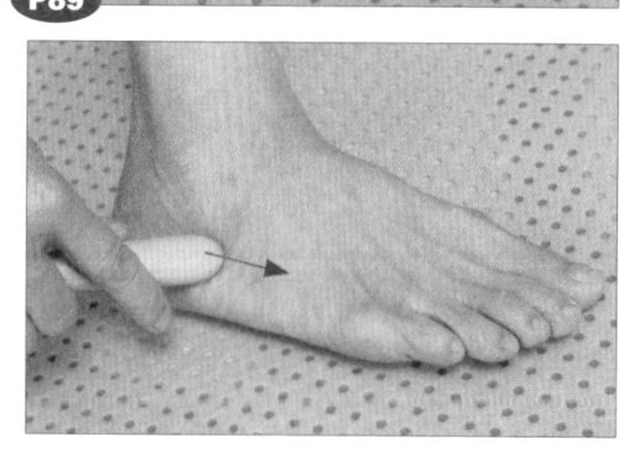

P89

**按摩位置** 外踝骨下，骨頭盡處的邊緣和其下的凹槽裡。

**動作** ❶拇指腹往前按摩外踝骨下方骨頭。❷將滾棒棒頭放在凹槽裡，同樣「往前」按摩加強。

**作用** 強化膝蓋骨和韌帶，消除膝蓋痠痛，預防膝蓋退化。

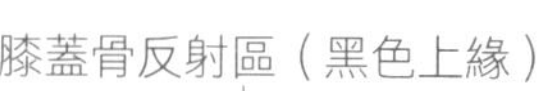


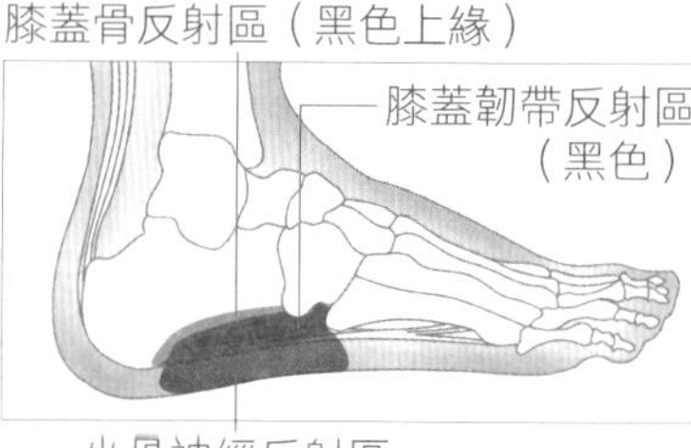

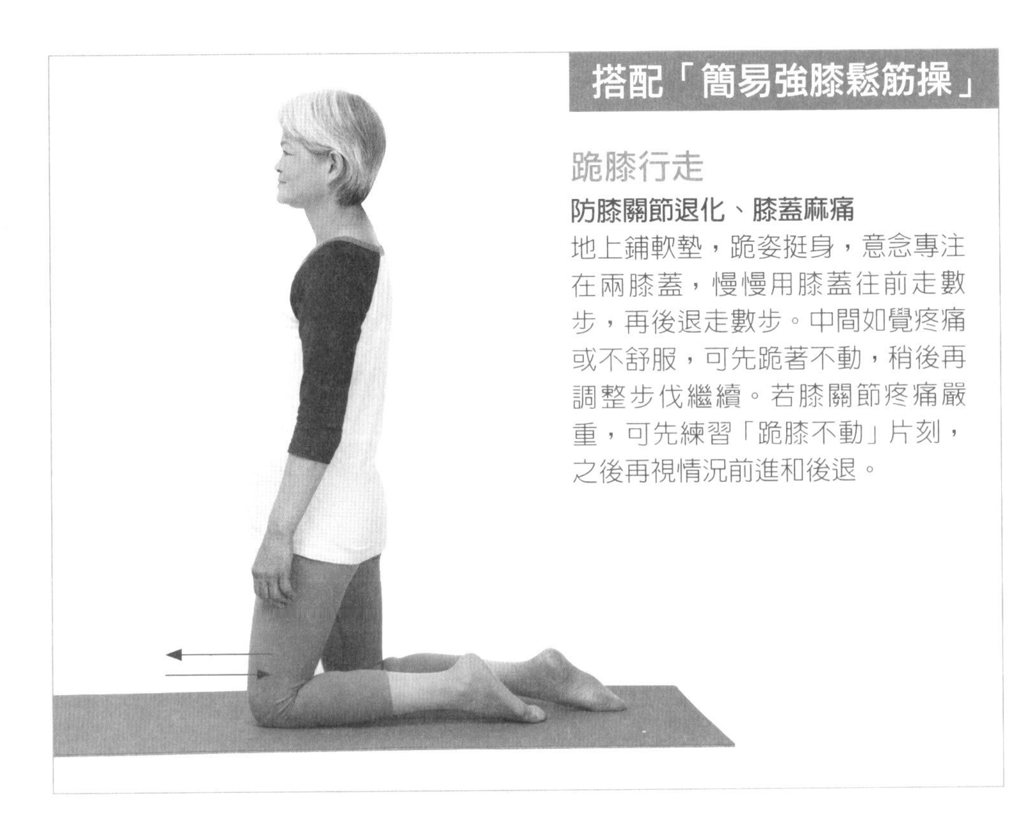

## 搭配「簡易強膝鬆筋操」

### 跪膝行走

**防膝關節退化、膝蓋麻痛**

地上鋪軟墊，跪姿挺身，意念專注在兩膝蓋，慢慢用膝蓋往前走數步，再後退走數步。中間如覺疼痛或不舒服，可先跪著不動，稍後再調整步伐繼續。若膝關節疼痛嚴重，可先練習「跪膝不動」片刻，之後再視情況前進和後退。

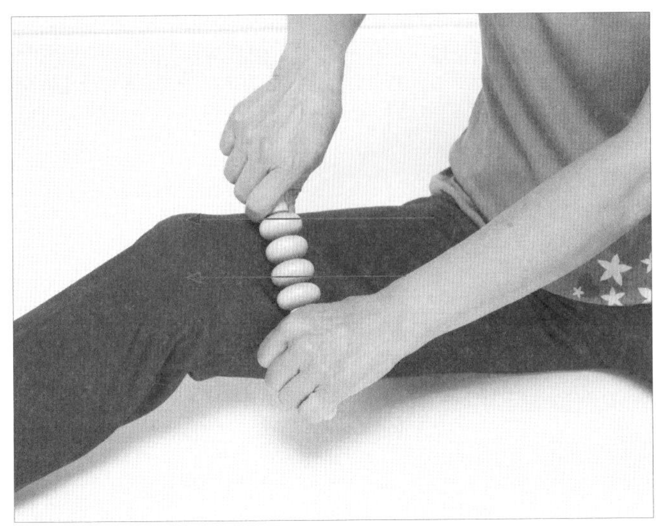

## 2. 大腿正面筋脈

**按摩位置** 大腿正面兩條筋脈，內外側都按到。

**動作** ❶用滾棒往前滾按大腿正面肌肉。

❷用掌跟按推時，力道可用力點。

**作用** 強化大腿肌肉，使兩側的筋恢復彈性，預防膝蓋痠痛。

**症狀分析▶** 膝蓋疼痛，有時癥結在「筋」，不在膝蓋本身；其實是大腿兩側的兩條筋僵硬、缺乏彈性造成的。但因為常被忽略，所以試過各種治法都沒治到病根。

25

# 腳踝扭傷

## 下病上治，上病下治。踝骨傷按大小腿、手腕骨

**案例分享** 謝小姐曾在下樓梯時踩空，左腳踝嚴重扭傷，骨頭沒斷裂，但韌帶拉傷。吃消炎、止痛藥三天，還是腫得像麵包，留下大片瘀血。又忍痛一週後，紅腫稍微好一些，但左腳還是痛得無法使力，嚴重到失眠、全身筋骨痠痛。我帶培訓班的學員爲她熱敷、按摩、敲打一小時後，她的左腳能踩地，當晚也睡了個好覺，全身舒暢。

**改善重點** 處理四肢傷痛（沒有傷口）的原則：**不要碰觸傷痛處**，只要提供它更多氣血，讓自癒力有能量去修復組織細胞——**在疼痛處上游部位往下按摩，打通氣血通道**。我們為謝小姐按摩和推拿左大腿、小腿，也按腳的「背脊、斜方肌反射區」（第75、66頁），**紅腫處再用遠紅外線的熱敷袋或按摩器熱敷（剛受傷即可敷）**，半小時就能消炎消腫。一般醫生說初期要冰敷，其實那會使血管收縮，氣血更不通暢。

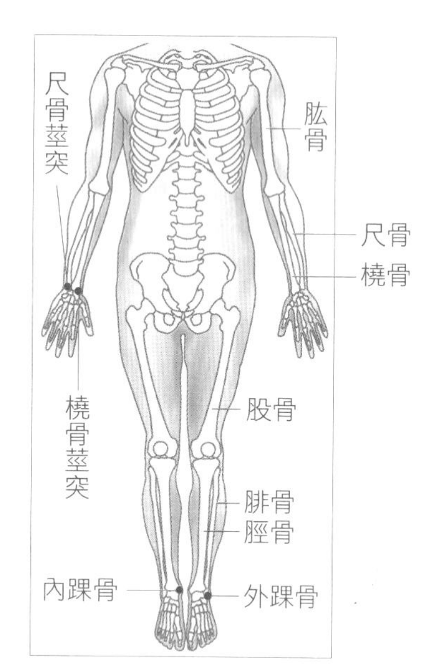


**症狀分析▶ 謝小姐年輕，常運動，也會DIY按摩，體力和自癒力相當好。但她腳傷實在嚴重，若非藉助要點按摩，自行復原會痛苦而漫長，後遺症也多。**

### 按摩重點

橈骨莖突・尺骨莖突

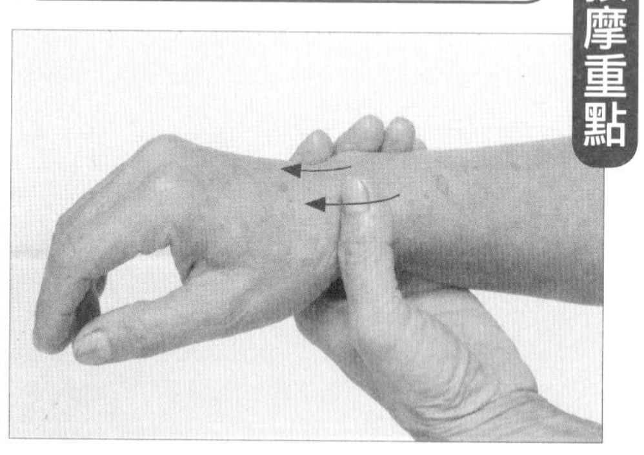

**按摩位置** 也可依四肢骨骼對應關係來按摩：腳踝骨對應同側手腕骨；手腕兩側各有一突出部位，外側是尺骨端點「尺骨莖突」；內側是橈骨端點「橈骨莖突」。

**動作** 拇指或食指按揉腕關節兩側凹陷處的筋（韌帶）。內踝關節受傷按「橈骨莖突」；外踝關節受傷按「尺骨莖突」。

**作用** 腳踝受傷常傷在外踝骨的韌帶。依「下病上治，上病下治」和「骨頭的反射區在骨頭上，筋的反射區在筋上」，只要韌帶沒斷裂，按摩反射區能解痛消炎，快速復原。

# 26 小腿肌肉僵硬 27 足底筋膜炎

## 腳跟或腳底痛是症狀，不是病因，真正的病因在「小腿肚」上

**案例分享** 澳洲來的Robyn時常腳底痛，以爲只是走路太累，但卻越來越痛，看醫生吃藥仍時好時壞。她想可能是體重太重，於是每天爬樓梯減肥，兩週後腳底痛沒改善，連膝蓋也痛起來！我用手輕按她緊繃的小腿肚，她痛得唉唉叫，但忍痛要我用滾棒爲她按摩。經兩個月每週一次的按摩，她的步履變得輕盈，笑臉迎人，前後判若兩人！

**改善重點** **雙手拇指重疊按壓**（不是用捏的）小腿肚；或用滾棒、活瓷刮痧按摩器，**在小腿肚上往下滾動**，**找出疼痛點**。疼痛處的肌肉特別僵硬，筋脈有緊繃感，這會影響氣血循環，導致下游的腳後跟和腳底首當其衝受到影響。若只是當「足底筋膜炎」治療，不解決上游部位氣血不通暢的問題，往往幾天後又痛起來。

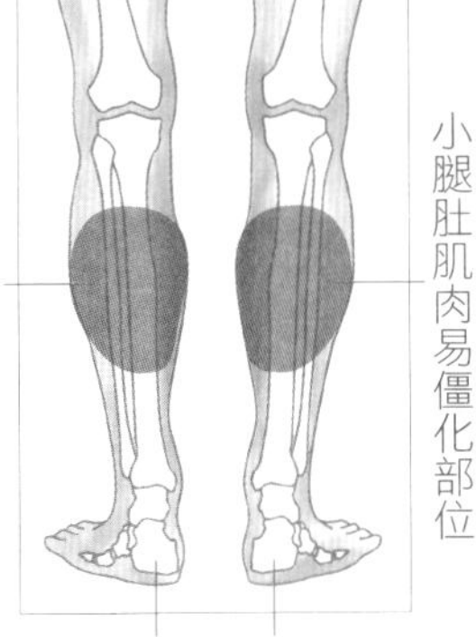


**小腿肚** **按摩重點**

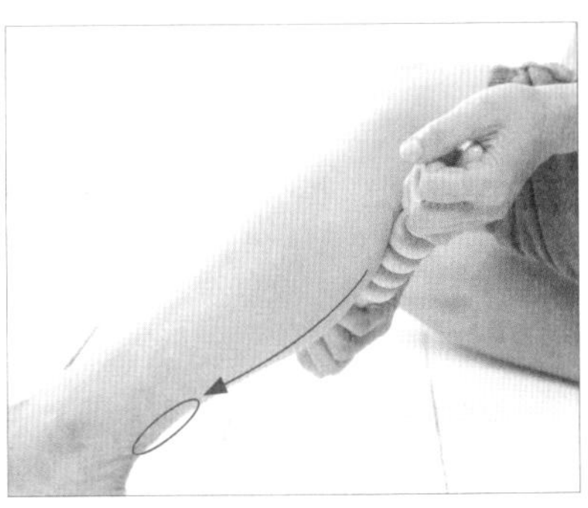

**按摩位置** 腳跟痛、腳底痛，大多是小腿肚易僵化部位所引起。找出小腿肚的疼痛處，由上往下按摩。

**動作** 坐在矮椅子或地上，小腿放鬆，橫握滾棒，或用活瓷按摩器，藉身體前傾的重力，「往下」多次推小腿肚（勿來回滾動）。腳跟上方肌肉較少的地方，用拇指腹推揉。

**作用** 消除小腿肚肌肉和筋脈的僵硬緊繃，腳跟、腳底的疼痛自然會跟著消失。因為症狀是累積的，需數次按摩才能逐漸復原；勿一次按過量，否則隔天小腿會有疼痛感。

**症狀分析▶** 下樓梯、登山下坡時雙腳緊張；打籃球投籃，雙腳急遽落地；常穿高跟鞋的女性；喜歡跳階梯的小朋友，是最容易腳跟、腳底痛的族群。事實上，真正的病因在小腿肚，因小腿肚肌肉和筋脈勞累而僵硬、纖維化、缺乏彈性，腳底一旦被牽扯，勢必會產生疼痛。

# 28 頭痛 29 腦壓高 30 頭暈

## 右腦痛按左拇趾，左腦痛按右拇趾，且避免冷氣、冰品

**案例分享** 一位剛退伍、初出社會的年輕人寫信給我，他常感覺後腦脹脹的，連前額也會，思緒很不清楚，而且起床時眼睛迷濛，脖子也很僵硬，睡覺時翻來覆去，換了枕頭也沒有用，還有喉嚨紅腫，鼻涕倒流，自律神經失調，肚子脹氣、便秘。雖然看了好幾次中醫，也吃中藥，甚至去問神、喝符水、刮痧，仍然沒有效果。

**改善重點** 這些症狀是很多高壓上班族的寫照。長期壓力大，導致頭部氣血循環不通，而腦壓過高，甚至壓迫到十二對腦神經包含視神經，損害到視力。我還處

## 按摩重點

### 1. 大腦・後腦反射區

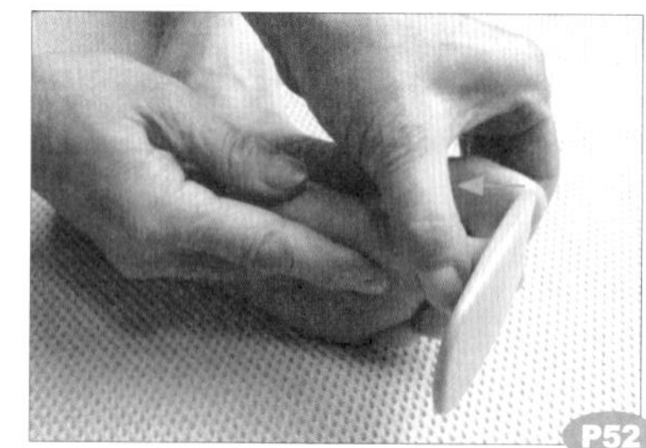

P52

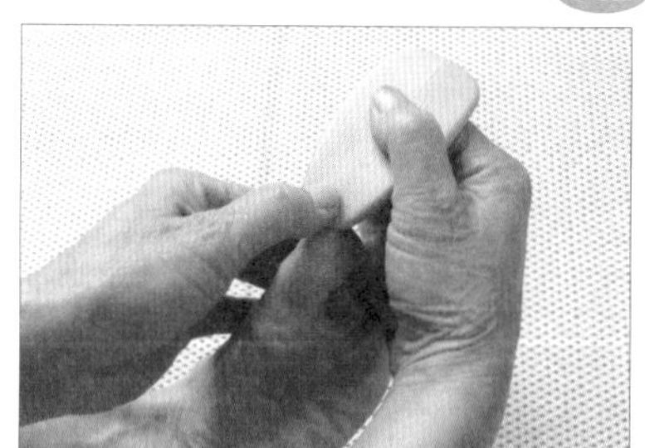

**按摩位置** 腳拇趾趾腹，腳上的反射區與腦為左右交叉對應：「後腦反射區」在較靠近趾縫側。

**動作** ❶用鋤型按摩器的窄頭「往後」按摩拇趾腹，內外側仔細按透。
❷「由內往外」按摩拇趾前緣「大腦前葉反射區」。

**作用** 促進大腦、後腦的氣血循環，消除頭脹痛和偏頭痛，使思路清晰，提升記憶力，改善睡眠，舒緩高血壓。

### 2. 按刮頭部

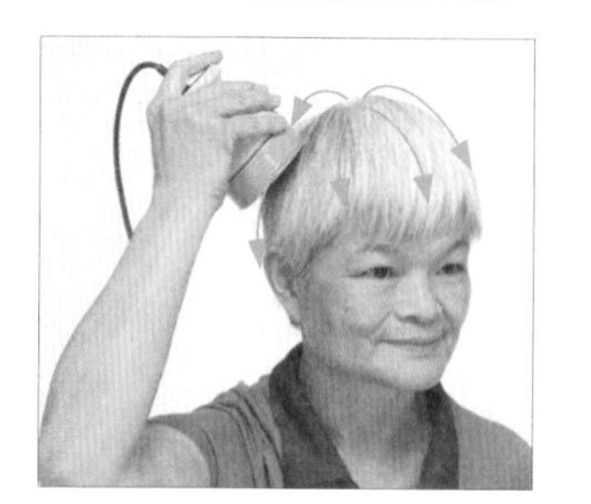

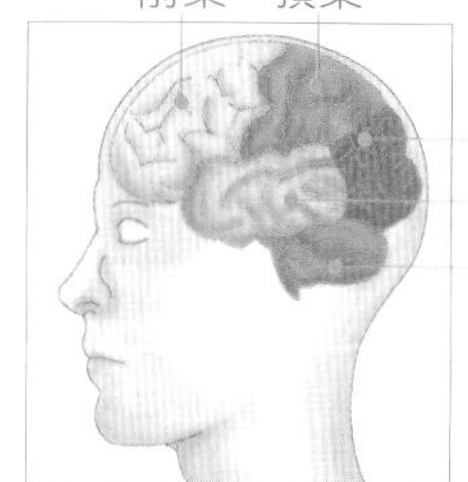


**按摩位置** 頭頂、後腦、側頭部都按到。

**動作** 用活瓷刮痧按摩器「往下」按刮全頭，多分幾道按摩。

**作用** 此方法更適合頭髮較少者，使效力更透入作用，疏活腦部氣血通路，消除頭脹。

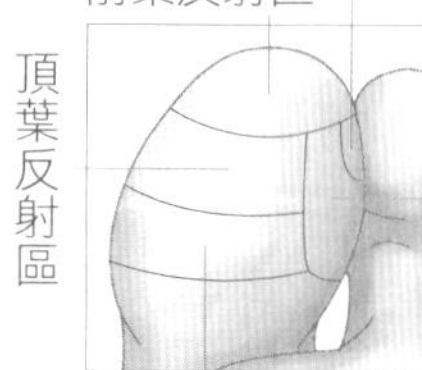

理過上眼皮突然掉下來，**或眼睛突然失明等個案**，也有後腦嚴重脹痛壓迫到顏面神經，導致顏面麻痺、抽搐者。

處理壓力症候群，首要按摩**頭部反射區（腳拇趾腹）和肩頸反射區（腳拇趾基節）**，最有效的工具是「鋤型按摩器」，且能根本解決問題，腦力也會提升。當壓力和不適消除，睡眠自然會跟著好轉。

長期過大的壓力還會導致自律神經和內分泌失調，免疫力也跟著下降。建議用鋤型按摩器按摩「腳拇趾腹」，並加強靠近趾腹縫緣的「後腦反射區」，再用活瓷刮痧按摩器按刮手臂內側「心包經」，以及按摩整個雙腳腳底的「五臟六腑反射區」。喉嚨紅腫、鼻涕倒流、肚子脹氣、便秘等，與免疫力和臟腑機能下降有關的症狀都能解決。

## 3. 敲頭部

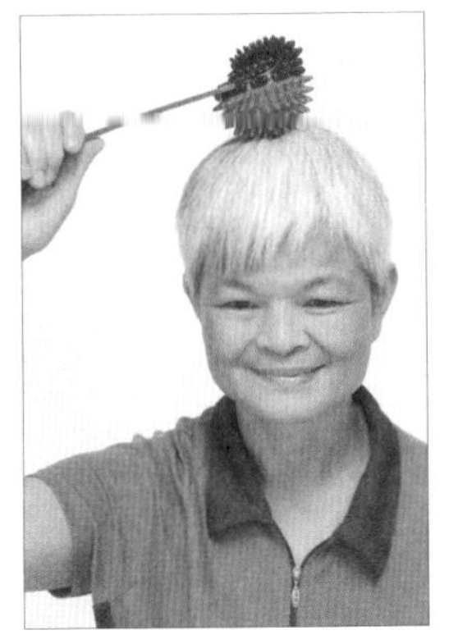

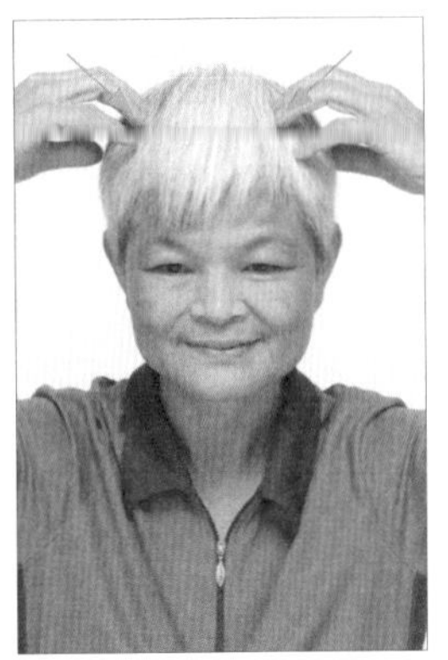

**按摩位置** 頭頂、後腦、側頭部都敲到。

**動作** 用敲敲樂（軟面）敲打頭部每一處，也可用手指敲打頭部。感覺疼痛處，正是氣血不通暢之處，可多敲幾下。

**作用** 促進腦部氣血循環，減輕顱腔壓力，消除頭脹頭痛。氣虛者會好眠，白天精神好。

## 4. 按刮頭部

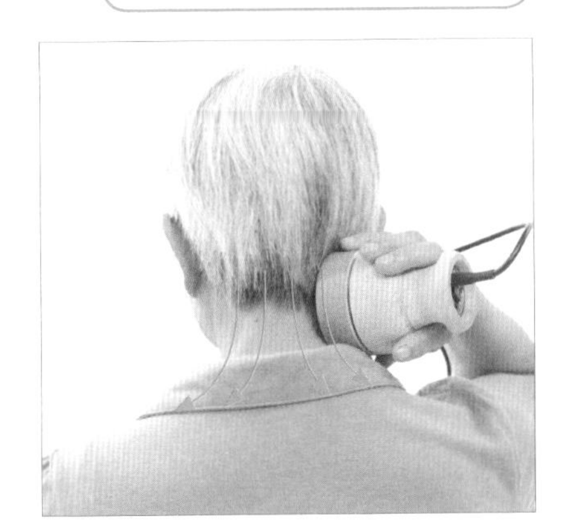

**按摩位置** 後頸、頸側。

**動作** 用活瓷刮痧按摩器，順著後腦、後頸「往下」刮頸部肌肉，頸側也要按刮到。

**作用** 疏通腦部氣血，減輕後腦、頸肩壓力。

**症狀分析▶ 按壓腳拇趾腹，判斷頭痛和壓力造成你健康受損的程度：**

❶ 輕微鼓脹，按壓深層無顆粒狀反應物：表示頭部氣血問題輕微，病程短，但已影響睡眠。

❷ 嚴重鼓脹，按壓的感覺像灌滿氣的球：表示頭部氣血循環不良，常頭痛頭脹，甚至有時頭會痛欲裂。可先按摩外踝骨與跟骨接合凹陷處的「昆侖穴」，使鼓脹的拇趾腹暫時變鬆軟，讓按摩更能力透反應層。

❸ 嚴重鼓脹，出現顆粒物：表示頭部氣血循環不良持續已久，或頭部曾受傷，氣滯未消。

❹ 皺扁無彈性，顏色蒼白：表示頭部血流量低，氣血虛弱，容易疲累無力，按摩深層也可能出現顆粒狀反應物。因腳趾彈性不佳，按摩時力道要輕柔，速度放慢。

# 31 後腦脹痛 32 偏頭痛

## 按「後腦、太陽穴反射區」，及太陽穴、肩井穴、膀胱經

**案例分享** 在警察大學任教的莊老師，天天打籃球，常練跆拳道、跑步，身體很健康。結婚前，未婚妻要我為他「健康檢查」。按摩後，我問他是不是都一直側躺睡覺。我說：「你除了腰椎輕微受傷外，全身都很健康。但你的後腦是不是嚴重受傷過？」

　他想好久才想起來，國小時曾因天雨路滑摔倒，腦震盪住院三天。我稍用力按壓他的後腦，他痛得皺緊眉頭，更驗證我的判斷是正確的。於是我教他DIY按摩「腳趾」頭部反射區，提醒他趁年輕時消除後遺症，以免老來受罪。按摩數次後，他告訴我，他可以舒服地平躺著睡覺了。

**改善重點** 勞心的上班族常有後腦

## 按摩重點

### 1. 後腦反射區

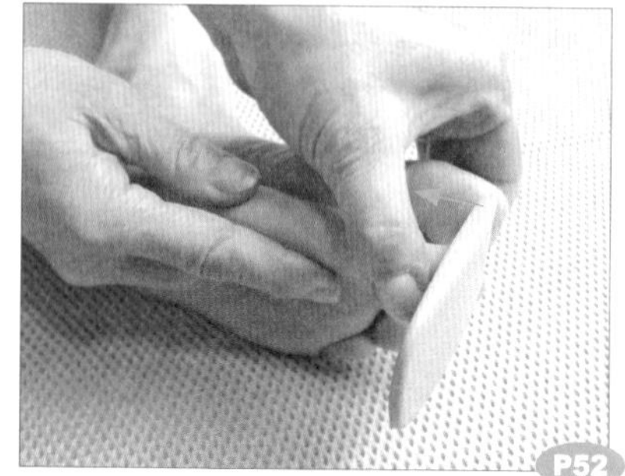

P52

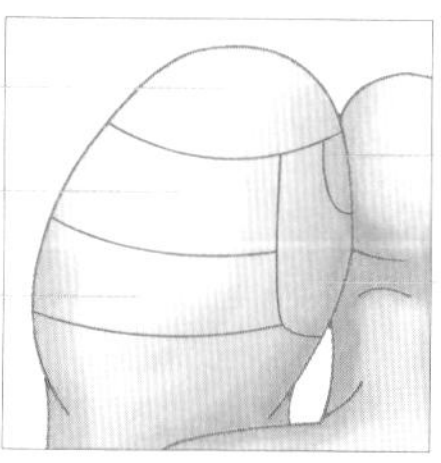


**按摩位置** 腳拇趾趾腹較靠近趾縫的一側，左腦對應右腳趾，右腦對應左腳趾。

**動作** 用鋤型按摩器的窄頭「往後」按摩整個拇趾腹，加強按靠縫隙側的「後腦反射區」。

**作用** 促進後腦、大腦的氣血循環，消除後腦、頭頂的脹痛和偏頭痛，使思路清晰，提升記憶力，改善睡眠。

### 2. 後腦

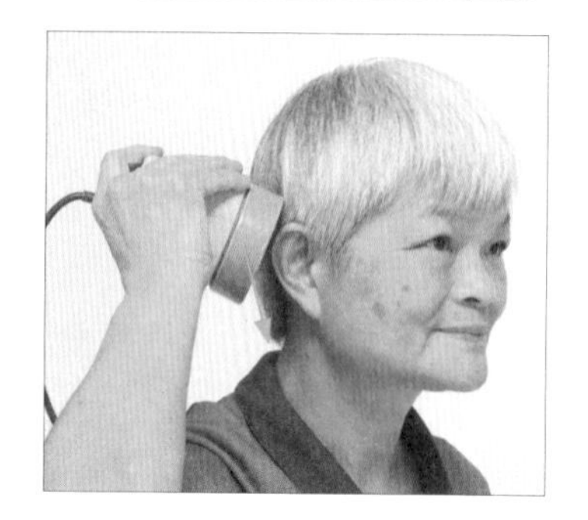

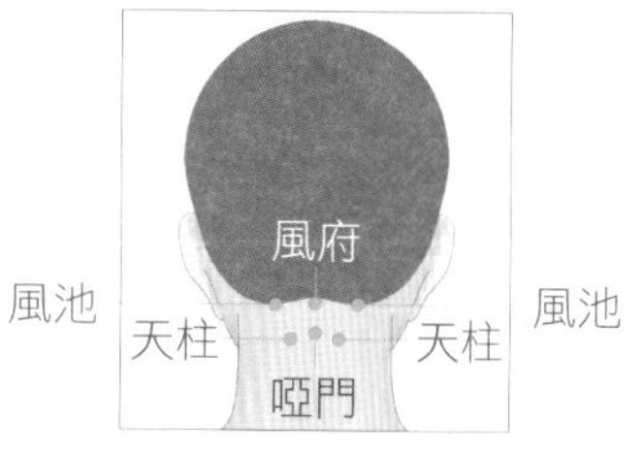


**按摩位置** 頭部後面，連接著頸部。

**動作** 用手拇指或活瓷刮痧按摩器，「按壓、往下按摩」後腦，也可用手指敲打頭部。

**作用** 刺激後腦與連接頸部區域上，消除頭痛的穴位：風府、風池、啞門、天柱。

脹痛、偏頭痛的困擾，更常出現在用腦過度、熬夜之後。如果曾因外力撞擊導致頭部受傷，外在的傷口雖然痊癒了，內部被破壞的氣血循環卻仍沒有恢復，所以隨著年紀愈大，後遺症就易顯現，頭痛也會因健康退化而更加明顯。

要消除後腦脹痛，可按摩腳拇趾腹的「後腦反射區」，並在脊椎兩側的「膀胱經」由上往下刮痧。

要消除偏頭痛，可按摩腳拇趾腹的「太陽穴反射區」，也可直接按摩「太陽穴」、膽經的「肩井穴」，和敲打「膽經」，因為膽經曲折循行在頭的兩側，若氣滯不暢也會造成偏頭痛。

**症狀分析▶ 這個個案的主角，萬萬沒想到自己二十多年來側躺睡覺的原因，是摔跤的後遺症。因為後腦曾受過傷，無法再承受外來的壓力，若仰躺著睡覺，後腦受壓會很不舒服，所以側臥睡覺就成了習慣。**

## 3. 太陽穴反射區

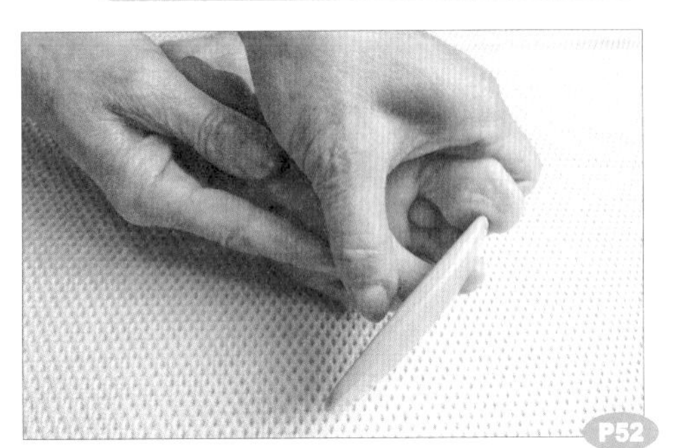
P52

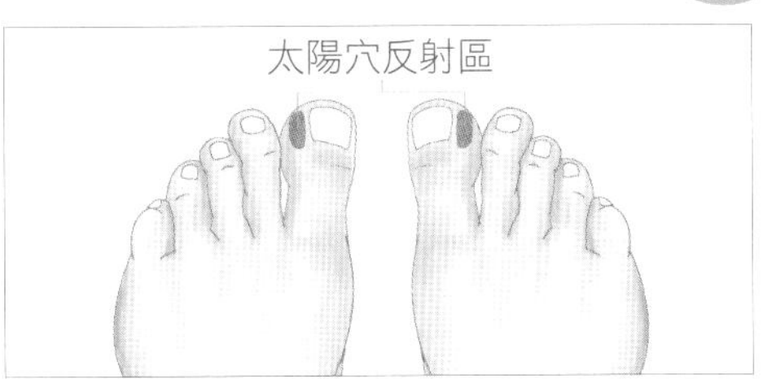


**按摩位置** 拇趾靠縫隙側，趾甲外的肌肉上。反射區與太陽穴為左右交叉對應。

**動作** 用鋤型按摩器的窄頭「往後」按摩反射區。此區比較敏感，按摩要輕柔，按摩器要距離趾甲約2釐米，避免造成劇痛。等症狀減輕時，再加強按摩力道。

**作用** 快速消除偏頭痛，只要持續按摩，即使是長年的偏頭痛，都能逐漸痊癒。

## 4. 太陽穴

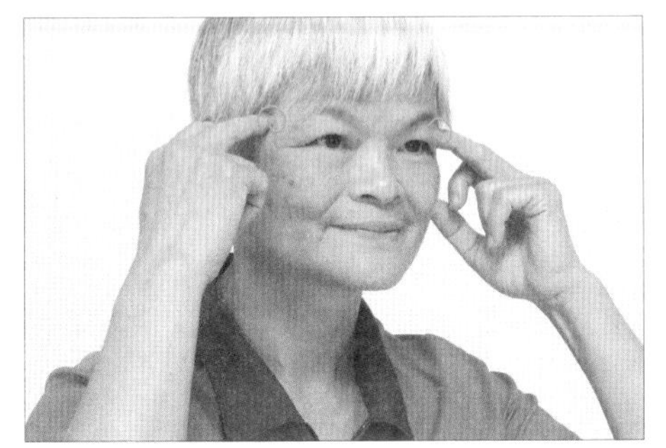

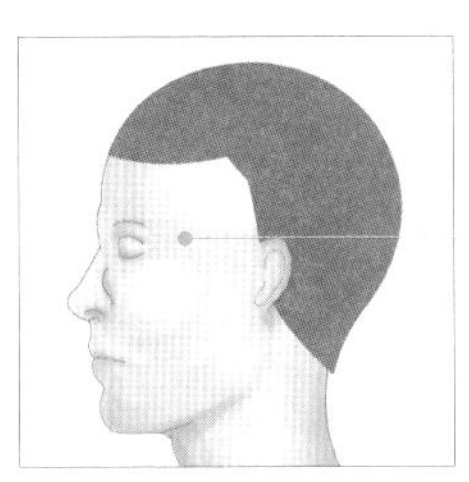


**按摩位置** 眉梢與外眼角中間向後1指寬凹陷處，頭部左右側各一。若凹陷不明顯，無法準確找到穴位，就按壓外眼角附近，找出疼痛點加以按摩。

**動作** 用中指按壓穴位，先360度輕揉數下，再稍微用力按壓。。

**作用** 快速消除偏頭痛。

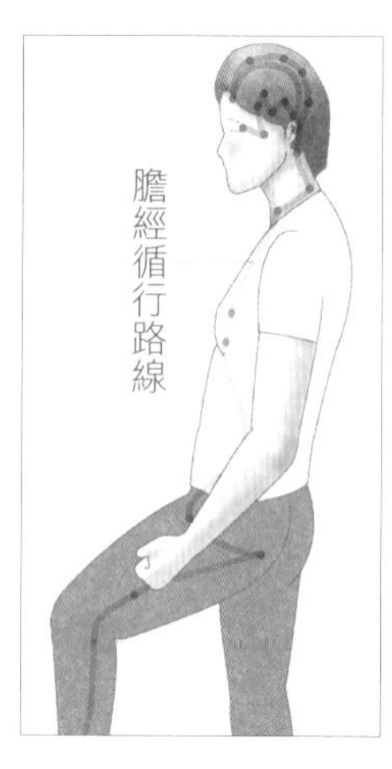


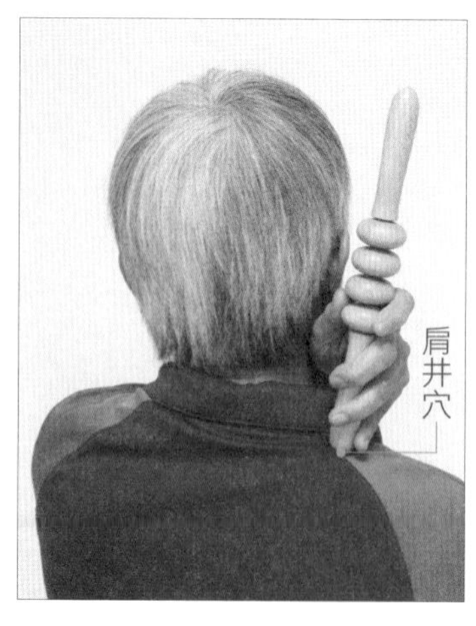


## 5. 膽經肩井穴

**按摩位置** 膽經從腳趾、循行腿外側中間、胸脇、頸部、耳後到頭側邊。「肩井穴」在頸椎與肩膀連接處的骨頭突處中點。

**動作** 用滾棒頭按壓肩膀「肩井穴」；也可手握拳敲打「膽經」循行路線。

**作用** 可疏通膽經，消除偏頭痛。膽經於頭部和下肢的穴位在較淺層，也可藉敲打、拍打促進暢通。

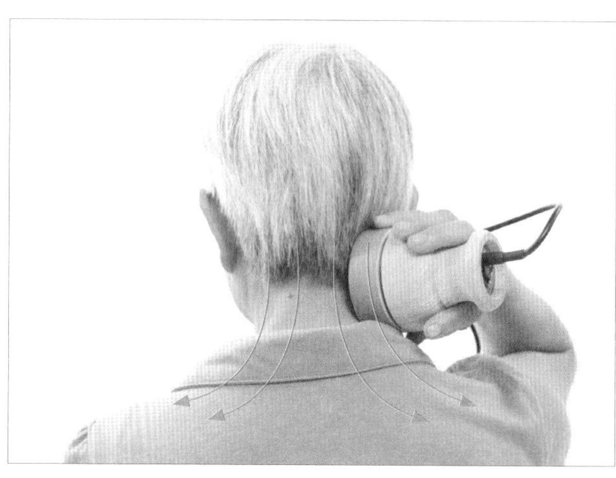

## 6. 按刮頸部

**按摩位置** 後頸、頸側。

**動作** 用活瓷刮痧按摩器，順著後腦、後頸「往下」刮頸部肌肉，頸側也要按刮到。

**作用** 頭痛、後腦痛時，頸部都會僵硬痠痛。若要根治頭痛，得同時消除頸部痠痛。

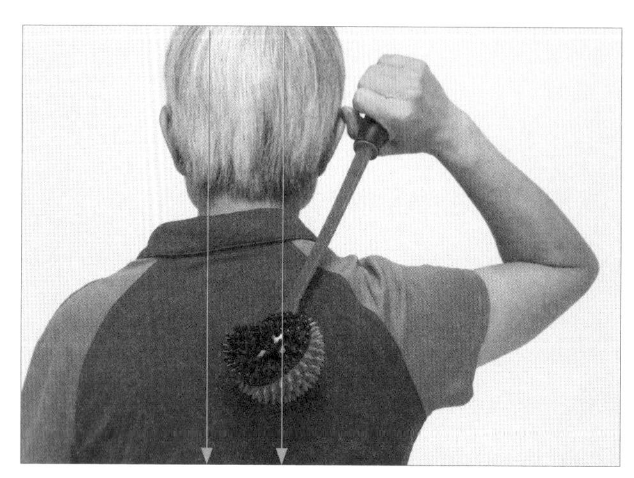

## 7. 敲打膀胱經

**按摩位置** 敲打循行後半身從臉、頭到腳的「膀胱經」，以敲後腦、後背為主。

**動作** 用敲敲樂敲打後腦、後頸肩、後背，脹痛處多敲幾下。

**作用** 以震盪力暢通後腦、後半身氣血，改善阻滯脹痛，提振精神。

# 33 前額痛 34 眉骨痛

## 按摩腳拇趾「額竇反射區」，消除眼鼻附近的脹痛

**改善重點** 很多人感覺前額、眉骨不舒服，老是有脹痛感，卻又無法具體說出脹痛部位是眼睛？鼻子？還是頭痛。**其實問題往往就出在眼和鼻兩側的「額竇」**。而「額竇反射區」對應的部位，涵蓋眉骨、鼻中隔、鼻甲、顳頷關節，以及其中的黏膜、神經等組織，會影響嗅覺、思考、精神，及肢體肌肉的鬆緊和協調，所以前額、眉骨附近不舒服時，按摩「額竇反射區」，有助立即疏通、緩解不適。

**症狀分析▶**「額竇」對呼吸、眼鼻、精神的好壞都有影響，經常按「額竇反射區」，可改善的症狀有：前額悶脹、鼻竇炎、鼻塞、鼻敏、眼耳鼻喉症、失眠、打鼾（配合按摩「喉嚨反射區」）、顳頷關節發炎、頭暈、頭痛、肌肉緊繃、焦慮、渙散等。

### 按摩重點

額竇反射區

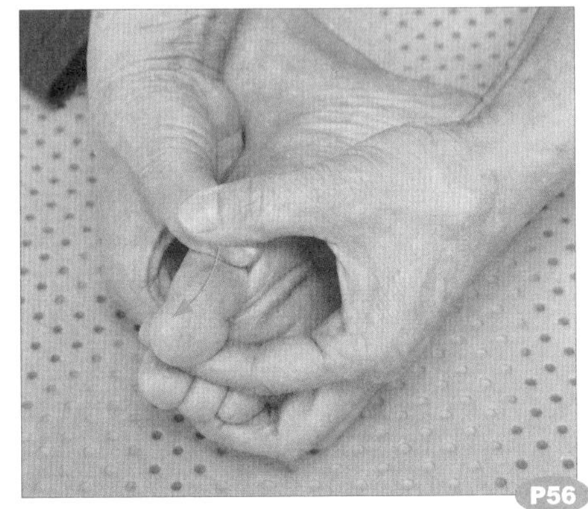

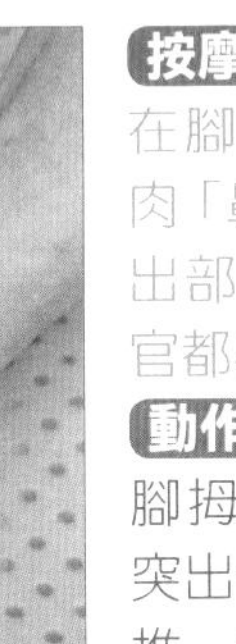

P56

**按摩位置** 「額竇反射區」在腳拇趾內側，趾甲旁肌肉「鼻子反射區」的後方突出部位。此二反射區與器官都為左右交叉對應。

**動作** 兩手拇指重疊，從腳拇趾內側趾甲旁後方，突出骨頭的後方「往前」按推，按到骨頭的前緣。

**作用** 緩解額竇、前額、眉骨脹痛，使眼睛、鼻子呼吸、思緒等功能好轉。

額竇反射區

鼻子反射區

# 35 眼睛痠澀 36 乾眼症

## 找出眼睛不適病因，對症按在正確位置

**改善重點** 中醫學說：**「肝開竅於目」**，意思是說眼睛是肝臟在體表上的一個「櫥窗」，是展現肝臟健康度的指標之一。「用眼過度」、「肝血不足」，易使眼睛痠澀不舒服，嚴重者甚至有乾眼症。「後腦氣血不暢通」及「腦壓高」等患者，眼睛也會感覺不舒服。至於罹患「呼吸道疾病」（如慢性鼻炎）者，眼睛可能會因受感染而發癢。

❶ **按摩「肝臟反射區」**：按摩右腳腳底的「肝臟反射區」，能促進血液大量回流到肝臟，肝臟藏血充足，乾澀的雙眼就能立即得到緩解、滋潤舒服。

❷ **按摩「後腦、額竇、眼睛反射區」**：按摩「後腦反射區」，可消除眼神經被擠壓、眼皮顫跳的現象；按摩「額竇反射區」，可促進眼睛附近的氣血循環；按摩「眼睛反射區」可以使眼睛立刻感到明亮輕鬆。

❸ **按摩「鼻子反射區」**：眼睛癢，病根可能在鼻子，所以要按摩「鼻子反射區」，消除鼻炎、鼻黏膜太厚的症狀，才是解決眼睛癢的根本之計。

另可搭配按摩眼睛下方的**「四白穴」**，舒緩眼部的疲勞、不適。

### 按摩重點

### 1. 肝臟反射區

**按摩位置** 右腳中段稍偏外側部位。

**動作** 用活瓷刮痧按摩器頂住「橫膈膜反射區」，雙手合力「由前往後」按摩至「腹膜反射區」。

**作用** 常常按摩右腳底的「肝臟反射區」，時時提升肝臟藏血、解毒的功能，及時排出鬱結肝臟裡的悶氣和滯留肝臟裡的毒素。

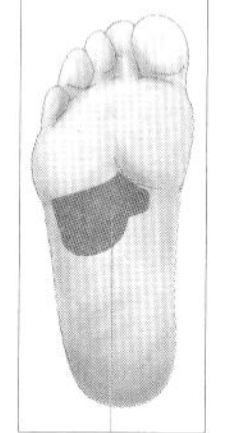
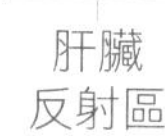
肝臟反射區

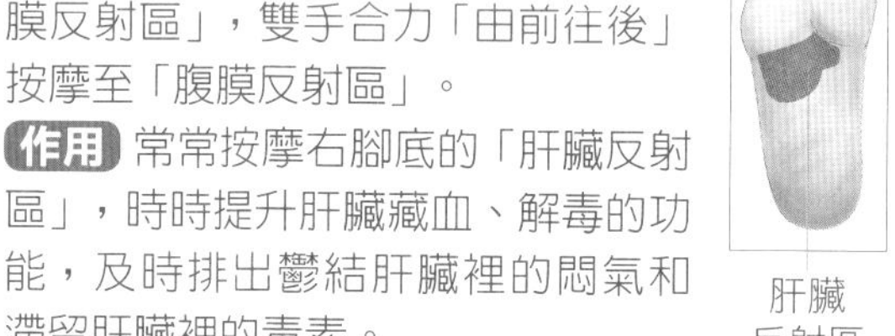

P69

### 2. 四白穴

**按摩位置** 雙眼平視，瞳孔下方凹陷處。

**動作** 以食指或中指於「四白穴」稍加施力按壓數次。

**作用** 舒緩眼睛疲勞、不適感，預防眼部疾病。

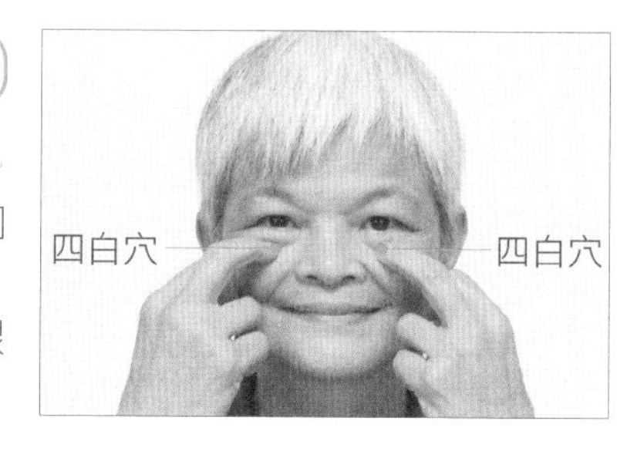


**症狀分析▶** 許多人每天使用電腦或3C產品的頻率相當高，經常會有眼睛痠脹現象，通常前額、眉骨會隱隱作痛；稍微用力按壓顴骨時，會感覺疼痛異常，這些都是用眼過度的反應。

# 37 近視 38 老花眼

## 按「眼睛、肝臟反射區」，改善眼部不適症狀

**改善重點** 長時間近距離用眼，或用眼過度，都容易造成眼睛的負擔，尤其使老花眼提早來臨。「肝開竅於目」，提升肝臟的藏血功能，眼睛相對可變得更健康。常常按摩「肝臟」和「眼睛」反射區，有助於預防或緩解老花眼、近視眼等症狀，提升視力。

### 1. 眼睛反射區　按摩重點

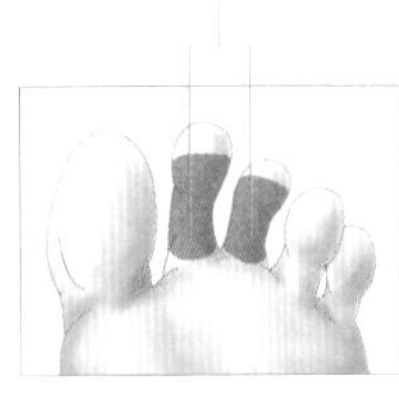


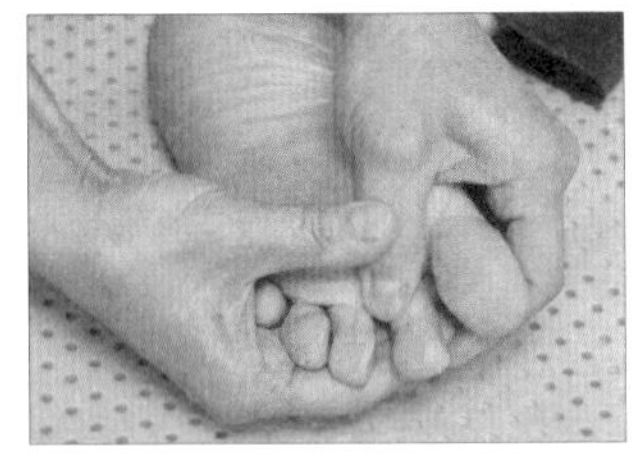

**按摩位置** 兩腳第2、3腳趾的底部，從掌趾摺痕到前端。左眼的反射區在右腳，右眼的反射區在左腳。

**動作** 兩手四指托住腳背，拇指重疊，從第2腳趾的掌趾摺痕處下放力氣，「往前端」按推，單向按摩數次。同樣手法換按第3趾。

**作用** 改善近視、老花眼、眼睛疲累、眼睛紅腫疼痛。

### 2. 肝臟反射區

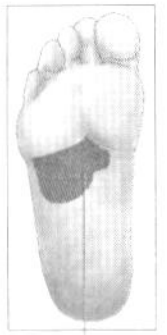


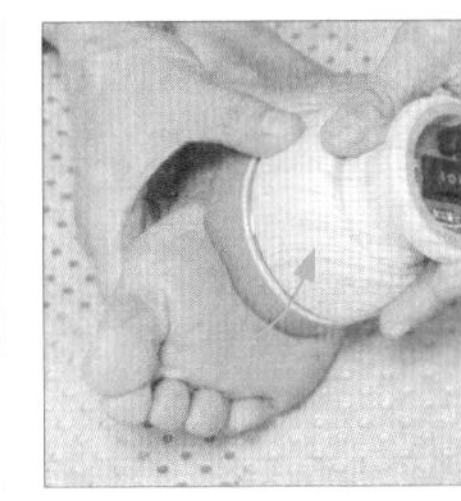

**按摩位置** 右腳中段稍偏外側部位。

**動作** 用活瓷刮痧按摩器頂住「橫膈膜反射區」，雙手合力「由前往後」按摩至「腹膜反射區」。

**作用** 提升肝臟藏血、解毒的功能，使眼睛更明亮。

### 3. 臉部穴位

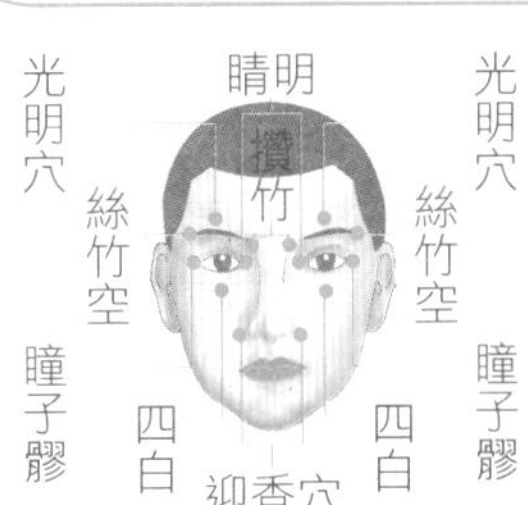


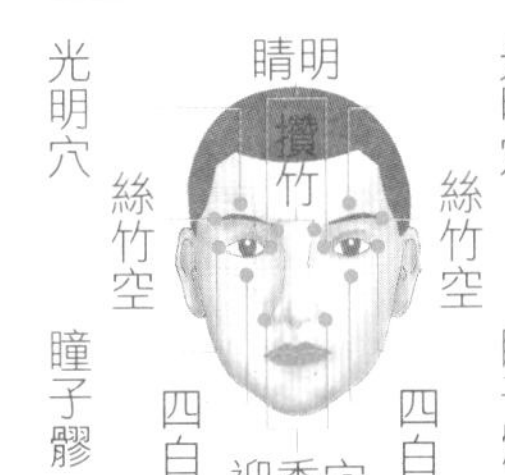

**動作** 用拇指按壓「攢竹穴」，用中指按壓「睛明」、「絲竹空」、「瞳子髎」、「四白」、「光明穴」和「迎香穴」。

**作用** 按摩「迎香穴」能消除鼻塞、流鼻水、打噴嚏等症狀；按摩上述其他穴位能消除眉骨痛、眼睛疲勞，增進眼睛的健康，提高視力。

**症狀分析▶** 眼睛痠脹是用腦、用眼過度的反應。平時正確用眼，搭配反射區和穴位按摩，便能舒緩眼睛不適，預防眼部疾病。

# 39 耳朵癢痛

## 按摩「耳朵、鼻子、額竇反射區」，改善耳朵癢痛、舒緩不適感

**案例分享1** 我的一位讀者，小時候因爲調皮被老師摑了一記耳光，從此左耳就聽不太清楚，10多年過後，依舊沒有恢復健康，只剩下約20%的聽力。我知道他有耳疾問題，特別反覆加強按摩他的「耳朵反射區」，到了第三次按摩時，突然間他大叫：「我的耳朵通了！」他發現他的左耳突然可以很清楚的聽到聲音。他說他以前左耳好像一直被東西蒙住似的，聽到的都是模糊不清的聲音，沒想到足部按摩竟然可以恢復他的聽力！

**案例分享2** 朋友的女兒有一次玩「香蕉船」的水上活動，快到終點時，汽艇駕駛耍個動作，把所有乘客都甩落水中。她從水裡爬起來後，發現耳朵進水了，在岸邊偏著頭跳了又跳，但始終無法讓耳朵裡的水流出來。回到家後，耳朵不舒

### 1. 耳朵反射區 按摩重點

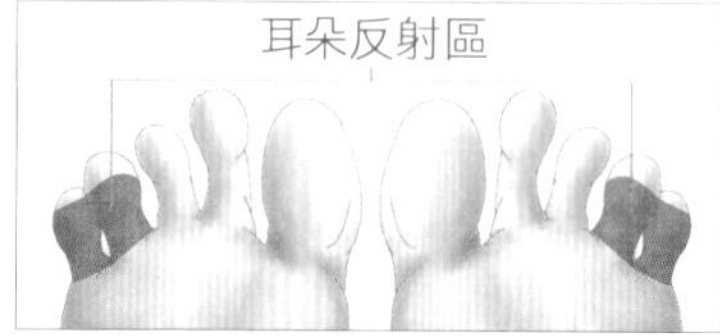


**按摩位置** 雙腳第4、5腳趾的底部到前端；左耳的反射區在右腳，右耳的反射區在左腳。

**動作** 兩手拇指重疊，或單指，從第4腳趾的掌指摺痕處，把力氣下放，「往前端」按推，單向按摩數次（同樣手法換按第5趾）。推的時候都要注意，不要讓腳趾頭彎曲掉；腳趾底部及腳趾兩側都要往前按推到。

**作用** 改善耳鳴、重聽、中耳炎、耳朵受傷、聽力受損、暈車、耳朵癢、耳朵痛。

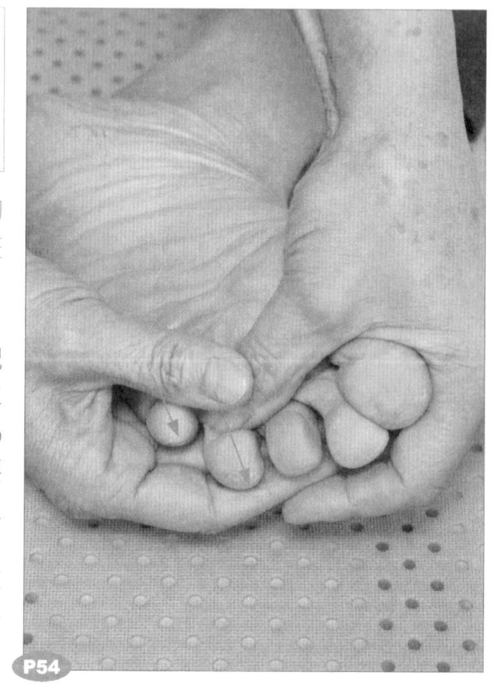

P54

**症狀分析▶** 人體內的每個器官運作都是相輔相成的，鼻炎或其他呼吸道疾病也會導致耳朵癢痛。另外像是外力衝擊、噪音、異物侵入耳朵、耳屎過多、病毒或細菌感染等，都可能造成耳朵癢、耳朵痛。

服的感覺一直困擾著。幾天後，朋友自己動手爲女兒按摩。

當她在女兒雙腳的第4、5腳趾反覆按摩時，她痛得哇哇叫。按摩過後，腳趾的疼痛消失，而耳朵似乎沒有任何反應。但過了十多分鐘後，她女兒突然覺得耳朵裡有東西在爬動，伸手一摸，發現有髒髒的液體流出，還發出濃臭味。

她驚奇地大叫：「媽，快過來看！」朋友看了一陣驚喜，又順手抓住女兒的雙腳，再爲她按摩一番。她女兒的耳朵又流出一些又臭又髒的液體，這時，再爲她按摩「耳朵反射區」時，已經完全不痛了，耳朵的不舒服感也完全消除了。

**改善重點** 耳疾、聽力問題，**多按摩「耳朵反射區」和「腎臟反射區」**。中醫學說：「腎開竅於耳」，耳朵能反應腎臟的健康情形。肝腎好的人，耳聰目明；肝腎不好的人，視力差，容易耳背，聽不清楚。

## 2. 鼻子反射區

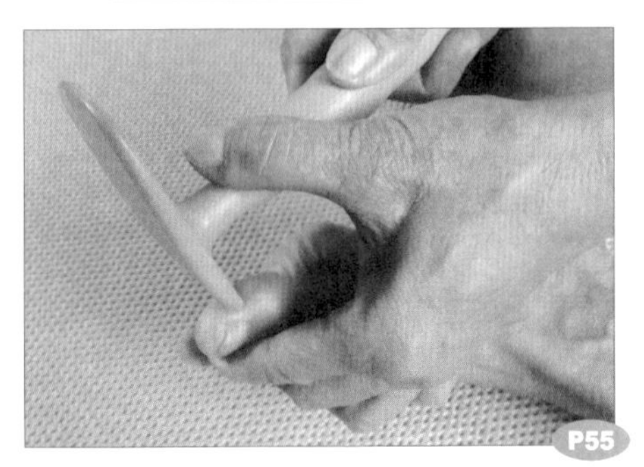


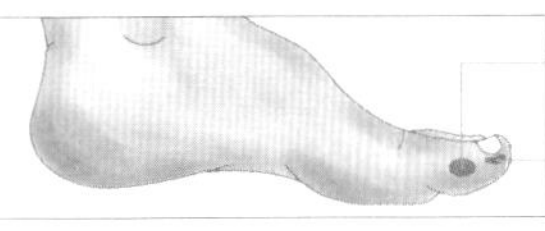


**按摩位置** 腳拇趾內側，趾甲旁肌肉上。

**動作** 將鋤型按摩器窄頭放在拇趾內側，距離趾甲旁0.2～0.3公分處，「往後」按，碰到骨頭時，工具的角度要像把骨頭「挖起來」一樣。

**作用** 改善耳鼻相關症狀：慢性鼻炎、流鼻水、鼻塞、鼻子過敏、打噴嚏。

## 3. 額竇反射區

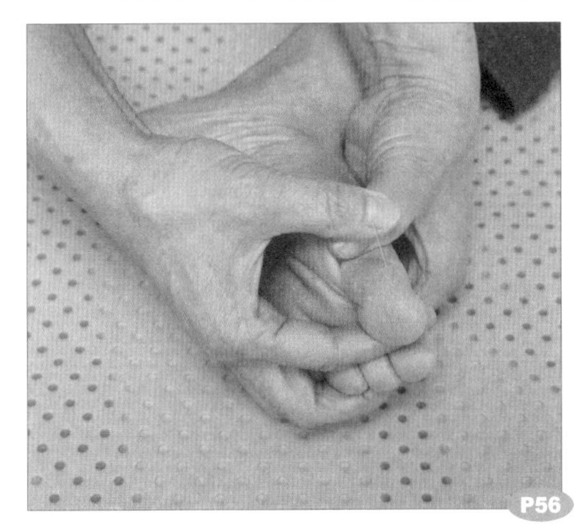


**按摩位置** 腳拇趾內側，趾甲旁肌肉「鼻子反射區」的後方突出部位。「額竇、鼻子反射區」都是與器官組織左右交叉對應。

**動作** 兩手拇指重疊，從腳拇趾內側趾甲旁後方，突出骨頭的後方施力「往前」按推，按到骨頭的前緣。

**作用** 改善前額和耳鼻悶脹、鼻竇炎、鼻塞、鼻敏等症狀。

# 40 耳鳴 41 聽力退步

## 按摩「耳朵反射區」、頭肩頸部，並按摩「腎經」，腎開竅於耳

**案例分享** 40歲的邱小姐十多年來有睡眠障礙，她晚上不容易入睡，常要輾轉反側快一個小時才能睡著，即使換了最貴最好的床墊，買了4、5個不同材質的枕頭，也無助於改善睡眠。她長期都在這樣的折磨中度過，晚上睡不著，不但白天精神非常差，不時還會出現頭昏、耳鳴的現象，她以爲這些現象都是睡眠不足的後遺症。這2、3年，情況越來越嚴重，甚至出現暈眩現象。就醫檢查，醫生說她罹患「梅尼爾氏症」；她遵照醫囑調整生活作息，也依時吃藥1年多了，可是病情卻沒有改善，於是萬般無奈地來找我按摩。

**改善重點** 耳朵、聽力、乃至於平衡問題，除了要**多按摩「耳朵反射區」**、

### 1. 耳朵反射區 按摩重點

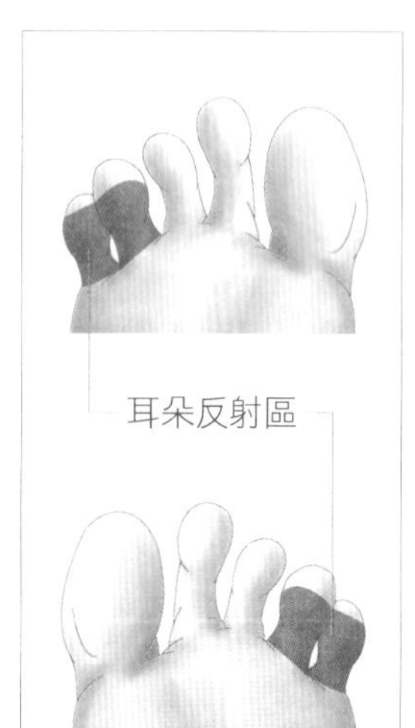


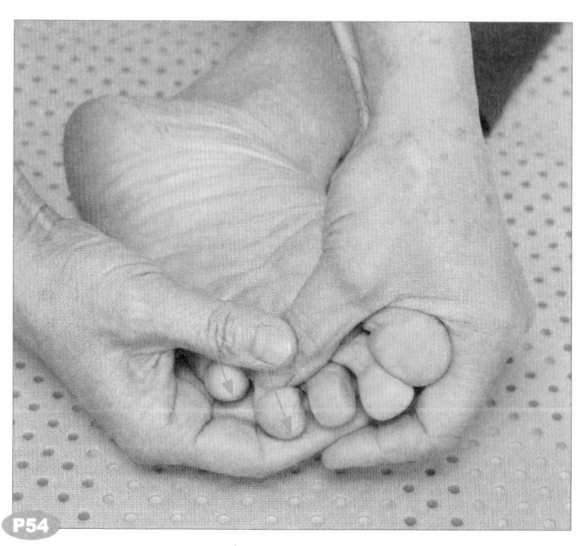


**按摩位置** 兩腳第4、5腳趾的底部到前端；左耳的反射區在右腳，右耳的反射區在左腳。

**動作** 兩手4指托住被按摩腳位置的腳背，兩手拇指重疊，或單指，從第4腳趾的掌指摺痕處，把力氣下放，「往前端」按推，單向按摩數次（同樣手法換按第5趾）。推的時候都要注意，不要讓腳趾頭彎曲掉；腳趾底部及腳趾兩側都要往前按推到。

**作用** 改善耳鳴、重聽、中耳炎、耳朵受傷、聽力受損、暈車、耳朵癢、耳朵痛。

「腎臟反射區」，也可搭配按摩：「耳後區塊」、「肩井穴」（肩膀）、「膽經」、「腎經」。

我從邱小姐的雙腳判斷她的腦部氣血循環很差，腎臟功能有障礙，因為她的「腳拇趾腹」和「腎臟反射區」都呈現硬實、沒有彈性的反應。耳鳴本身是一項致因複雜的症狀，很難判斷真正的病因為何，但只要持續作全套的足部按摩，改善全身器官組織的功能，身體自我修復的機制自然會慢慢調理身體，使它恢復到最佳狀況。我幫邱小姐按摩2、3次後，她的睡眠狀況明顯地改善，耳鳴和頭昏、暈眩狀況也在按摩20多次後幾乎消失。

**症狀分析▶**
**出現耳鳴的成因很多且複雜，有時連醫生都難以說明。以中醫的角度來看，年紀大了，氣血漸衰，耳鳴是正常現象，只要活絡氣血，就能緩解不適症狀。**

## 2. 頭部兩側（耳後）區塊

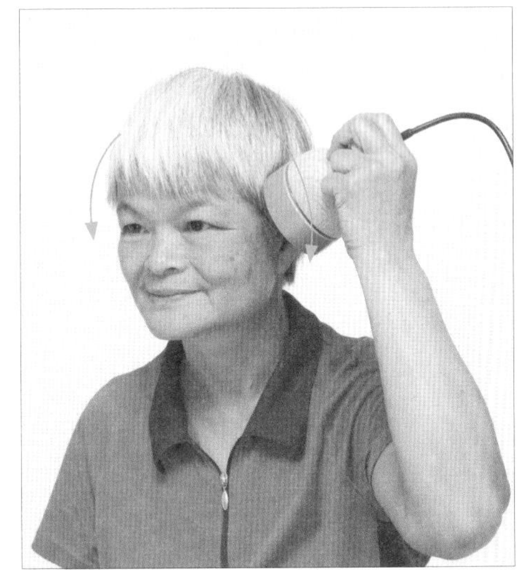

**按摩位置** 頭部兩側、耳朵附近區域。

**動作** 將活瓷刮痧按摩器置於頭上，「由上往下」一道道按摩頭部兩側區塊。

**作用** 活絡氣血、改善耳鳴症狀。

## 3. 膽經肩井穴

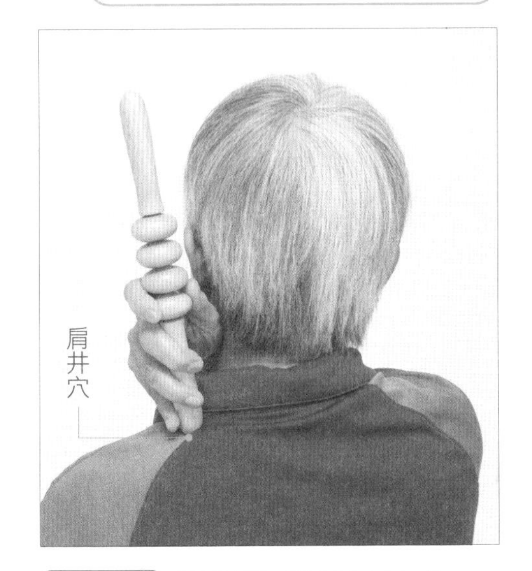


**按摩位置** 「肩井穴」於左右肩上各一，在頸椎與肩膀連接處之骨突處的中點。

**動作** 用滾棒頭按壓肩膀「肩井穴」。

**作用** 改善肩膀和頸側痠痛、頭痛、眼睛疲勞、耳鳴、落枕等症狀。紓解上半身的「膽經」氣血積滯。

## 4. 膽經

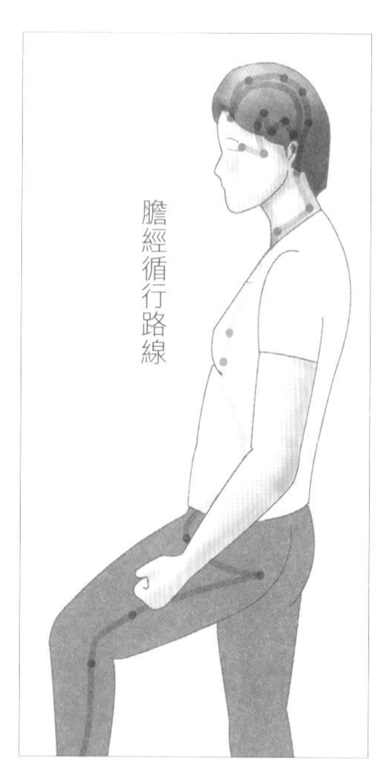


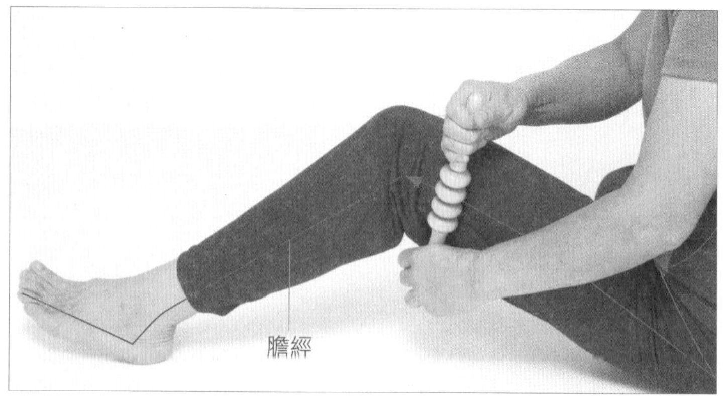


**按摩位置** 「膽經」循行眼睛外側、耳後、頸側、胸脇、腿外側、腳第4趾。

**動作** 將滾棒由大腿根部往膝蓋方向按摩。頭部、耳朵前後等部位可徒手或用敲敲樂按摩。頭部較敏感，敲打、拍打時要斟酌力道。

**作用** 疏通「膽經」、消除偏頭痛、緩解耳鳴症狀。

## 5. 腳底中段腎臟反射區

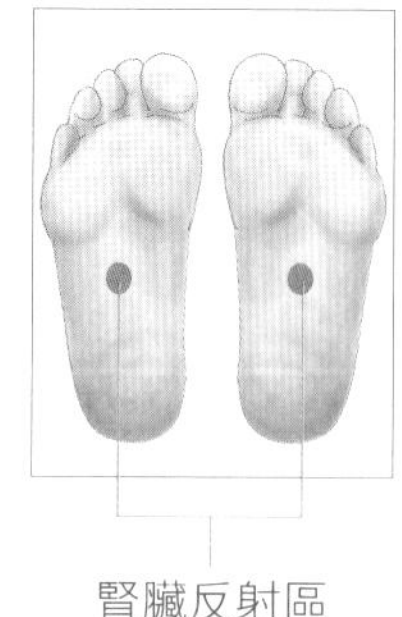

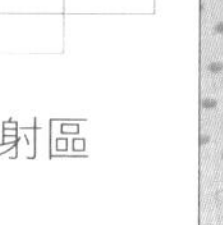


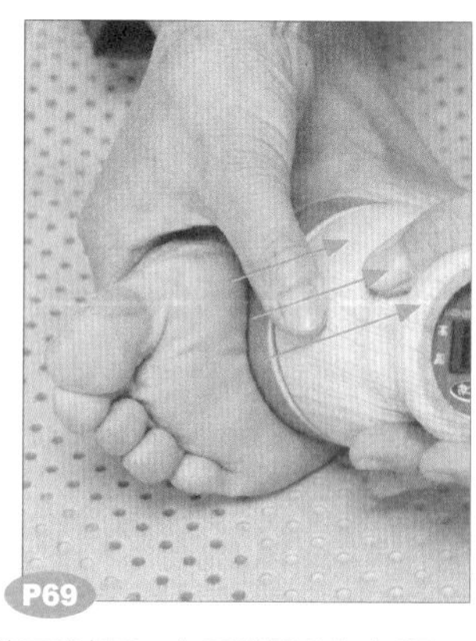


**按摩位置** 「腎臟反射區」在兩腳腳底中段。

**動作** 用活瓷刮痧按摩器，從「橫膈膜反射區」按摩到「腹膜反射區」。

**作用** 疏通「腎經」、調和腎臟氣血，有益耳朵互助作用。

## 6. 腎經

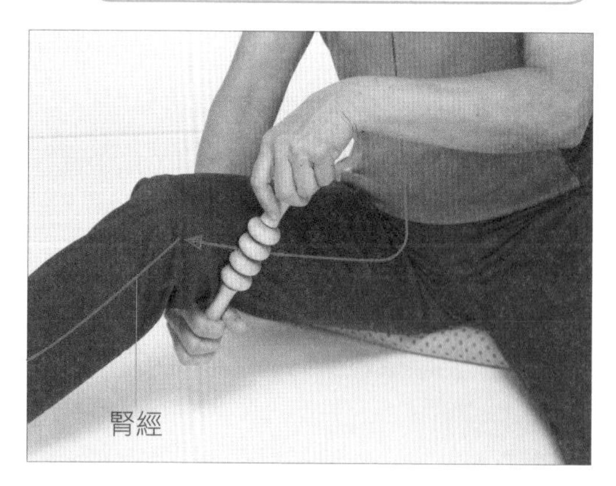


**按摩位置** 「腎經」循行腳小趾、腳心，沿著腿內側後緣，延伸到前胸。

**動作** 將滾棒由大腿根部沿著腿內側按摩（上半身可用敲敲樂按摩）。

**作用** 疏通「腎經」、調和腎臟氣血，有益耳朵互助作用。

# 42 鼻涕倒流 43 鼻蓄膿

## 按「額竇、鼻子反射區」搭配工具加強按摩

**改善重點** 經常鼻子不通、鼻蓄膿、鼻竇炎，會導致頭腦昏沉，額頭有悶脹感、眉骨痠脹疼痛，甚至睡眠障礙，注意力不集中，精神沮喪。有上述鼻病的人，幾乎都是貪食冷飲、容易感冒的人。冷飲吃多了，寒氣聚集體內，氣血循環受阻，新陳代謝降低，免疫力變差，因此容易感冒。除了禁絕冰品冷飲之外，除了常常按摩一雙腳，還要加強按摩「額竇反射區」和「鼻子反射區」，促進額竇和鼻子部位的氣血循環，使發炎的組織恢復健康。持續按摩一段時間後，即使是多年的鼻病都可漸獲改善，以致痊癒。

按摩「額竇反射區」能改善鼻病，還能改善以下情形：

❶ **額頭悶脹，眉骨痠脹痛**：用腦過度的勞心族，常感覺額頭悶脹。用指腹輕輕敲眉骨，會疼痛難忍。另外，受外力撞擊的額頭部位，也會有額頭悶脹、眉骨痠脹痛的後遺症。

❷ **顳頜關節不適，嘴巴不易咬合**：睡眠不足牙齦容易浮腫，刷牙時易出血。有些人吃飯咀嚼食物時，會突然覺得顳頜關節不舒服，甚至下巴脫臼，或一張口便覺兩頰痠痛。

❸ **智齒、臼齒部位不舒服**：智齒、臼齒靠近顳頜關節，按摩「額竇反射區」，也可以緩解靠近該對應區的牙齒疼痛。

額竇反射區　**按摩重點**

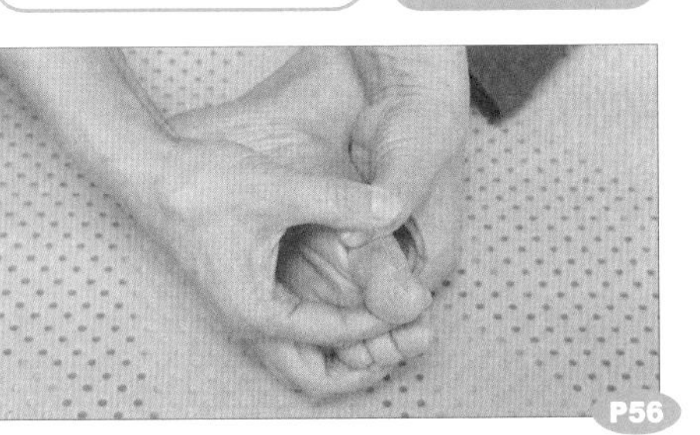
P56

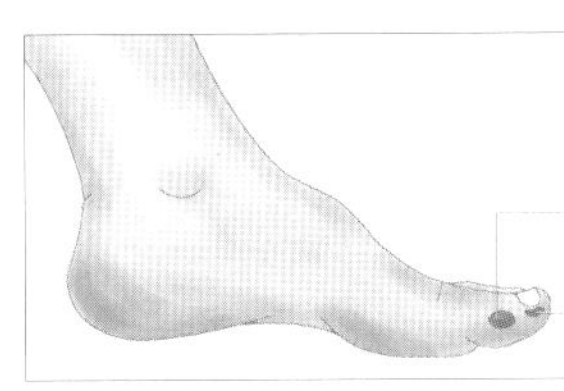


**按摩位置** 腳拇趾內側，趾甲旁肌肉「鼻子反射區」的後方突出部位。「額竇、鼻子反射區」都是與器官組織為左右交叉對應。

**動作** 兩手拇指重疊，從腳拇趾內側趾甲旁的突出骨頭後方施力「往前」按摩，按到骨頭的前緣。

**作用** 改善前額悶脹、鼻竇炎、鼻塞、鼻敏等症狀。

**症狀分析▶** 有些人的「氣感」比較強，按摩額竇、鼻子這兩個反射區時，就能感覺到這兩個部位會有股熱流由下往上竄，頓時覺得該部位豁然通暢；就算是「氣感」較弱的人，無法有立即明顯的感受，按摩後也會覺得鼻子通暢舒服許多。

# 44 氣喘 45 鼻子過敏 46 鼻塞 47 打噴嚏

## 按摩呼吸道的反射區，減緩慢性鼻炎和過敏

**案例分享** 張小弟兩歲時開始出現氣喘症狀，怎麼醫都醫不好，醫生便宣判他罹患先天性氣喘，終生要吃藥控制。張媽媽爲了兒子的健康，即使再忙，也會天天陪著他運動。第一次看見張小弟，他圓圓的臉蛋顯露疲憊的神態，因爲新陳代謝差，讓水分積滯體內造成浮腫，當過多水分積在兩腳時，走路就會笨重提不起力。足部按摩一個星期後，再見他時，他有精神多了。張媽媽說：「他覺得來你這兒，像是到天堂，也像是到地獄。」她

### 1. 肺臟反射區 按摩重點

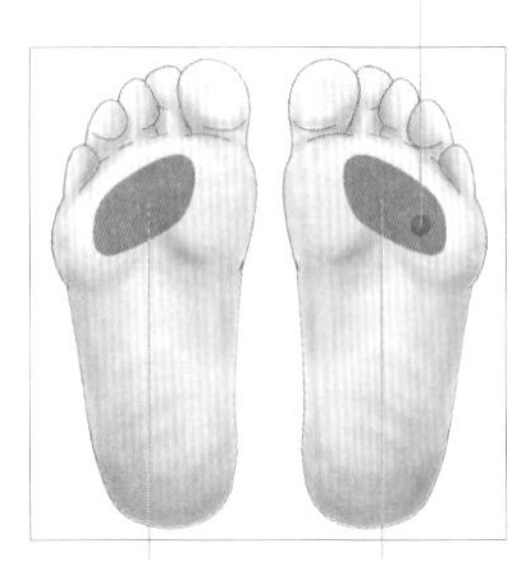


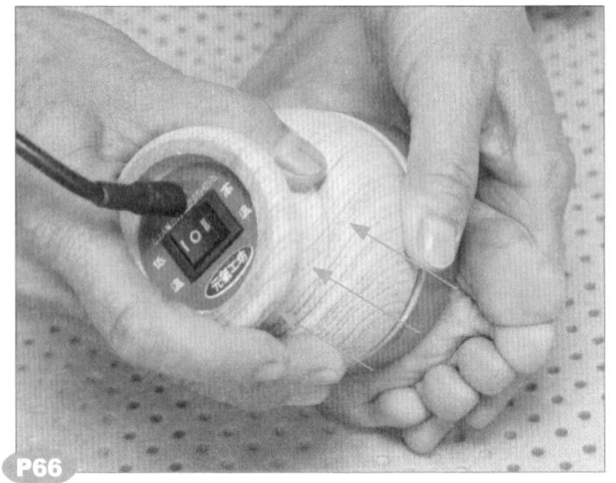


**按摩位置** 腳底前段第2～4趾後方的下方區塊。

**動作** 手握活瓷刮痧按摩器，按壓在腳趾後方的「掌趾摺痕」上，「往後」按摩腳底前段。

**作用** 止咳化痰、止喘、增加肺活量。

### 2. 鼻子反射區

**按摩位置** 腳拇趾內側，趾甲旁的肌肉上，距趾甲0.2～0.3公分處。

**動作** 手握鋤型按摩器，另一隻手扶著腳拇趾，以窄頭「往後」按反射區。

**作用** 消除鼻黏膜增厚、鼻塞，使呼吸通暢無阻，避免打鼾。

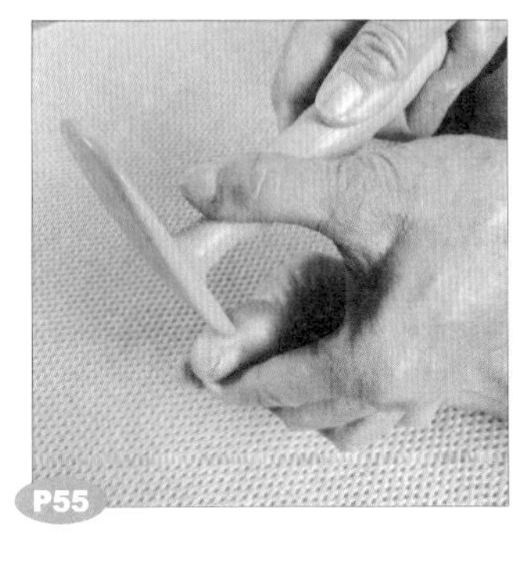


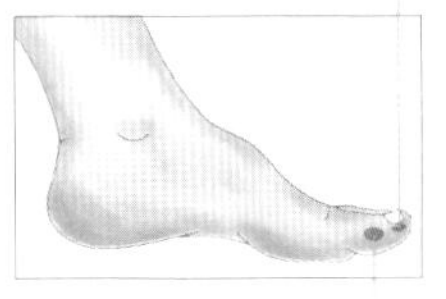

看我一頭霧水，解釋著：「他說，坐在按摩椅上時，是在地獄；按摩過後，全身舒暢清爽，好像在天堂。」張小弟每週按摩一次並且改變飲食習慣、不吃冰品。持續按摩三個月，所有困擾他的症狀全都消失了。至今30餘歲的他都沒再被氣喘困擾。

**改善重點** 都市空氣品質差，造成許多人有呼吸道的疾病，容易出現鼻塞、喉嚨生痰，甚至呈現慢性發炎的症狀，病情惡化後還可能導致氣喘、肺炎。

按摩時，必須**按摩所有呼吸道的反射區**，包括「鼻子、喉嚨、氣管、肺臟反射區」，而病情輕者可以配合用中指按壓鼻翼兩側的「迎香穴」，數分鐘就能見效。此外，有時因慢性鼻炎造成的眼睛癢，也要按摩「眼睛反射區」來紓解症狀。

## 3. 迎香穴

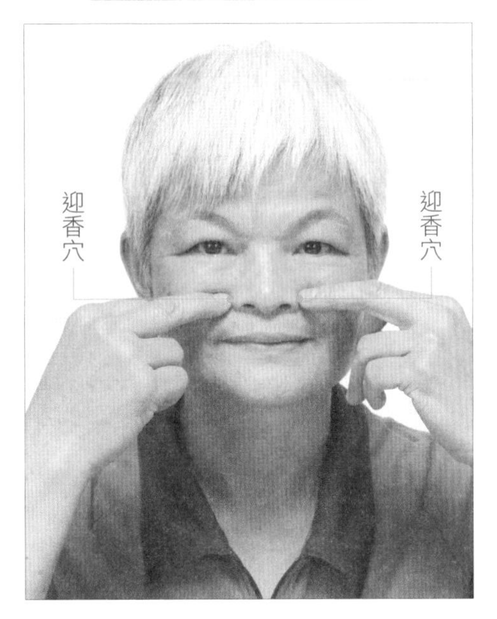


**按摩位置** 鼻翼兩側的鼻唇溝上。

**動作** 用兩手中指分別按壓鼻翼兩側的「迎香穴」。

**作用** 消除鼻塞、流鼻水、打噴嚏等。

## 4. 敲打肺經

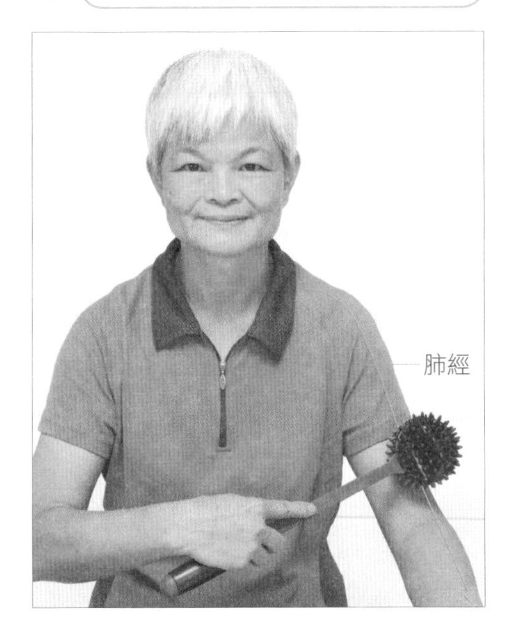


**按摩位置** 「肺經」循行胸到手拇指，走手臂內側前緣。

**動作** 徒手或用敲敲樂，往下敲打上肢內側。

**作用** 使感冒加速痊癒。

**症狀分析▶** 人一旦感冒、過敏，通常呼吸道首當其衝，容易出現鼻子、喉嚨不適等症狀。當有輕微狀況出現時，就趕緊按摩腳部前端「所有呼吸道反射區」，數分鐘就能感覺鼻子通暢，喉嚨舒適。此外，平常要盡量遠離污濁空氣、二手菸，適度保暖，禁絕冰品涼飲。

# 48 打呼 49 呼吸暫時中止症

## 按摩「鼻子、喉嚨反射區」，改善睡覺打呼

**案例分享** 我的枕邊人40歲過後，晚上睡覺時偶而會發出鼾聲，隨著時日，打鼾的頻率越來越高，鼾聲越來越誇張嚇人，50歲不到，竟然出現「呼吸暫時中止症狀」！他會因爲突然吸不到空氣而反射性地用力吸氣，發出極大的聲響，把自己嚇醒後，又無意識地翻個身立刻睡著。而身旁的我被他從睡夢中嚇醒後，便久久無法再入睡。

我翻閱資料探討打鼾的原因，發現只要每星期爲他按摩1～2次「鼻子反射區」，我就可以不再受他的鼾聲攪擾，而安眠至天亮，我分享心得給女性朋友們，很多人都興奮地告訴我：「我得救了！」

**改善重點** 按摩「鼻子反射區」，搭配按摩拇趾縫後方的「喉嚨反射區」（第62、92頁），使鼻咽喉附近鬆弛的組織恢復彈性，讓呼吸通道暢通無阻，就能減低鼾聲，消除「睡眠暫時中止呼吸」症狀。

**按摩重點** 鼻子反射區

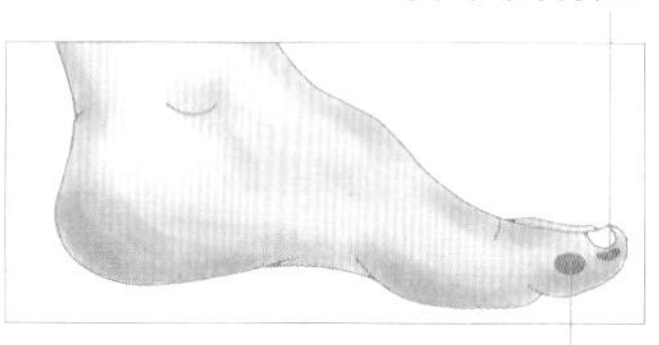


**按摩位置** 腳拇趾內側，趾甲旁的肌肉上，距趾甲0.2～0.3公分。

**動作** 雙手拇指放在鋤型按摩器上，用鋤型按摩器窄頭「往後」按反射區。

**作用** 消除鼻黏膜增厚、鼻塞，使呼吸通暢無阻，避免打鼾。

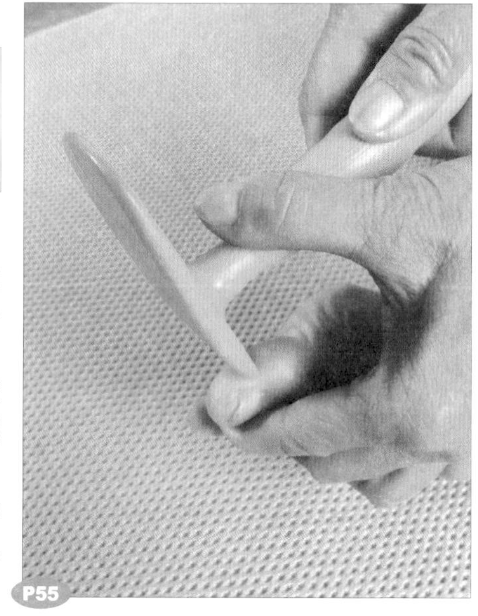


**症狀分析▶** 上了年紀的人，或體質差、虛胖的年輕人、小孩子，因為鼻咽喉附近的組織鬆弛，躺臥時，呼吸道容易受阻，導致空氣摩擦而產生鼾聲。症狀嚴重者，甚至會出現暫時中止呼吸現象。

# 50 牙痛 51 牙周病 52 牙齦腫

## 按摩腳趾的「牙齒、牙齦反射區」，改善各種牙病

**案例分享** 有位警察大學教授，身體非常健康，天天跑步健身。他跟朋友一起來體驗足部按摩。我在他身上確實找不到毛病，唯獨從「牙齦反射區」，判斷他有牙齦浮腫問題，於是問他刷牙時是否會不舒服，甚至會出血。他不可思議的問：「連這個你也能知道？」

運動好處多多，卻仍有所不及之處，牙齦浮腫、腎臟結石、膽結石、腸胃長瘜肉、乳房纖維囊腫、肌肉纖維化等等，都是單靠運動無法處理的症狀。但是，透過有效的足部按摩，可以逐漸緩解上述症狀，甚至完全消除。

**改善重點** 隨著年歲的增長，身體會逐漸退化、老化。適度的運動可以減緩老化速度。可是身體某些部位是無法藉著運動來保養的，牙齦就是一例。所以要靠勤按摩來達到保養的功效。

按摩腳趾的「牙齦反射區」，可以緩解牙周病和牙齦浮腫症狀。吃酸冷食物時，牙齒會覺得敏感不舒服，按摩「牙齒反射區」也可以獲得改善。

牙齒反射區　牙齦反射區　**按摩重點**

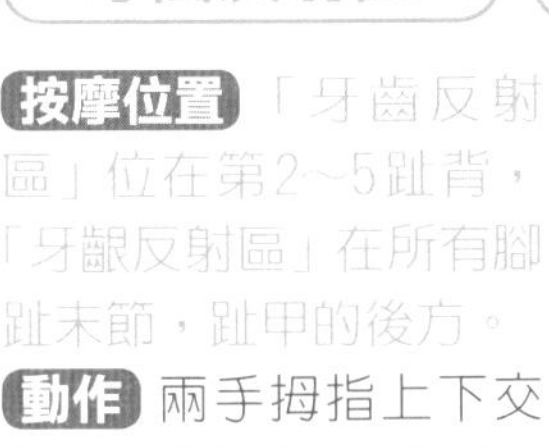

**按摩位置** 「牙齒反射區」位在第2～5趾背，「牙齦反射區」在所有腳趾末節，趾甲的後方。

**動作** 兩手拇指上下交疊，在腳趾背上「往前」按摩。

**作用** 消除牙齦浮腫，減緩牙周病惡化，改善牙齒怕酸怕冷的症狀。

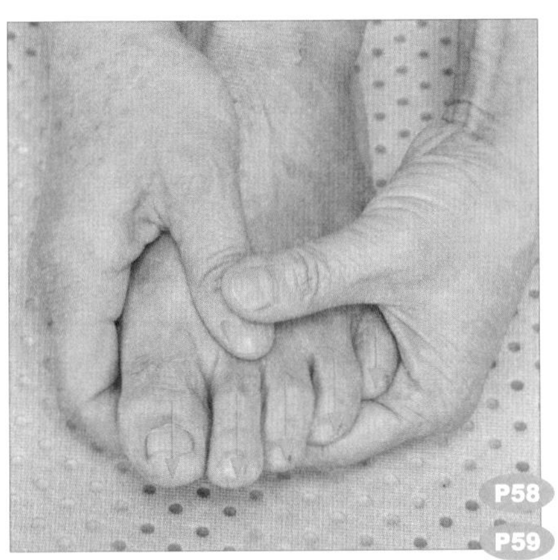

P58 P59

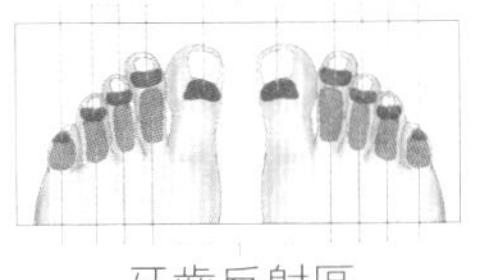


**症狀分析▶** 年過五十歲的人，很少人沒有牙周病的。牙周病的症狀是牙齦萎縮而後退，牙齒與牙齦之間形成會藏污納垢的縫隙，成為病菌的溫床。刷牙不夠徹底，或壓力大、過度疲累、睡眠不足、常吃易上火的食物等，都容易導致牙齦腫、牙痛的症狀。

# 53 舌頭潰瘍 54 舌癌

## 按摩腳拇趾腹與掌趾摺痕間，涵蓋「喉嚨、舌頭反射區」

**改善重點** 舌頭容易破或舌頭潰瘍者，除了不慎小傷或長期嚼檳榔造成之外，多是火氣大引起。在腳底拇趾腹與掌趾摺痕間，涵蓋「喉嚨反射區」及「舌頭反射區」，多加按摩此部位可連帶改善口腔問題，提升免疫力。

**症狀分析▶** 舌頭若出現麻、痛或舌頭有傷口一直未好，小心！這可能是舌癌的警訊！很多人輕忽這種小症狀，置之不理，等症狀嚴重時才就醫，卻往往已釀成大病。因此，平時要注意口腔衛生外，也要時常檢視舌頭，並且按摩雙腳上的反射區，才能維持健康。

拇趾腹和掌趾摺痕間　**按摩重點**

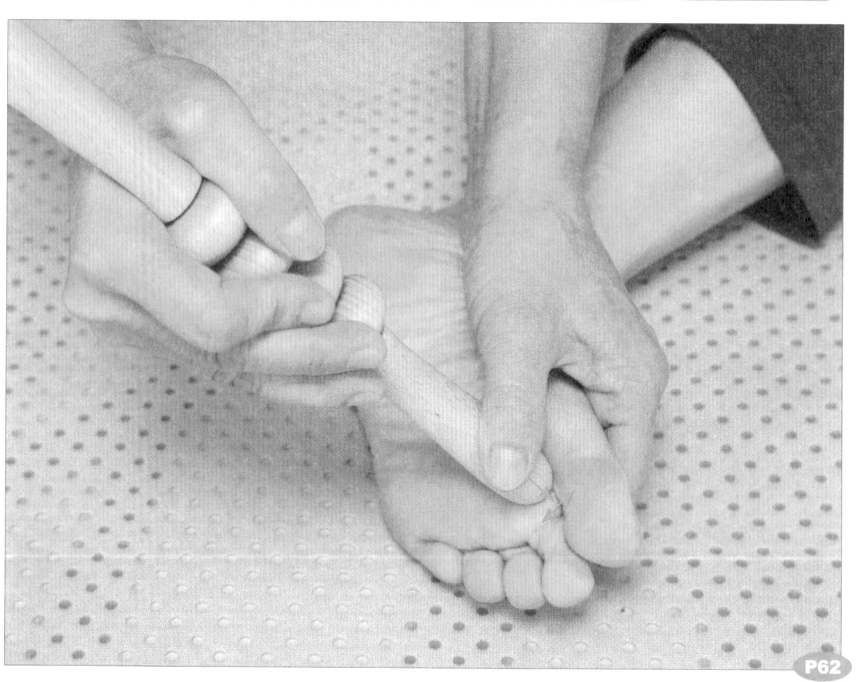

P62

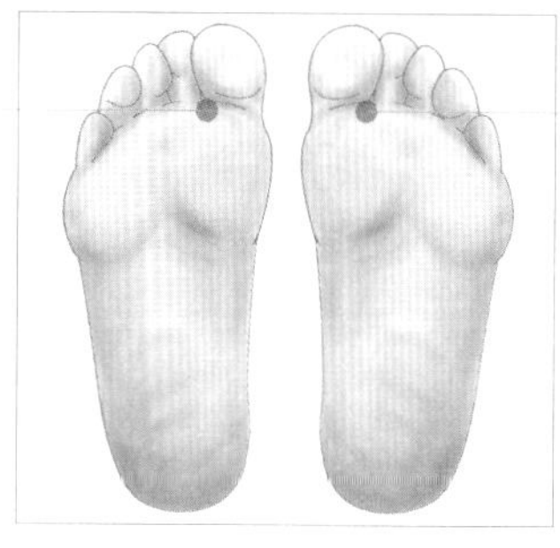


**按摩位置** 腳拇趾腹與「掌趾摺痕」間部位，涵蓋「喉嚨反射區」和「舌頭反射區」。

**動作** 用滾棒頭對著腳拇趾腹與「掌趾摺痕」間部位，左右施力按摩。手勁大的人也可徒手按摩。

**作用** 改善舌頭破痛，味覺失常。

# 55 喉嚨痛 56 喉嚨發炎

## 按摩手掌虎口、「喉嚨、扁桃腺反射區」

**案例分享** 簡先生喉嚨痛忍痛了3天，才到耳鼻喉科掛號。檢查結果，是扁桃腺嚴重發炎。「可能是感冒吧！」醫生開了藥，隨口問一聲：「腸胃好不好？」一向機警的簡先生一聽這話，知道這藥吃不得，他把藥拿來找我。

我按摩他的「喉嚨反射區」、內踝骨下緣偏後方的「大鐘穴」和腳拇趾上的「扁桃腺反射區」，他的表情反應了他的病情。我又按摩他手上虎口的「合谷穴」，那疼痛度不亞於按摩腳，但簡先生全都忍下來。我稀釋十滴的巴西蜂膠，請他慢慢喝下。當天晚上，他的症狀緩解許多。之後我為他按摩兩次後，他就完全恢復健康了。

**改善重點** 喉嚨發炎是急性症狀，若能立即處理，來得快，去得也快。但是如果喉嚨不適情形已久，相對需要花較長的時間復原。而時常感覺喉嚨緊緊的，**這是長期過度使用喉嚨，或天熱汗流浹背時猛灌冰水累積出來的後遺症**，對健康沒有立即威脅性，所以容易被忽略。

### 按摩重點　虎口的合谷穴

**按摩位置** 「合谷穴」位於雙手虎口處。即拇指、食指併攏，用另隻手拇指腹按住肌肉隆起之最高點。

**動作** 張開拇指、食指（不要用力），將另隻手的拇指腹後關節橫紋貼在虎口的外緣上，用拇指反覆按揉第1、第2掌骨之間的肌肉。

**作用** 止咳化痰，消除喉嚨發癢、發炎、腫痛。感冒時多按摩此穴位，可以防止病情惡化；平時多按摩此穴位，可預防感冒、頭痛、喉嚨痛等症狀。與足部「喉嚨反射區」(P62、92)、「扁桃腺反射區」(P60)、「氣管反射區」(P92) 等一併按摩，效果更好。

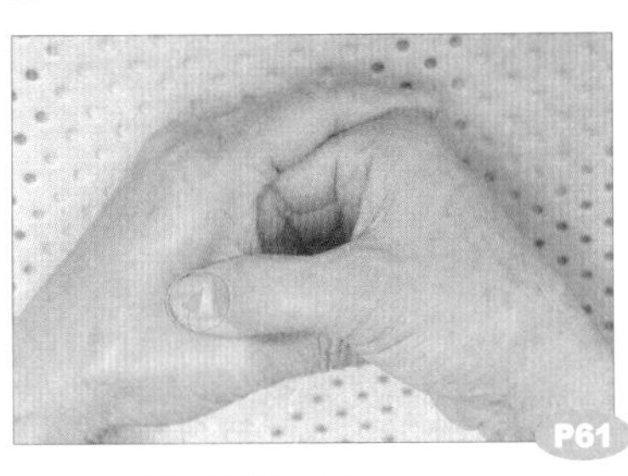


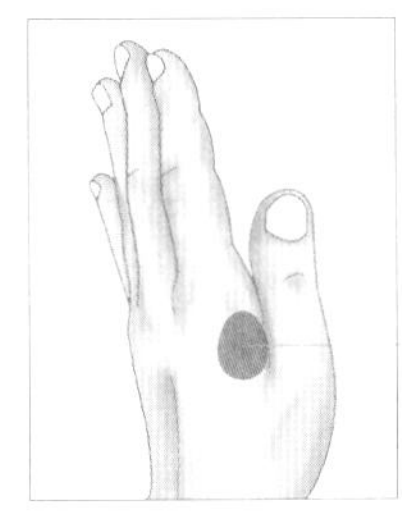


**症狀分析▶** 不論是感冒、猛灌冷飲，或是喉嚨使用過度引起的喉嚨發炎、聲音沙啞，都能藉著不斷按摩雙手的虎口部位(在「合谷穴」旁)加以改善。

# 57 心律不整 58 瓣膜脫垂 59 心血管病

## 按摩「心臟反射區」，和手臂上「心包經」

**案例分享1** 某日，驟聞友人D因爲心血管阻塞猝死的消息，我整個人腦袋一片空白，心思像遊魂似的。D雖不是人高馬大，但先天體質好，身體壯碩、氣血充足。我常對他說，人若要健康地活著，要兼具兩個要素：氣血充、氣血通。像他這樣氣血充足的人，最怕的是氣血不通暢，輕者頭脹痛、血壓高，嚴重的話，不是突然心血管阻塞，就是腦血管栓塞或爆裂。

**案例分享2** 某S是我在西雅圖的一位學員，47歲，身高近200公分，體重破百，身體健壯從未生過病。但某天突然摔了一跤，送到醫院急救，發現他的心血管嚴重阻塞，加上腦部缺氧，以致昏迷。三週後，轉到養護中心。

S能自行呼吸的第二天，我到養護中心替他按摩。按壓他左手內側的「心包經」，

### 1. 腦反射區 按摩重點

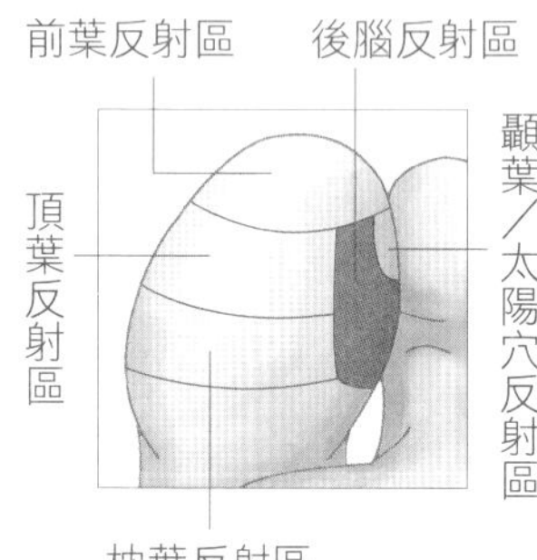


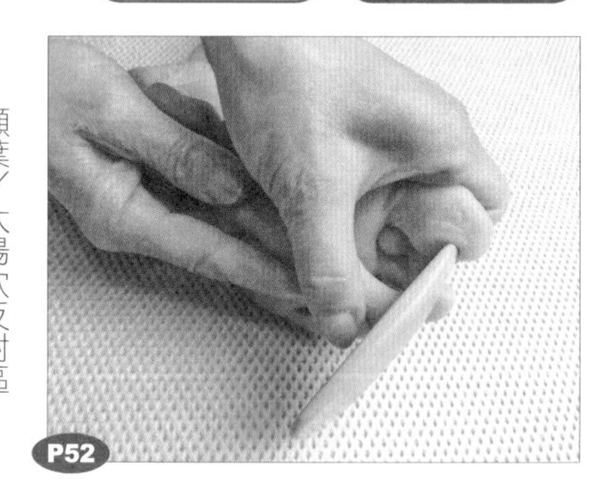


**按摩位置** 拇趾腹上，靠趾縫側。腦部與反射區為左右交叉對應。

**動作** 用鋤型按摩器的窄頭，「由前往後」按拇趾腹，整個趾腹平均施力。「後腦反射區」靠近趾縫邊緣，此區比較敏感，按摩力道不要太大。

**作用** 改善長期頭痛、偏頭痛、頭脹、頭暈、高血壓、睡眠不佳、中暑、發燒、眼皮顫跳、顏面神經麻痺等症狀。

**症狀分析▶** 心臟血管疾病常見的主要原因包括：高血壓（收縮壓大於140毫米汞柱、舒張壓大於90毫米汞柱）、高血糖（空腹血糖大於100mg/dl）、高膽固醇、飲食過油或過鹹、抽菸、遺傳、中高齡（男性在45歲以上，女性在55歲以上）等因素。另外像經常性或突發性的心律不整（心跳速率每分鐘低於60或高於80下）；心臟瓣膜老化或脫垂，影響血液的流向和流量，也都會增加心臟的負荷，導致心血管疾病。

鬆垮垮的肌肉下是密密麻麻的顆粒狀反應物。左腳底前段的「心臟反射區」上有顆粒狀反應物，腳外側的「心包經」反射區則有硬塊。搔他的腳底板，他的左腳有反應，右腳則沒有知覺。按摩數小時後，S就能自行舉起雙手放在耳朵兩側，把在場的人都嚇呆了。

第四次按摩時，他的眼睛更有神且靈活，表情也有更多變化。第六次按摩時，S的腦部已逐漸恢復正常中，可意識到自己的困境。陸續按到第十次時，他已經慢慢恢復視力，且做出正確的回應。經過兩個星期的針灸與按摩雙管治療後，S的進步讓所有目睹的人驚訝。

**改善重點** 罹患心血管疾病（如：腦部血管疾病、心臟血管疾病、以及周邊血管疾病等）的初期都會出現警訊，像是半邊手腳或臉部肌肉突然無力或麻木、胸口悶或有壓迫感、間歇性跛行等症狀，因此是可預防的。要經常**按摩腳拇趾腹上的「後腦反射區」和左腳底前段的「心臟反射區」**，搭配敲打「心包經」，除了能調節血壓，也可提高心臟的健康度。

## 2. 心臟反射區

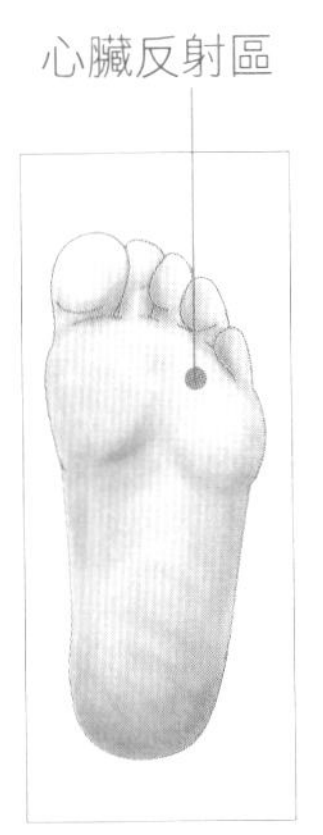


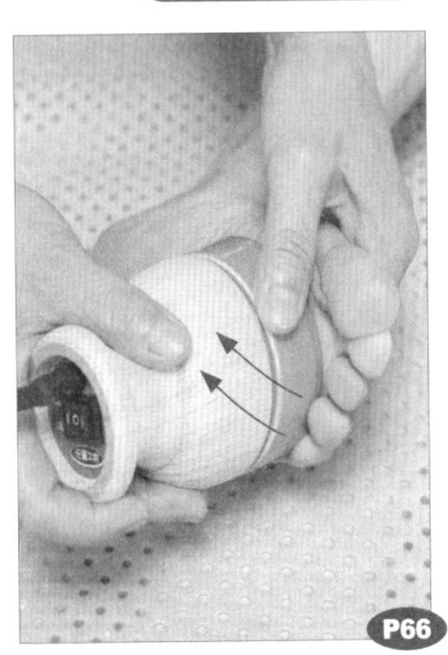


**按摩位置** 腳底前段第4趾的後方。

**動作** 用活瓷刮痧按摩器，置於左腳第4根趾頭下方，「由前往後」按摩。

**作用** 保持心臟血管暢通，強化肌力，提高肺活量，改善氣喘、肺部組織纖維化或鈣化現象。

## 3. 敲打心包經

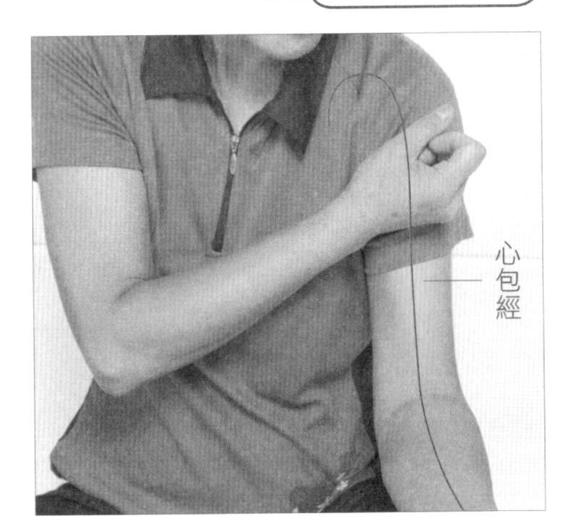


**按摩位置** 手臂內側中心線上。

**動作** 一手手掌向上，手肘稍微彎曲、放鬆，一手握拳，綿綿密密地從上手臂敲到手指末梢。

**作用** 使「心包經」通暢，強化心臟肌力。

# 60 高血壓

## 按摩拇趾腹可使腦血管通暢。有症狀者宜「由前往後」按摩

**改善重點** 腦血管硬化或有阻塞，會使腦部氣血循環差，血壓容易升高。消除腦血管阻塞，提升血管壁的健康，血壓自然會恢復正常。按摩腳趾「腦部反射區」，對調整血壓有極明顯效果。但是，對已經有高血壓的人，按摩有講究之道，不可不慎。

「由後往前」按摩腳趾腹，**會帶動氣血湧向腦部，能提升腦血管的通暢度**。

但是已有腦血管阻塞症狀的人，氣血更多湧向腦部時，會造成暫時性血壓增高現象，會感覺頭更脹更痛。這時，**要立即稍用力「由前往後」按摩「頸椎反射區」**，引導氣血流向頸部。如此反覆地做，就能根本達到降血壓的效果。

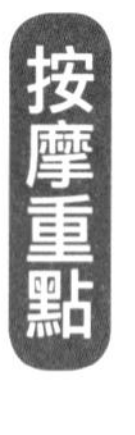


### 1. 大腦・後腦反射區

P52

前葉反射區　後腦反射區　頂葉反射區　顳葉／太陽穴反射區　枕葉反射區

**按摩位置** 「大腦」、「後腦」反射區位在拇趾腹上。

**動作** 鋤型按摩器的窄頭放在拇趾腹，「由前往後」按，整個趾腹左右側一道道平均施力。

**作用** 改善頭痛、睡眠不佳、高血壓、發燒等症狀。

### 2. 頸椎・後頸・頸側反射區往後按

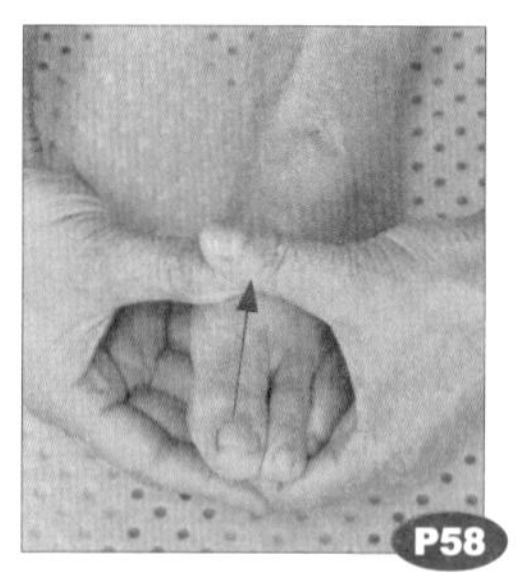


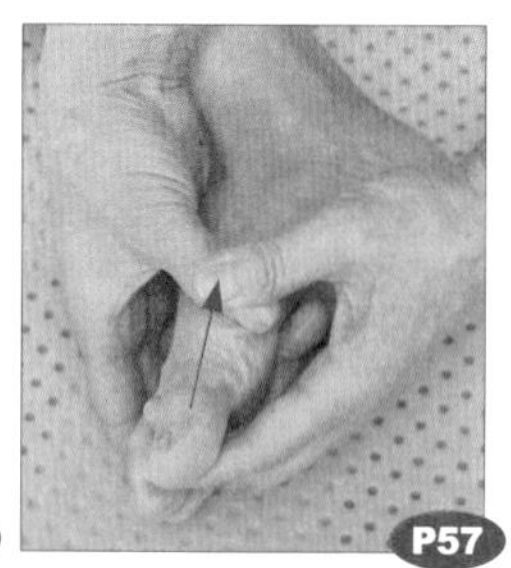


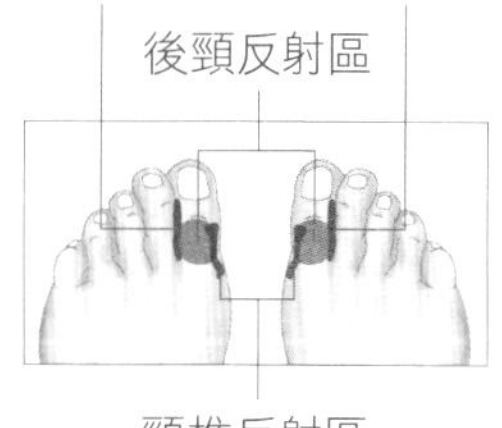


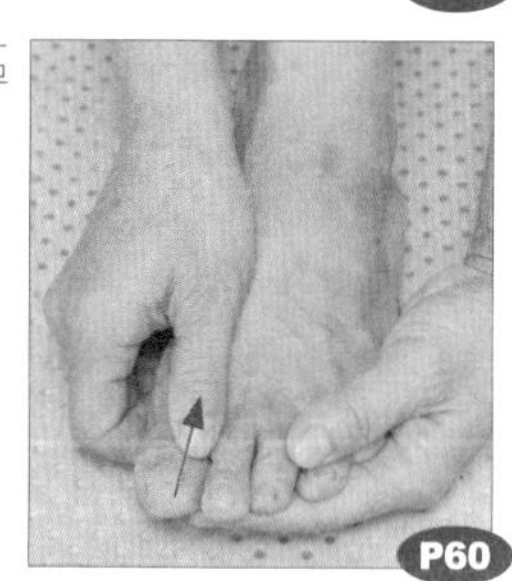


**按摩位置** 「頸椎反射區」在拇趾基節骨的內側；「後頸反射區」在拇趾基節骨上方的肌肉上；「頸側反射區」在拇趾基節骨的外側肌肉上。

**動作** 腦血管症狀者，腳掌側立，兩拇指交疊按在拇趾基節後方凸起處，「由前往後」按摩；兩拇指交疊按於拇趾基節後方關節上，「由前往後」按趾甲外側及整個拇趾背。

**作用** 改善肩頸僵硬痠痛、預防落枕。

## 3. 膀胱經

**按摩位置** 大腿後側和小腿肚。

**動作** 用滾棒或活瓷刮痧按摩器，在大腿後側和小腿肚，「由上往下」滾動按摩肌肉。

**作用** 暢通膀胱經絡和後半身氣血，強健腰背，治療腰腿痠痛。

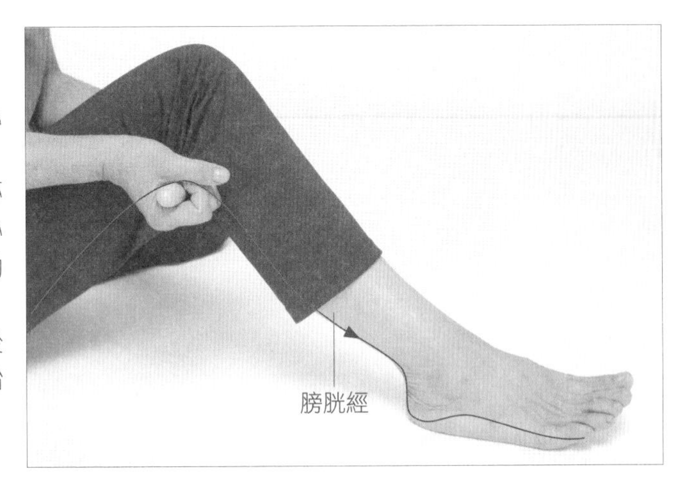


## 4. 背脊反射區

**按摩位置** 腳內側骨頭下方的肌肉上。

**動作** 腳外側靠著地板，用拇指腹或活瓷刮痧按摩器置於「背脊反射區」上，「由前往後」按摩（按到腳跟前方）。

**作用** 促進後半身氣血順暢，消除腰痠背痛。

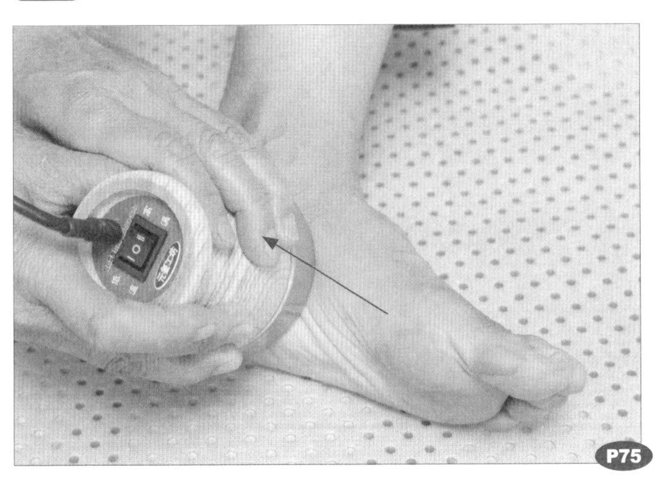

P75

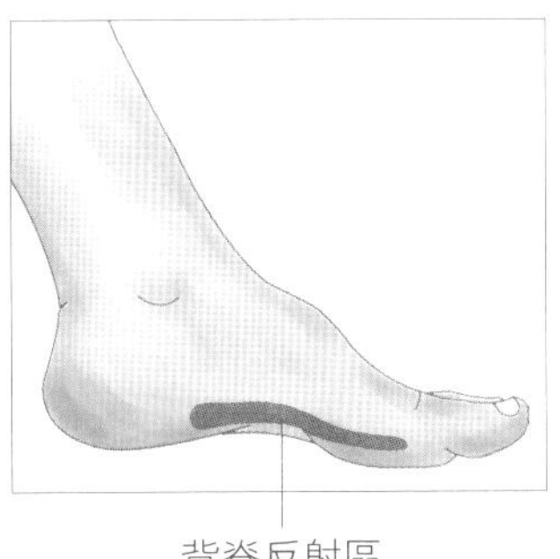


**症狀分析▶** 正常的血壓應控制在130/85mmHg以下，最理想血壓應控制在120/80mmHg以下。高血壓是指長時間內，多次測量出來的血壓都偏高（收縮壓大於140、舒張壓大於90mmHg）。當血壓範圍在115/75mmHg至185/115mmHg時，每增加收縮壓20mmHg 或舒張壓10mmHg，得心臟血管疾病的機率會加倍。

# 61 高血脂

## 按摩腳底所有的反射區，強化五臟六腑機能

**改善重點** 從中醫學「整體──平衡」的觀點來說，一種症狀或疾病的形成原因是多元而彼此相關聯的，不論是外來或內在的因素破壞體內某些器官組織互動的平衡後，沒有及時處理，失衡的狀態又會導致相關的器官失去平衡，疾病於是形成。

血脂肪高，食物是外來的致因之一，其他如熬夜、壓力過大、情緒障礙或藥物導致**肝功能降低，分泌的膽汁無法處理食物裡的脂肪**，自然導致血脂肪高。

肝臟是體內的「化學工廠」，負責分解對身體有害的物質，交由腎臟排出體外，二者的功能強，自能勝任解毒、排毒的責任，血脂肪高等許多慢性疾病也就無由形成了。血脂肪高是代謝障礙產生的症狀，少吃脂肪，同時加強按摩腳底各反射區，促進代謝，維持身體「進出的平衡」，就不會有高血脂肪的困擾。

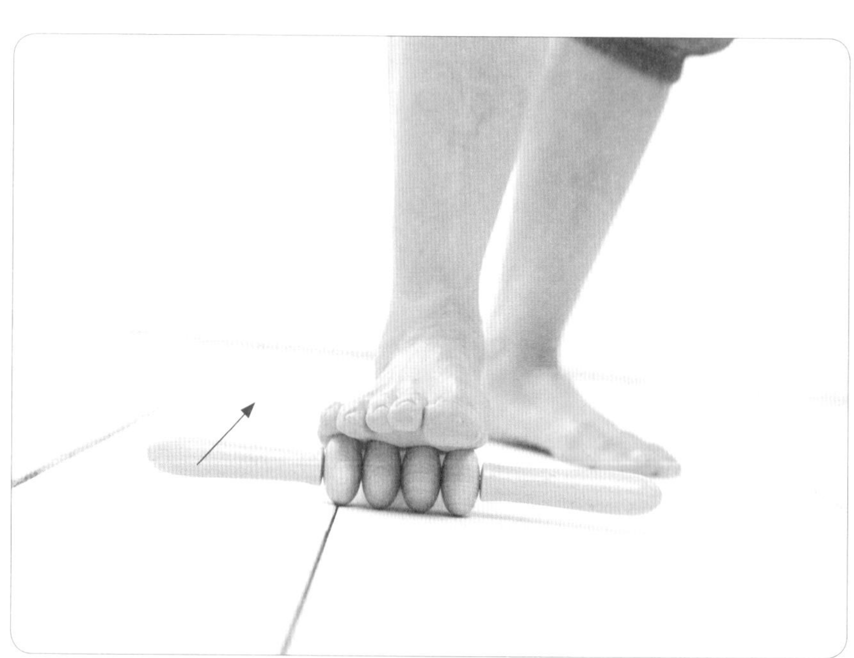

**症狀分析▶** 正常的血脂標準：總膽固醇應小於200 mg/dl，HDL（高密度脂蛋白膽固醇）男性應大於40mg/dl、女性應大於50mg/dl，LDL（低密度脂蛋白膽固醇）應小於130mg/dl，三酸甘油脂（中性脂肪）應小於 200mg/dl。若總膽固醇大於240mg/dl，HDL小於35mg/dl，LDL大於160mg/dl，三酸甘油脂大於400mg/dl，即所謂「高血脂症」。

## 1. 腳底反射區全面按摩 按摩重點

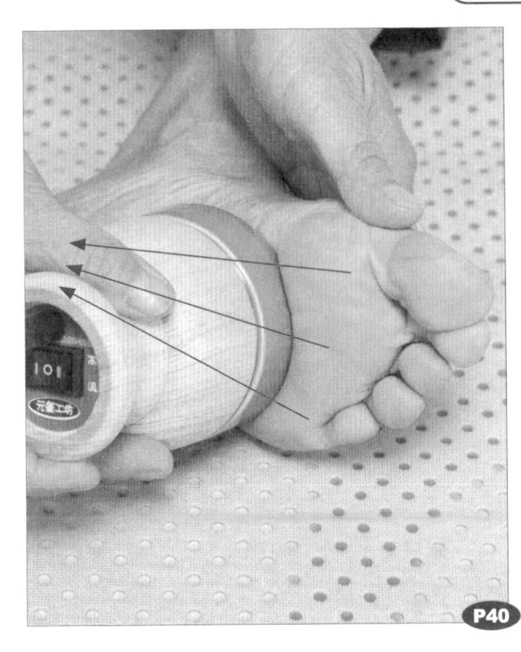


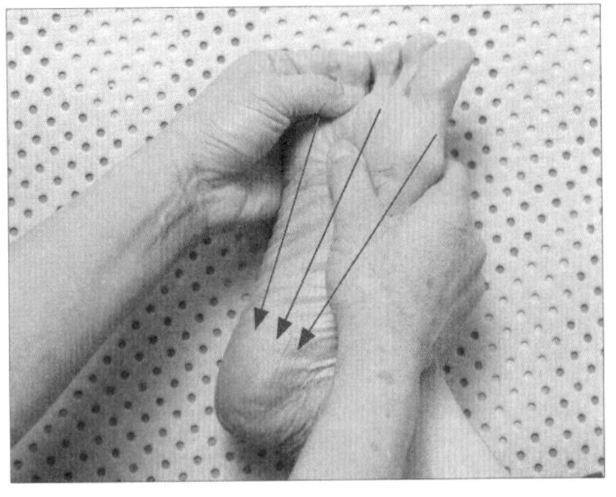

**按摩位置** 腳底所有的反射區。

**動作** 用拇指腹、鋤型按摩器或活瓷刮痧按摩器，「由前往後」按摩腳底所有的反射區。

**作用** 腳底為五臟六腑的反射區，多按摩可強化器官功能，促進新陳代謝。

## 2. 頭部反射區 按摩重點

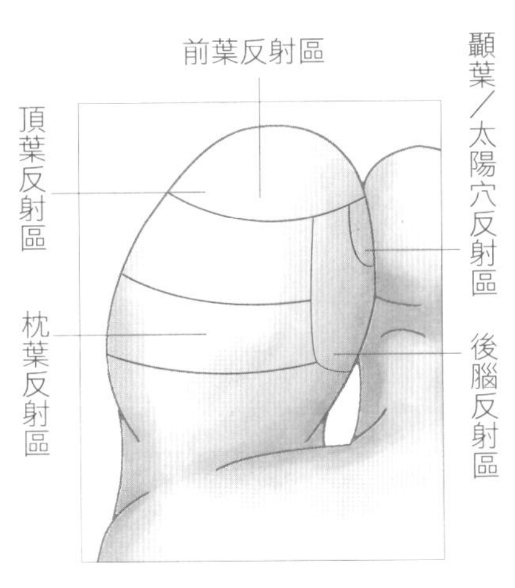


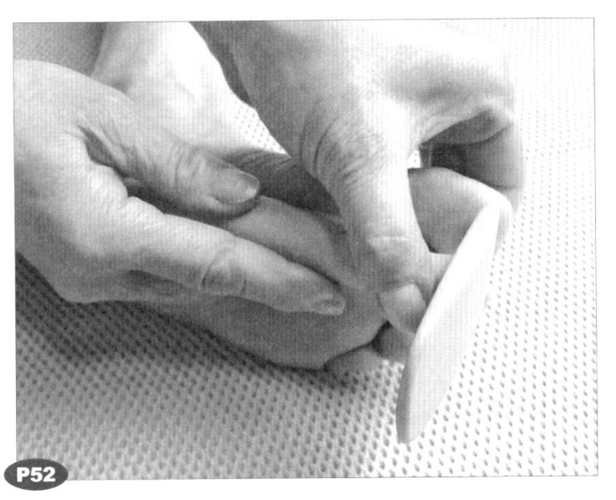


**按摩位置** 腳拇趾腹上。右腦反射區在左拇趾，左腦反射區在右拇趾。

**動作** 用鋤型按摩器的窄頭「由前往後」按整個趾腹，左右側一道道平均施力。

**作用** 改善高血壓、高血脂、失眠及頭痛困擾；按「後腦反射區」，促進腦下垂體調節內分泌正常。

# 62 中風預防 63 術後調理

體內器官組織的失衡狀態，是導致疾病的主要原因

**案例分享** 我田阿嬤大好，5歲，天生體質飲食不節制又不愛運動，也患有高血壓、糖尿病。她的女兒蕙瑄去年9月學會了足部按摩之後，爲她按摩時，發現她腦部血管有阻塞反應。某日，田阿嬤突然中風了！我到新竹去看她們時，她癱在床上，完全不能行動，也不會說話。醫院檢查出她的血管嚴重阻塞，左邊一條頸動脈完全受阻，

## 1. 大腦・後腦反射區　按摩重點

**按摩位置** 拇趾腹上。

**動作** 用鋤型按摩器的窄頭「由前往後」按整個趾腹，左右側一道道平均施力。

**作用** 改善頭痛、睡眠品質不佳、高血壓、發燒、眼皮顫跳、顏面神經麻木等症狀。

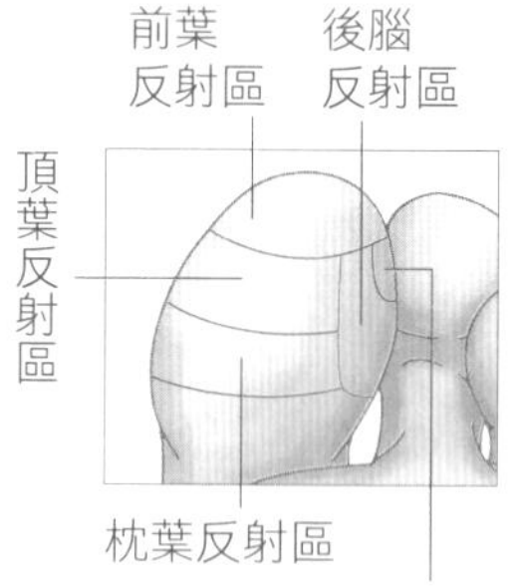


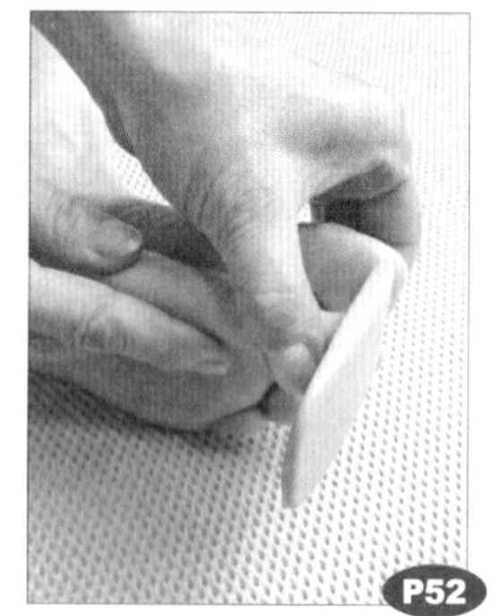


## 2. 頸椎・後頸・頸側反射區

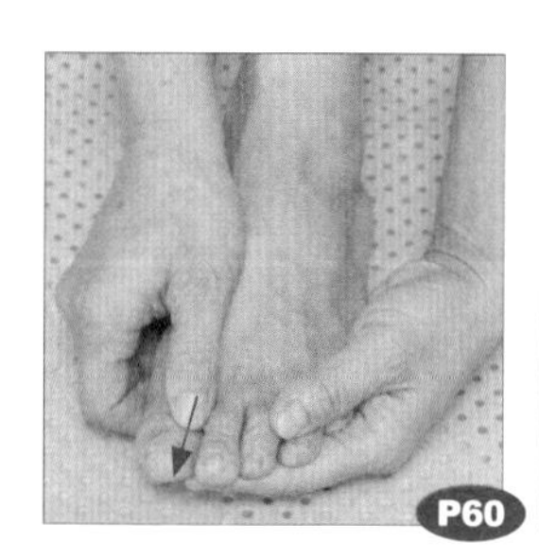


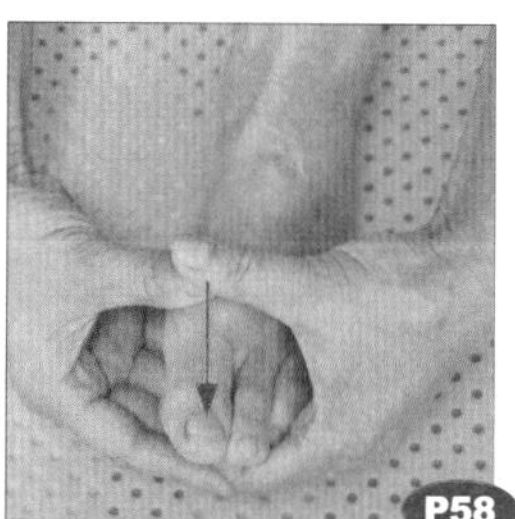


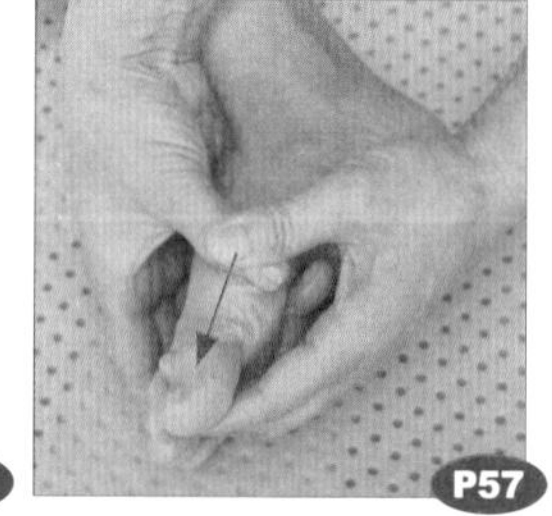


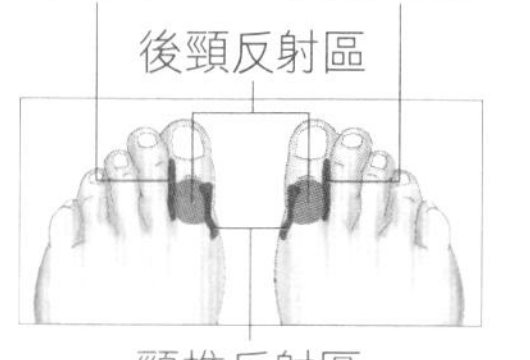


**按摩位置** 「頸椎反射區」在拇趾基節骨的內側；「後頸反射區」在拇趾基節骨上方的肌肉上；「頸側反射區」在拇趾基節骨的外側肌肉上。

**動作** 腳掌側立，兩拇指交疊按在拇趾基節後方凸起處，「由後往前」按摩；兩拇指交疊按壓於拇趾基節後方關節上，「由後往前」按趾甲外側及整個拇趾背。

**作用** 強化頸椎氣血循環、消除肩頸肌肉僵硬痠痛。

無藥可救。蕙瑄把她接回家，堅持繼續幫她按摩全身。約3個星期後，田阿嬤的手腳漸漸能使出力氣，在旁人的扶持下可移動身體。現在的田阿嬤，除了走路慢了一點，右腳還有些不太靈活外，她在家裡完全能來去自如。

**改善重點** 患高血壓、糖尿病、心臟疾病，以及肥胖、高血脂、動脈硬化的人，都是罹患中風的高危險族群。要經常做全套的足部按摩，維持體內器官間的相對平衡，代謝掉囤積在體內的廢物，便能預防疾病的形成。

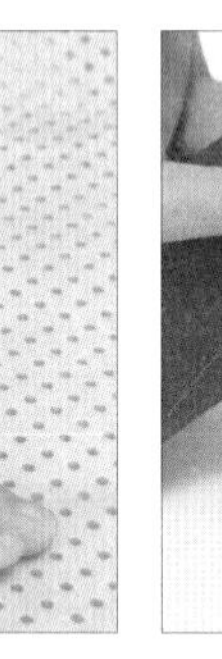

## 3. 膀胱經

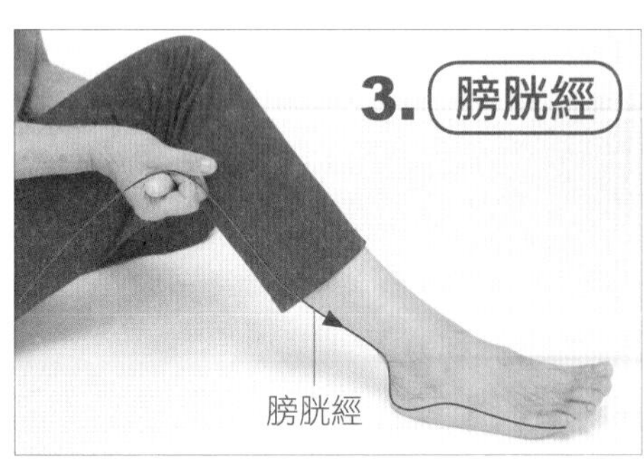


**按摩位置** ❶腳外側骨頭 ❷大腿後側和小腿肚。

**動作** ❶用拇指腹沿著腳外側骨頭按摩（疼痛部位加強按）。

❷用滾棒或活瓷刮痧按摩器，在大腿後側和小腿肚，「由上往下」按摩肌肉。

**作用** 強健大腿、小腿的肌肉，暢通膀胱經絡和後半身氣血，強健腰背。

## 4. 背脊反射區

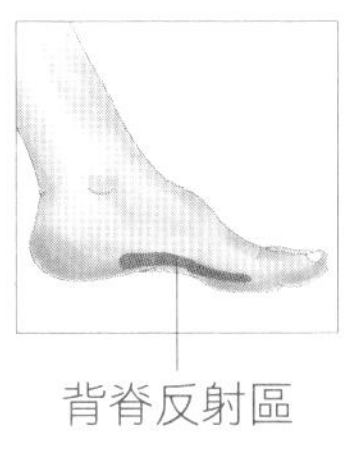


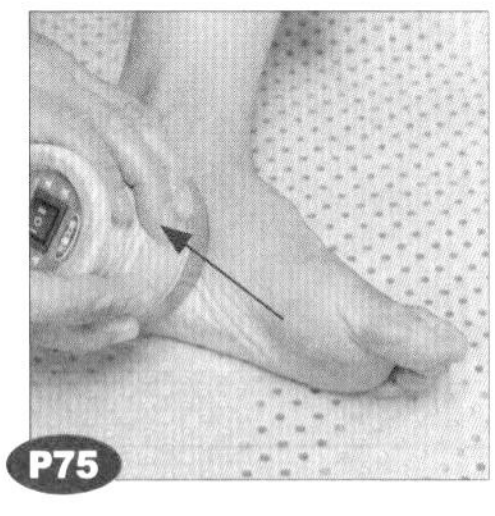

P75

**按摩位置** 腳內側骨頭下方的肌肉上。

**動作** 腳外側靠著地板，將活瓷刮痧按摩器置於「背脊反射區」上，「由前往後」按摩（按到腳跟前方）。

**作用** 改善氣血循環，活絡神經，消除腰痠背痛。

## 5. 腳底中段反射區

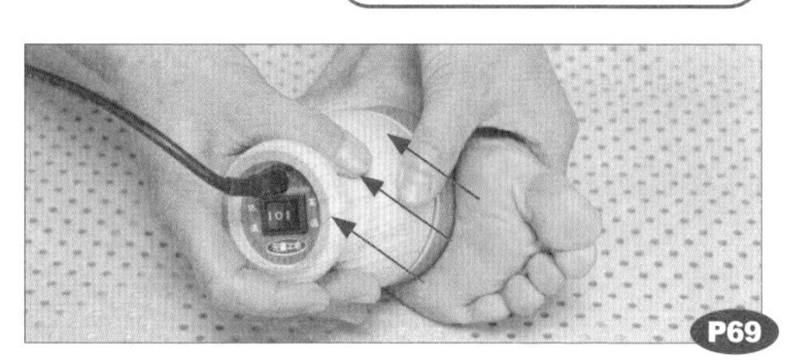

P69

**按摩位置** 腳底中段從「橫膈膜反射區」開始到「腹膜反射區」。

**動作** 用活瓷頂住「橫膈膜反射區」，雙手合力「由前往後」按摩至「腹膜反射區」。

**作用** 促進五臟六腑功能和新陳代謝，改善腸胃消化、吸收功能，提振食慾、預防腸胃脹氣、腸壁胃壁上的瘜肉、消除宿便。

# 64 打嗝 65 胃腸脹氣 66 消化不良

## 常按摩腳底中段反射區，並改善飲食習慣、心理壓力

**案例分享** 一位年近不惑的交通警察，整天不停地打嗝，卻始終找不出原因。瞭解他的家庭和工作壓力後，我當下判斷：壓力太大，造成腸胃不正常蠕動、賁門括約肌功能失常。第一次替他按摩時，無論按到哪個部位，都讓他痛得握拳捶椅。再次替他按摩時，發現他有非常多毛病：很容易疲累、眼睛容易乾澀、下腹部常常悶悶脹脹的，左下腹部特別嚴重；因爲他的「小腸反射區」明顯有高硬度的不規則塊狀反應物，顯示小腸有阻塞現象。這跟壓力大有絕對的關係。

「我找出你打嗝的原因了：你的消化道嚴重不通，應該往下排出體外的廢氣找不到出口，當然就往上衝啦！」我費了好大的力氣才打通了他的「腸道」，幾分鐘後，他打嗝的情形減輕不少。接著我又處理了他的「肝臟反射區」和胃壁增生的問題。按摩快結束時，見他眼皮沉重，於是請他到客房休息。他這一覺睡到傍晚才醒來，整個人精神煥發。從按摩後到晚上，近8、9個小時，他幾乎沒有打嗝。我確信，只要持續按摩，他很快就可以完全脫離打嗝的困擾了。

### 1. 腳底中段反射區 按摩重點

**按摩位置** 從「橫膈膜反射區」按摩到「腹膜反射區」。

**動作** 用活瓷刮痧按摩器頂住「橫膈膜反射區」，雙手合力「由前往後」按摩至「腹膜反射區」。

**作用** 強化五臟六腑機能、促進新陳代謝。

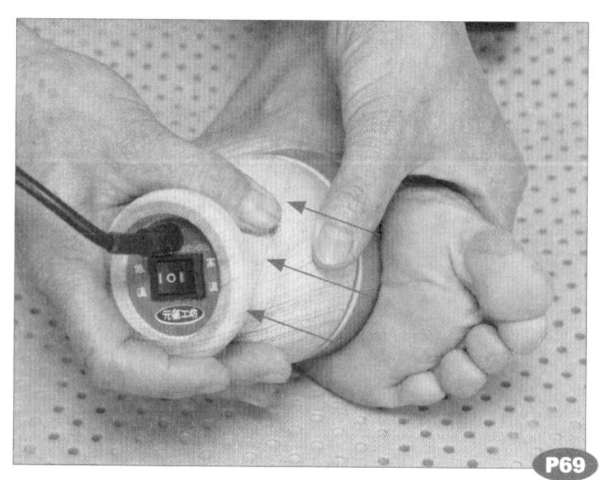

P69

**症狀分析▶** 建立良好的飲食習慣，吃健康天然的食物。細嚼慢嚥，讓唾液腺多貢獻一些澱粉酶幫助消化。用餐時要輕鬆地端坐著，若窩著身子吃飯，腸胃被擠壓，會影響消化。腸胃不舒服時，建議先按摩右腳，再按摩左腳。因為胃靠近小腸的反射區在右腳上，先將該位置的食物推到小腸去，再將胃上半部的食物推到下半部去，最後再按摩一次右腳。

**改善重點**

❶**吃飯應細嚼慢嚥**：吃飯匆促、狼吞虎嚥的人，最易引發腸胃不適。我們的胃液只有能分解蛋白質的蛋白酶，並沒有分解澱粉的澱粉酶，必需要靠咀嚼的動作來刺激唾液腺，才能產生澱粉酶。所以，即使是吃糊狀的食物，都要含在口裡多嚼幾下，讓唾液腺分泌澱粉酶，否則到了胃裡面無法消化，就會造成胃、肝、腎臟的負荷，胃壁還可能會長出瘜肉。

❷**少吃加工或油炸品**：人工合成食物和經過燒烤油炸而變質的食物進入胃裡以後，因為身體裡缺乏分解這些非天然食物的酵素，所以它們會滯留在胃裡較長的時間，造成胃的負擔。時日久了，胃壁變得不健康，消化力變弱了，容易出現食慾不振，腸胃脹氣等症狀。

❸**少穿低腰褲**：經常穿低腰褲的人，肚子容易受寒氣侵襲，影響腸胃的蠕動，造成腸胃脹氣，降低消化力。

❹**儘量不要吃冰涼食物**：吃太多的冰涼食物會降低身體各組織器官的活動力和新陳代謝能力，寒涼體質的人，消化力通常也比較差。

要時常按「腳底中段腹腔臟腑的反射區」，可改善腸胃不舒服的症狀，促進腸胃的消化、吸收功能，預防脹氣。搭配按摩膝下旁的「足三里穴」和腳踝外側「腹部鬆弛區」，能促進腹腔的血液循環，刺激腸胃蠕動。

## 2. 足三里穴

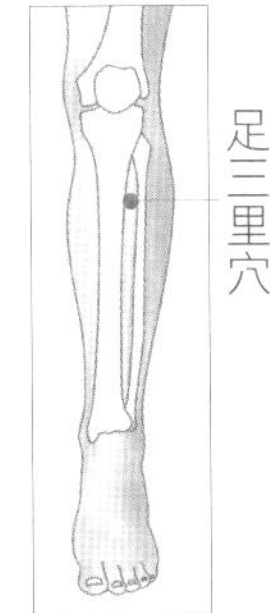


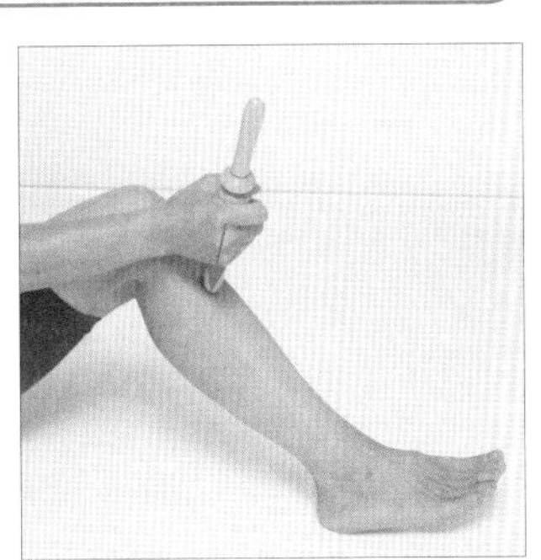

**按摩位置** 兩膝蓋外側下方，兩骨之間的凹槽裡。

**動作** 將滾棒頭置於膝下旁的「足三里穴」，施力按摩。

**作用** 刺激腸胃蠕動，減少脹氣和消化不良的情形。

## 3. 腹部鬆弛區

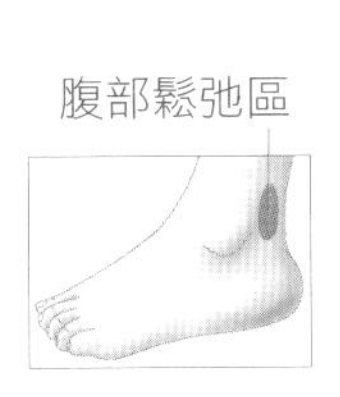


P90

**按摩位置** 外踝骨後方的凹陷處往上約6公分部位。

**動作** 將滾棒頭對準外踝骨後方凹陷處，「由上往下」推。

**作用** 促進腹腔的血液循環，緩解肚子悶脹、腸絞痛、腹瀉、經痛等不適。

67

# 胃酸逆流

## 胃酸逆流會灼傷食道，甚至導致猝死。按摩「胃部、賁門反射區」可防治

**案例分享** 讀者周小姐本身有胃酸過多跟胃酸逆流的問題，西藥已經吃了2年多，仍然沒有改善。每天都會有「胃灼熱」跟「火燒心」疼痛困擾，發病的一年內就瘦了11公斤。我建議她持續按摩左腳底橫膈膜上的「賁門反射區」，使賁門快速恢復正常功能。同時按摩腳底中段腸胃反射區，並用滾棒滾大腿的胃經。

**改善重點** 在食道與胃之間有一個名為「賁門」的組織，它藉著「括肌」和「約肌」的交替作用，使食物從食道通過它進入胃裡，並阻擋胃裡的東西回流到食道。**如果賁門不健康，即使在沒有嘔吐的情形下，它也無法完全擋住胃裡的液體逆流到食道**。胃酸是強酸，胃酸逆流會灼傷食道，使患者感覺胸口灼熱不適，更嚴重者甚至會導致猝死。壓力是造成賁門功能失常的主因，不少工作壓力大的人都出現過或輕或重的胃酸逆流的症狀。抒解壓力、調整情緒是治本之道。另要搭配按摩「賁門」和「胃部」反射區，並舒通胃經。

### 按摩重點

### 1. 賁門反射區

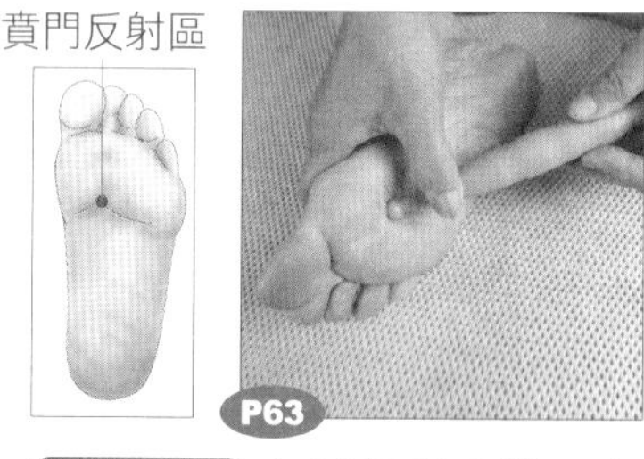


**按摩位置** 左腳拇趾和第2趾骨縫與「橫膈膜反射區」相交處，只有左腳才有此反應區。

**動作** 將鋤型按摩器圓球部位置於「賁門反射區」後方，「往前、往深處」推按。

**作用** 強化「賁門」功能，預防胃酸逆流。

### 2. 腳底中段反射區

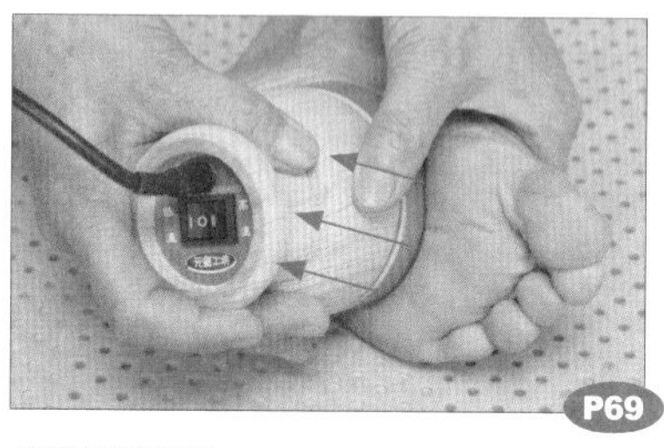


**按摩位置** 從「橫膈膜反射區」按摩到「腹膜反射區」。

**動作** 用活瓷刮痧按摩器頂住「橫膈膜反射區」，雙手合力「由前往後」按摩至「腹膜反射區」。

**作用** 強化五臟六腑機能、促進新陳代謝。

**症狀分析▶** 胃酸逆流一般多在吃完辣、酸的食物，或吃太多肉，以及過量飲酒之後出現。事實上，正常人也可能一天有好幾次的逆流，但有些人會因為胃和食道之間「賁門」括約肌功能不佳、肥胖導致腹內壓力過高、胃及食道接合角度改變……等因素，造成胃內容物逆流到食道次數頻繁，致使食道受損、咽喉及呼吸道發炎等症狀。

# 68 腹痛 69 胃壁增厚 70 胃潰瘍

## 常按摩「腳底中段反射區」，促進腸胃消化力、改善腸胃問題

**案例分享** 朋友的老公Sugi在近一年多來，已出現四次嚴重腹痛，去醫院照胃鏡，醫生都說沒事。我替他按摩後便問：「你是不是常常一吃飽飯就坐在電腦前？是不是食量很小，不容易感覺肚子餓？」朋友代夫回答：「對！他少量多餐。」一個身體健壯的年輕男人少量多餐，這是胃壁不健康增厚的警訊。

**改善重點** **一個身體健壯的年輕男人少量多餐，這是胃壁不健康增厚的警訊。**因為一吃飽飯就坐著，胃受擠壓，不能充分蠕動，食物被迫停留在胃裡的時間過長，影響胃壁的健康，長久以後，導致胃壁病態增厚，胃容積減少，消化力也降低了。此時，胃壁並沒有長出瘜肉或出現潰瘍症狀，所以胃鏡檢查的報告是「正常」。**處理之法是透過用力按摩腳底的胃部反射區，迫使胃壁自我修復**，恢復健康。我幫Sugi按摩了將近一個小時，又處理了他小腸不通暢的問題後，他感覺輕鬆舒暢，腹痛消失了。

### 按摩重點 腳底中段反射區

橫膈膜反射區
胰臟反射區
肝臟反射區
膽反射區
大腸反射區
胃反射區
脾臟反射區
小腸反射區
腹膜反射區

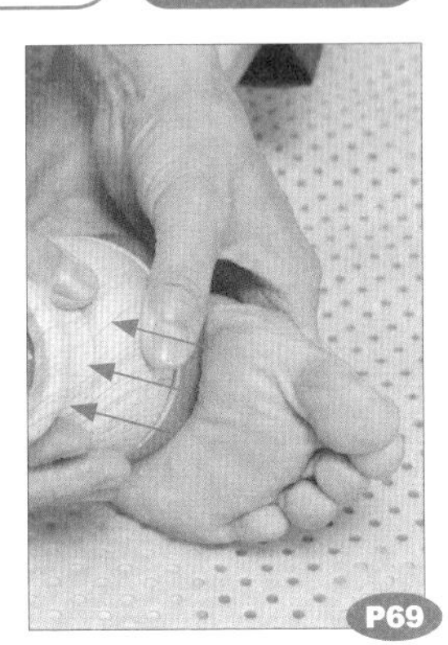


**按摩位置** 腳底中段「橫膈膜反射區」後方，左右腳的反射區並不完全對稱。

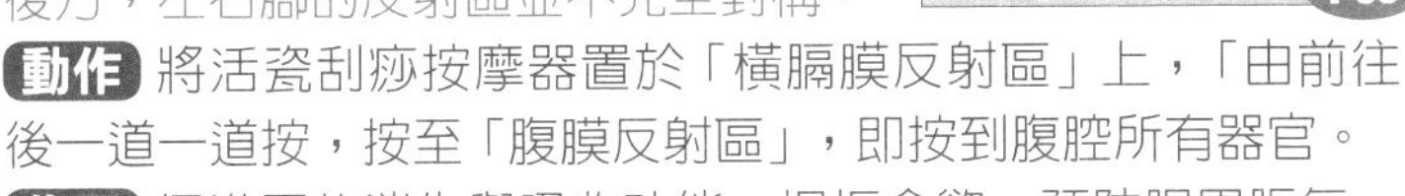

**動作** 將活瓷刮痧按摩器置於「橫膈膜反射區」上，「由前往後一道一道按，按至「腹膜反射區」，即按到腹腔所有器官。

**作用** 促進胃的消化與吸收功能，提振食慾、預防腸胃脹氣、消除宿便。

**症狀分析▶ 健康情況下胃黏膜會分泌黏液，在胃壁形成保護膜以防抵胃酸、胃蛋白酶。當腹膜受到刺激、腹腔內缺血、內臟肌肉過度緊張等因素，都有可能引發腹痛。胃潰瘍是因幽門桿菌或飲食習慣不良、長期服藥所致，其使胃分泌黏液的功能衰退，黏膜保護層變弱，胃受胃液侵蝕而潰瘍。**

# 71 腸躁症 72 腸沾黏

## 按摩「腳底中段反射區」和「腹部鬆弛區」，促進腸胃蠕動

**案例分享** 一位五十多歲的讀者A，3年前以腹腔鏡手術摘除子宮後，出現「腸沾黏」後遺症，天天脹氣脹得難受，嚴重時還會氣逆得無法吞食。若吃「排氣藥」，又得忍受一股氣在腹部亂竄的痛苦，以及像放鞭炮似地放屁。她三年來就這樣被折磨得不敢走出家門，身體越來越虛弱，深感人生無望，心情一直處於低落狀態，還變成躁鬱症患者。

**改善重點** 這位讀者的情況是腹部或骨盆腔手術後，常見的腸沾黏後遺症，常見症狀包括：腹痛、腹脹、便結或嘔吐，是由於腸道互相沾黏或腸道與腹壁沾黏，造成蠕動減慢，甚至停止蠕動。腸沾黏患者除了在飲食上要多注意**增加膳食纖維的攝取，也要多按摩「腳底中段反射區」、「腹部鬆弛區」**，舒緩不適症狀。另外可搭配手臂外側「大腸經」、「小腸經」、「三焦經」的按摩，促進腸胃蠕動、使腸胃道通暢。我建議的**「按摩診斷書」**如下：

❶**顆粒狀反應物**：病程長、病情重者，反應物的硬度相對較高。胃裡若出現硬度高的顆粒狀反應物，通常裡都長有瘜肉，顆粒越大，表示瘜肉越大。耐心持續的按摩「胃反射區」，可消除腸胃裡的瘜肉。

❷**塊狀反應物**：「胃部反射區」有一整片帶有硬度的塊狀反應物，表示消化功能差，經常有未消化的食物滯留在胃裡，讓人老是覺得肚子堵堵的，食慾差，少有飢餓感。這種現象多出現在經常吃宵夜，或吃多了燒烤炸等不易消化食物的人，以及吃飯速度快而沒有細嚼慢嚥的人。「大腸反射區」出現較硬的塊狀反應物，表示有宿便。經過按摩消除宿便後，若還有硬塊反應物出現，有可能是大腸壁長出瘜肉，是大腸癌的高危險群。

❸**氣泡狀反應物**：「胃部反射區」出現氣泡狀反應物，表示缺乏運動或吃多了易產生氣體的食物，導致胃脹氣消化不良。「大腸」、「小腸」反射區若出現氣泡狀鼓起的反應物，表示腸脹氣。「小腸反射區」出現較硬的顆粒狀反應物者，可能有兩種情形：第1種為腸道不通，小腹經常有悶脹感；跑步運動時，容易出現小腹疼痛難忍的狀況；第2種是一緊張就容易腹瀉的人。

## 按摩重點

## 1. 腳底中段反射區

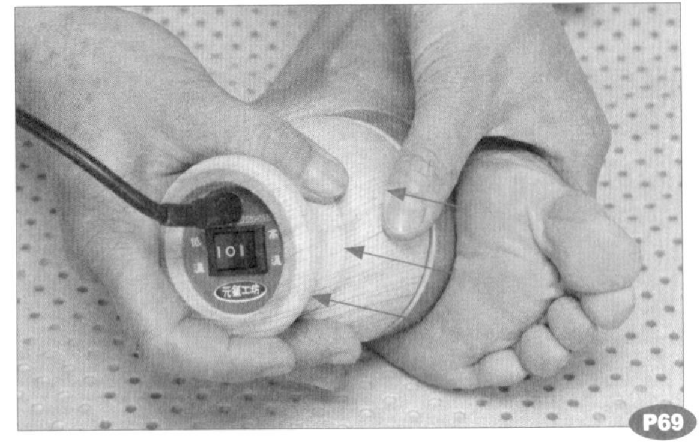


**按摩位置** 從「橫膈膜反射區」按到「腹膜反射區」。

**動作** 將活瓷刮痧按摩器頂住「橫膈膜反射區」，兩手合力「由前往後」按摩至「腹膜反射區」。

**作用** 按摩「腳底中段反射區」，除了能按摩到「小腸」反射區，同時也兼顧按到五臟六腑的反射區。強化體內臟腑機能，並促進器官解毒、代謝。

## 2. 腹部鬆弛區

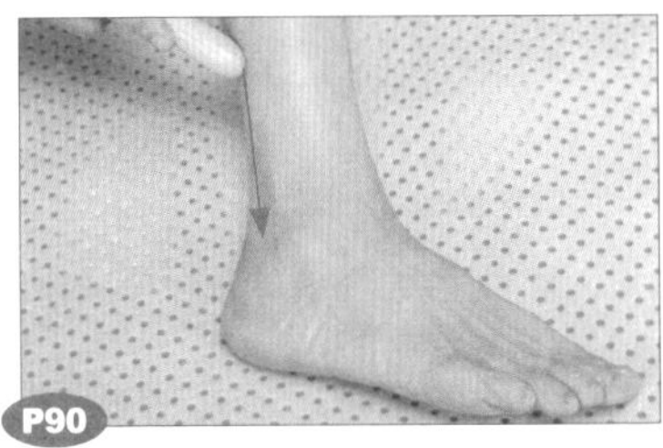


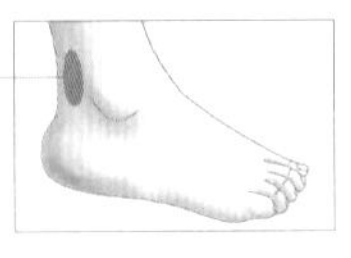


**按摩位置** 在外踝骨後方的凹陷處起，往上約6公分部位。

**動作** 將滾棒頭對準外踝骨後方凹陷處，「由上往下」按推。

**作用** 促進腹腔的血液循環，緩解肚子悶脹、腸絞痛、腹瀉、經痛等不適。

## 3. 大腸經・小腸經・三焦經

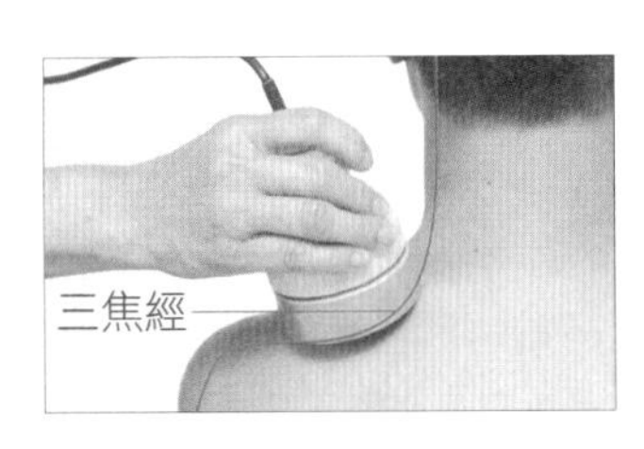


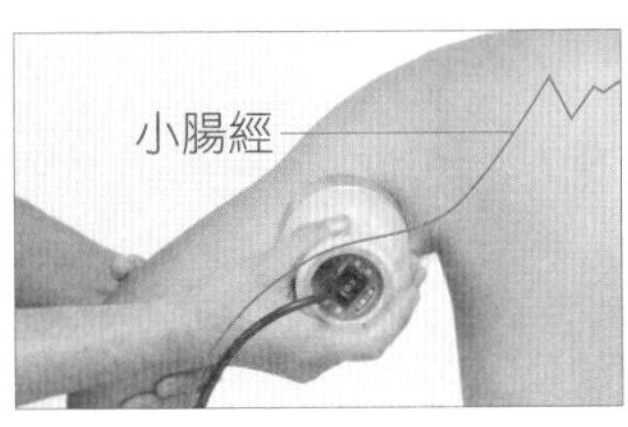


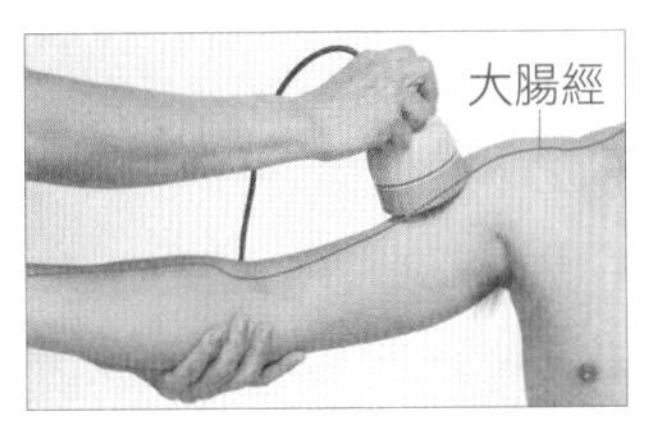


**按摩位置** 「大腸經」：從肩頸、上臂外側到食指指尖。
「小腸經」：從肩頸、上臂外側後緣到小指末梢。
「三焦經」：從肩頸、手臂外側中間到無名指。

**動作** 用活瓷刮痧按摩器，「由上到下」按照經脈循行路線按摩。

**作用** 促進腸胃蠕動，幫助氣血循環更暢通。

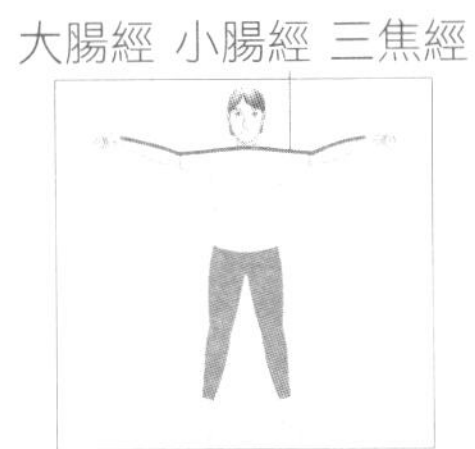


**症狀分析▶** 「腸沾黏」多為術後發生的後遺症；而「腸躁症」發生原因主要是大腸蠕動和反應功能受到情緒或壓力影響，導致自律神經系統失調。症狀為腹痛、脹氣、噁心、腹瀉，或便秘交替出現（每週排便少於3次），持續或反覆發作達3個月，有時會心窩灼熱痛、吞嚥困難。

# 73 宿便 74 便秘

## 做足部按摩、拍打大腸經 促進大腸蠕動

**案例分享** 「便秘怎麼辦？」一位學生憂愁地問我。她說多年前因爲痔瘡開刀，不久後痔瘡復發，經過DIY按摩足部「直腸反射區」後，痔瘡改善了，但是排便還是非常困難，她認定自己是便秘。

「怎麼知道你是便秘？」我問。「我每天早上想上廁所時，坐在馬桶上往往要解半天才能解出來，我的痔瘡就是這樣『擠』出來的。」「喔！有便意，但排便不順，就是糞便已經下到直腸裡了，但是捨不得離開你囉！」

這種情形最可能的原因是體弱氣血虛，腸子的蠕動力後勁不足，無法將糞便順利推至體外。根本之計是增加體力，所以最好常常按摩整雙腳。但是也有例外，這位苦惱的學生就是個特例，她的問題不在體弱氣虛，而是手術後遺症。

### 1. 腳底中段反射區 按摩重點

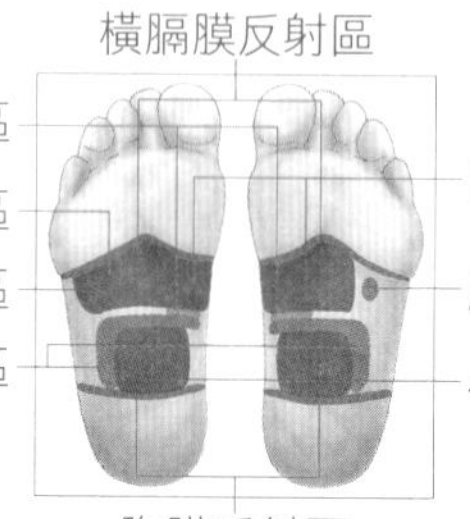


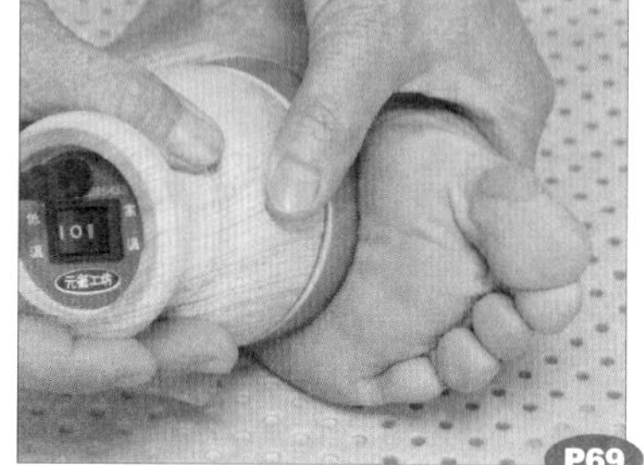


P69

**按摩位置** 腳底中段從「橫膈膜反射區」按到「腹膜反射區」。

**動作** 用活瓷刮痧按摩器頂住「橫膈膜反射區」，雙手合力「由前往後」按摩至「腹膜反射區」。

**作用** 促進腸胃消化、吸收功能，提振食慾、預防腸胃脹氣、腸壁胃壁上的瘜肉、消除宿便。

### 2. 肛門反射區

**按摩位置** 左腳底中段內側邊緣，和「膀胱反射區」相鄰。

**動作** 將活瓷刮痧按摩器置於內踝骨下方，由前往後按摩。

**作用** 促進腸胃蠕動，消除宿便、脹氣，消炎、止瀉，改善便秘。

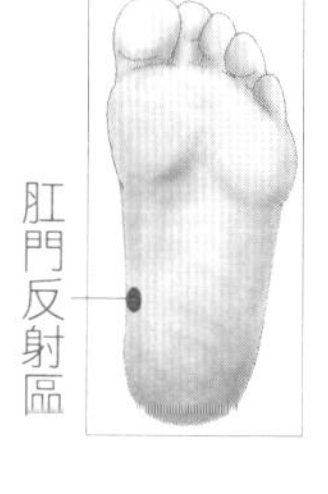


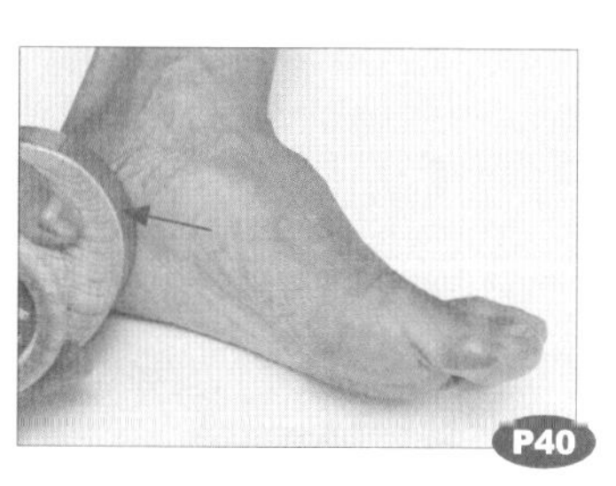

P40

**改善重點** 我幫她按摩左腳底緊鄰「膀胱反射區」的「肛門反射區」，發現有一層厚厚的、QQ的反應物，這表示她肛門的括約肌不健康，肌肉失去正常的彈性，括約肌「括張」的功能不好，使得糞便不能順利地排出體外。

這位學生忍著疼痛經過我1分鐘的按摩，數個小時後她跑來悄悄地對我說：「剛才上課時，我一直覺得我的肛門好舒服，自從開刀以後從來沒有這麼舒服過！」我相信再持續按摩一段時日，她就可以輕輕鬆鬆地排便了。

現代人過於忙碌，但是只要稍作安排，仍然可以藉著足部按摩改善身體。**建議將一雙腳分成腳底、腳背、腳趾和腳內、外側數個部位，每天臨睡前花20分鐘按摩腳的某個部位**，第2天再按摩另一個部位，3、4天或5、6天將一雙腳全部按摩過一遍。另一方法是拍打手臂外側的「大腸經」，對促進大腸蠕動大有幫助。如此持之以恆地做，不久就能感覺自己的精神體力都有改善，排便也會日益順暢。

## 3. 直腸・痔瘡反射區

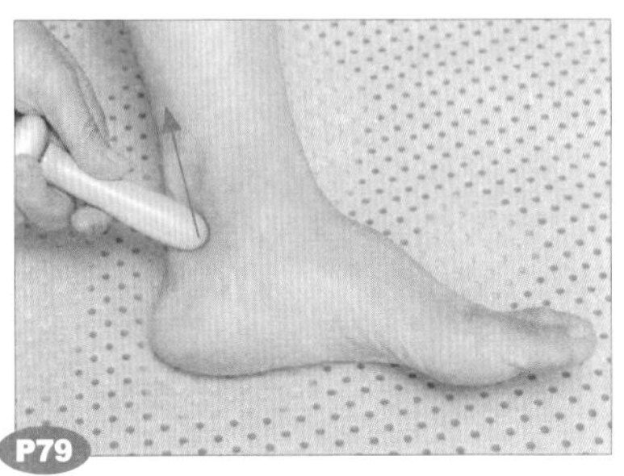


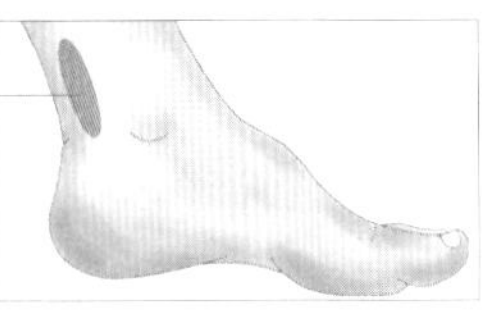


**按摩位置** 內踝骨後方凹陷處往上約6公分的部位。

**動作** 將滾棒置於內踝骨後方凹槽處後，雙手合力將滾棒「由下而上」或「由上而下」，順一方向按摩。

## 4. 大腸經

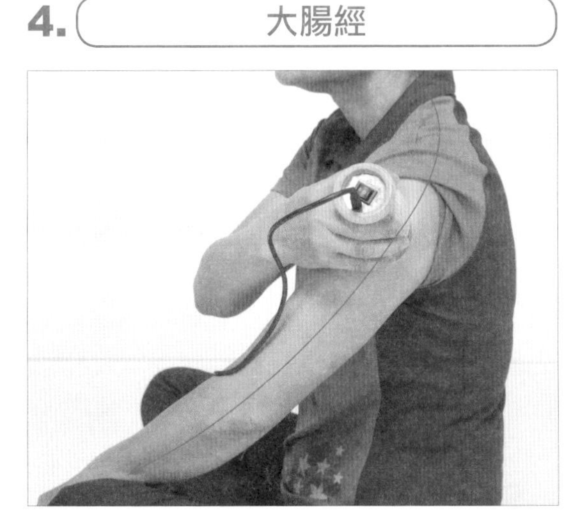

**按摩位置** 從肩頸、上臂外側按摩到食指指尖。

**動作** 將活瓷刮痧按摩器，沿著手臂外側到手腕處，綿密地按摩。

**作用** 促進大腸蠕動。

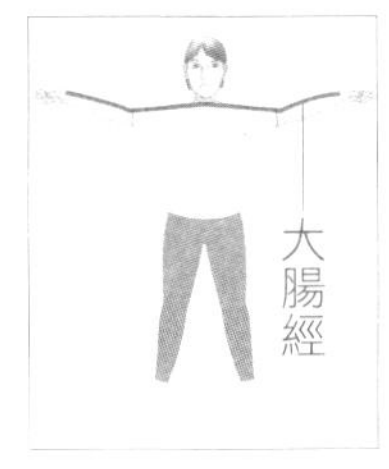


**症狀分析▶** 天生體質寒涼、氣血弱、新陳代謝差者，皆容易有便秘症狀。經常按摩足部所有反射區，搭配手臂外側「大腸經」的按摩，持續一段時間後，便能改善便秘情形。

**75**

# 痔瘡

## 按摩「直腸反射區」治痔瘡，按摩「長強穴」治痔瘻

**案例分享1** 邱先生多年來每天都要坐在電腦前近10個小時，有一天上廁所時發現糞便中帶血，才知道自己長痔瘡了。近兩年上廁所出血的情形越來越嚴重，到醫院求診，醫生說，不是痔瘡，是痔瘻，唯有開刀才能解決問題。他工作極爲忙碌，經常飛來飛去，想到動手術就頭大，於是拖了又拖，病情也越來越嚴重。我曾經爲他按摩過幾次，特別加強按摩「直腸反射區」都沒有效果。有一天，徵得他的同意，爲他按摩尾椎下的「長強穴」，他痛得哇哇叫。但是，眞奇妙，他第二天上廁所時沒出血了！至今5年了，他沒有開刀，已經完全好了。

**案例分享2** 蔡先生每天坐辦公室的時間長，運動量少。只要應酬多，工作壓力大，睡眠不足，第二天出門上班之前，他就得守在廁所裡大費周章地護理自己，泡溫水、塗藥膏，折騰幾番後，卻還是渾身不舒暢。我按摩他的「直腸／痔瘡反射區」時，感覺有軟綿綿的不規則狀反應物，按壓時有明顯的疼痛感，這表示他的痔瘡症狀嚴重，且拖了好長一段時間了。經過密集按摩數次後，他的痔瘡症狀比以前輕微多了。爲他按摩後，再教他自己DIY按摩。提醒他要常多按摩，並維持作息的正常。此後，距今已一年多了，蔡先生都沒有再被痔瘡困擾過。

**改善重點** 透過按摩「直腸／痔瘡反射區」，可檢查出是否有痔瘡，以及痔瘡的嚴重度，也可改善痔瘡。但是，直接按摩**「尾骨」肛門上方的「長強穴」**，消除痔瘡的效果更明顯。

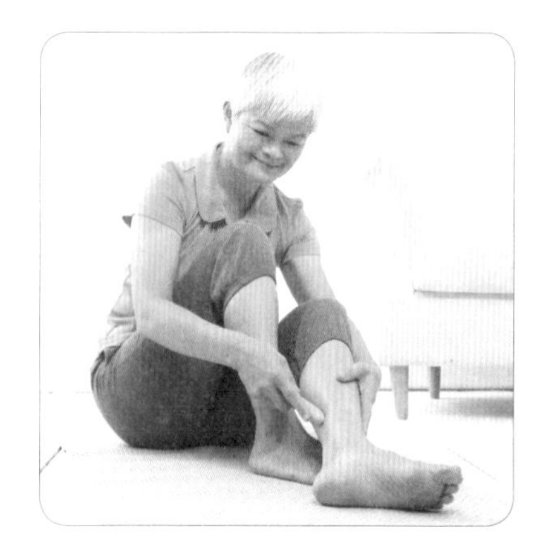

**症狀分析▶** 按摩「直腸／痔瘡反射區」，可以活化直腸組織，增加血管壁的彈性，對於便秘及痔瘡都有明顯的改善效果。若有嚴重的痔瘻，按摩尾椎上末端連接肛門的「長強穴」，效果相當好。

## 1. 直腸・痔瘡反射區

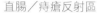

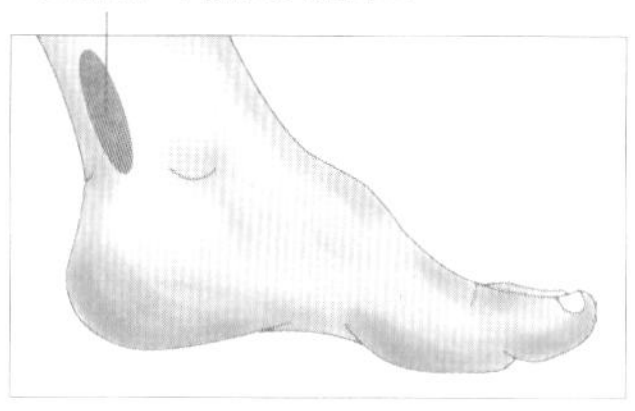

P79

**按摩位置** 內踝骨後方凹陷處往上約6公分的部位。

**動作** 將滾棒置於凹槽處後，力氣下放，雙手合力將滾棒「由下而上」或「由上而下」順一方向按摩。

**作用** 按摩「直腸／痔瘡反射區」時，感覺有軟綿綿的顆粒反應物，或有明顯的疼痛感，就必須持續密集地按摩，顆粒反應物會變小，甚至逐漸消失，痔瘡、便秘等症狀也會逐漸好轉。經常按摩「直腸／痔瘡反射區」，便能促進腸胃蠕動，促進排便，消除痔瘡。

## 2. 長強穴

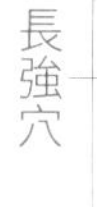


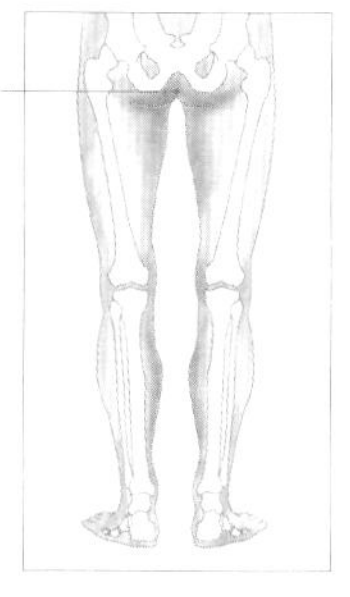

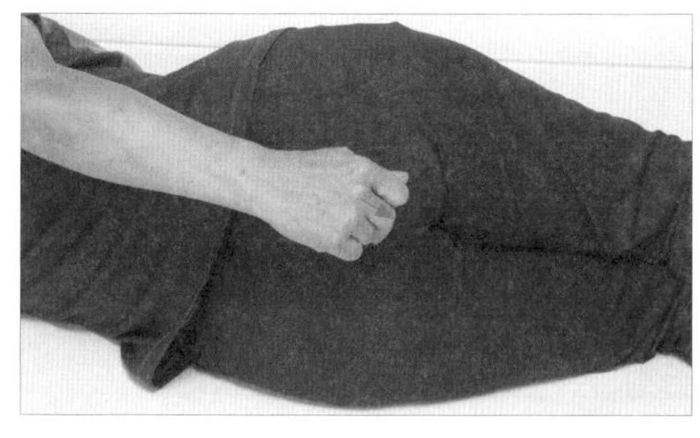

**按摩位置** 尾骨末端與肛門連結的中間凹陷處。

**動作** 側躺在床上，用中指沿著尾椎，往肛門方向一面用力按摩，一面往下探，感覺疼痛的部位就多按摩幾次。

**作用** 治療嚴重的痔瘻，按摩尾椎末端與肛門連結的「長強穴」，效果相當好。一般人很難辨認出「長強穴」的位置，但只要穿著寬鬆的褲子，雙腳張開，膝蓋微曲站立著；或側躺在床上，用中指沿著尾椎往肛門方向一面用力的按摩，一面往下探，這樣一定能按摩到「長強穴」。對於痔瘻、痔瘡、肛門裂、便血等症狀有紓緩、治療之效。

# 76 肝氣鬱結 77 肝病 78 肝硬化 79 膽結石

## 拋開「頭痛醫頭、腳痛醫腳」的思維，找出真正病因，避免抱憾終身

**案例分享1** D是一個壯漢，某日看到他，剛開完一個重要的會議，一副疲憊不堪的樣子，他覺得眼睛越來越昏花。「肝開竅於目」，從眼睛可以知道肝臟出了問題，我意識到他的肝功能一定不好。於是，我直接按摩他右腳底的「肝臟反射區」，果然是一大片的硬塊！明顯地，他的肝臟嚴重硬化。按摩時，他又說有呑嚥障礙，吃東西、喝水都感覺困難。「肝經也嚴重不通了！」我說。敲一下他小腿內側，他痛得慘叫。想起以前的兩個個案，我問了他，他說：「陰部一直有濕疹。」爲什麼特別問這個問題？因爲肝經繞過生殖器向上行，會經過喉嚨附近。所以，他「陰部的濕疹」和「呑嚥障礙」都和「肝經不通」有關。

**案例分享2** 友人Michael雖有著比實際年齡年輕的外貌和矯健的身手，但有著一頭油膩膩的頭髮。「你的頭髮一直是這樣嗎？」「從小就這樣啦！」我幫他按摩檢驗一下，輕輕敲打他的「環跳穴」和「風市穴」（「膽經」的要穴），他竟痛得全身扭動不止。再按摩他的腳底「肝．膽反射區」，發現有一鼓起的氣包，夾雜一塊硬度還不算高的反應物。

「你有很大一塊快要成形的膽結石。容易胸悶嗎？」他老婆連點頭。「耳朵怎麼樣？」「會耳鳴。」爲什麼我要問這些問題？因爲五臟六腑和它們相對應的經絡彼此相通，肝膽不好，通常「肝經」和「膽經」也會不通，膽經一旦不通，就會影響耳朵，造成耳鳴、耳聾、暈眩。

**改善重點** 一旦肝氣鬱結，就會影響肝藏血的功能，肝得不到足夠的血液的滋養及修復，**肝功能下降，解毒功能差，分泌的膽汁容易在膽囊裡結石**，也間接影響腎臟的排毒，對健康的影響甚大。要經常按「腳底中段反射區」，並加強按摩右腳底的「肝．膽反射區」，強化五臟六腑機能。另外，根據個人輕重不等的症狀，可搭配用滾棒按摩循行身腿外側的「膽經」。

## 1. 肝・膽反射區 按摩重點

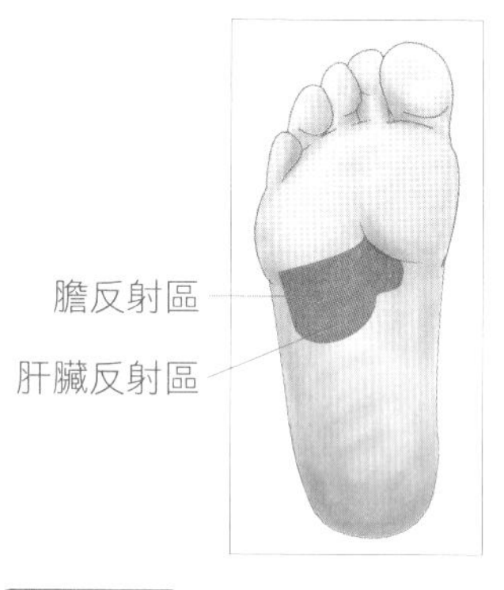


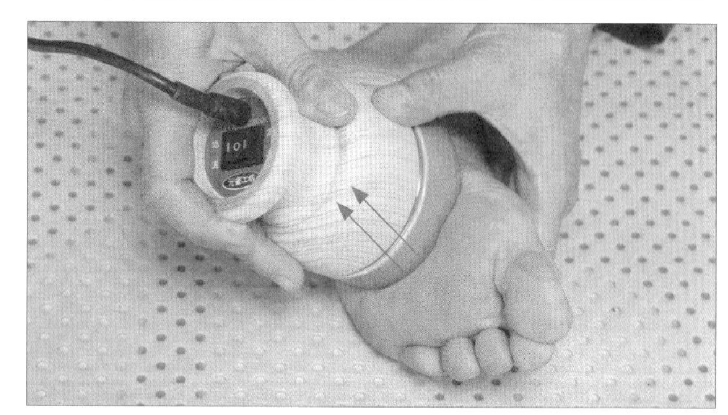

**按摩位置** 右腳中段稍偏外側部位。

**動作** 用活瓷刮痧按摩器頂住「橫膈膜反射區」，雙手合力「由前往後」按摩至「腹膜反射區」。

**作用** 常常按摩右腳底的「肝臟反射區」，時時提升肝臟藏血、解毒的功能，及時排出鬱結肝臟裡的悶氣和滯留肝臟裡的毒素。

## 2. 肝經・膽經

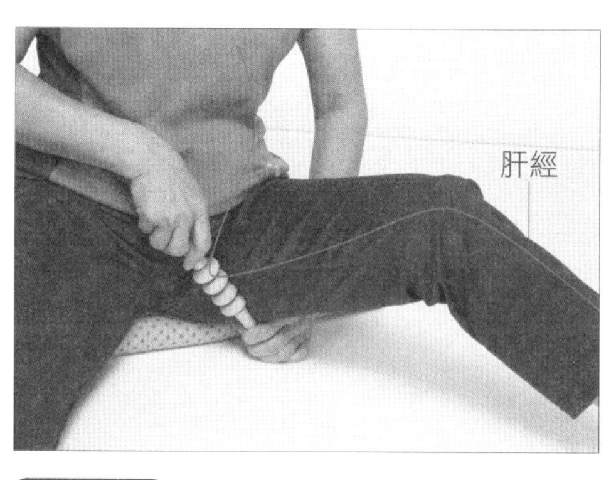


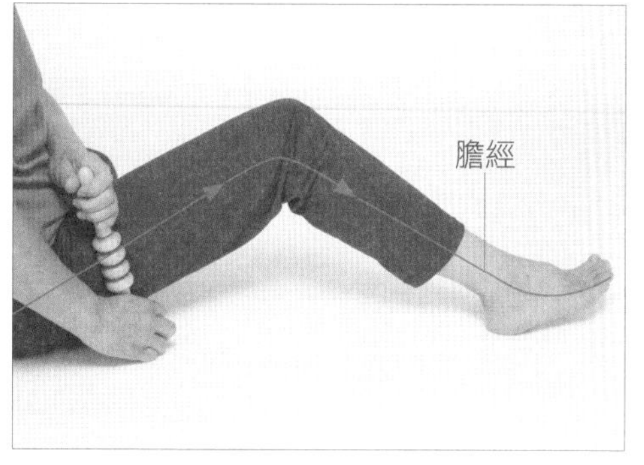


**按摩位置** 「肝經」：循行腳拇趾、腿內側中間、腹部到胸下。
「膽經」：起自頭部眼睛的外眼角，循行在身體的外側，終至腳背外側。

**動作** 用滾棒「由上到下」各按摩過腿部內、外側。下肢外側有許多穴位，也可手半握拳，敲打該部位，可以震盪、疏通「膽經」。

**作用** 消除肝經、膽經和肝膽的滯積，提振肝膽排毒解油的功能，和修復的自癒力。

**症狀分析▶ 經常熬夜、肝血不足、時常生氣或感覺胸悶不適，都易導致肝氣鬱結，肝膽等五臟六腑出現問題。調整生活作息，避免熬夜、飲食清淡，搭配按摩「肝・膽反射區」和「膽經」，便可使體內器官的運作機能恢復健康。**

# 80 糖尿病

## 按摩「腳底中段反射區」，加強全身臟腑機能

**改善重點** 西醫說，糖尿病的發生是因為胰臟無法分泌足夠的胰島素，致使血糖過高。胰臟為什麼不能分泌胰島素？原因有兩種，一是先天遺傳的，一是後天飲食不當造成的。至今仍不斷有新的研究報告出爐，甚至有不同於以往的說法，於是治療的方法和用藥也跟著在改變。

相對地，累積幾千年的臨床經驗建構出來的中醫觀點和醫療法則「以不變應萬變」，就是增強全身臟腑的功能，扶助胰臟能夠自行擔負起天賦的責任，而不是靠藥物取代胰臟的功能，卻又併發出許多後遺症。

有糖尿病者，要常常按摩所有反射區，並**加強按摩腳底中段的臟腑反射區，尤其是「胰臟反射區」**。已經在吃藥或打胰島素的人，常按摩足部所有的反射區，可以強化各器官組織，同時能代謝藥物所衍生出來、囤積在體內的廢物。另外，也可預防高血壓、脂肪肝、失明、傷口難癒合，甚至需要截肢等糖尿病的後遺症。

**按摩重點** 腳底中段反射區

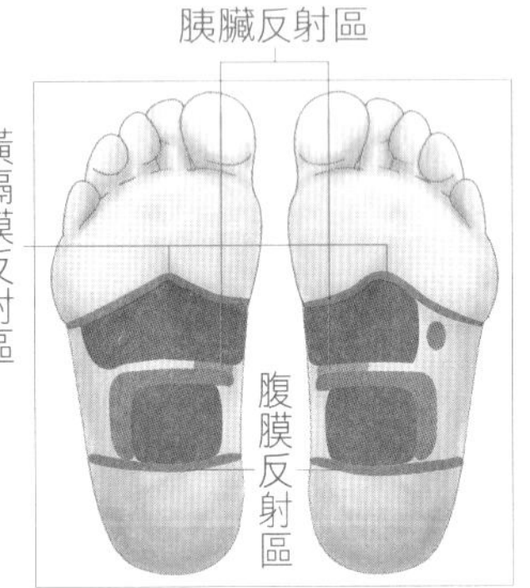


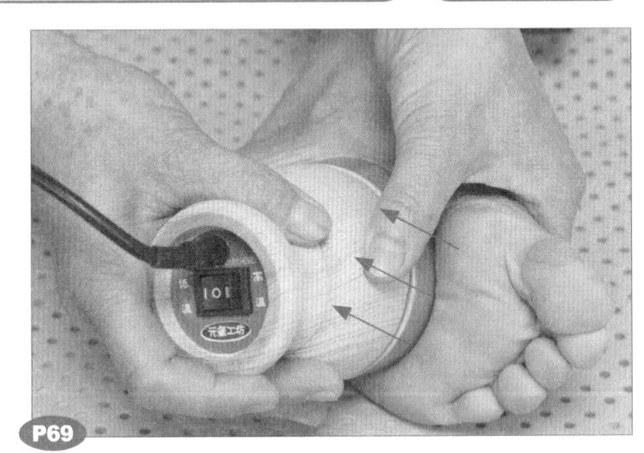


**按摩位置** 從「橫膈膜反射區」按摩到「腹膜反射區」。「胰臟反射區」在腳底中段中間位置的內側。

**動作** 將活瓷刮痧按摩器，頂住「橫膈膜反射區」，兩手合力「由前往後」按摩至「腹膜反射區」。

**作用** 按摩「腳底中段反射區」，同時按摩五臟六腑反射區，效果更好，可強化五臟六腑機能，促進新陳代謝。

**症狀分析▶ 一般空腹8小時（飯前）的正常血糖值應低於100mg/dl，飯後的血糖值應低於140mg/dl。若飯前血糖值大於或等於126mg/dl，或飯後的血糖值高於200mg/dl，以及「糖化血色素質」超過7%（HbA1C）即為糖尿病。若血糖值介於101～125mg/dl，即為糖尿病的高危險群（前期糖尿病），。**

# 81 腎結石

## 按摩「腎臟、膀胱反射區」，強化臟腑、排出毒物

**改善重點** 飲食習慣是引起腎臟結石的主要原因，水喝得少，卻吃多了容易造成結石的食物，會比別人更容易罹患腎結石。腎結石一旦壓迫到神經，嚴重時會痛得全身冒汗，但有時又不會有不舒服的症狀，所以，有些人不知道自己有腎結石。但是，若用工具仔細按摩**「腎臟反射區」**時，有尖銳的疼痛感，像踩到尖銳的細物般，就表示有腎結石了。結石越大，硬度越高，在反射區反應出來的感覺就越尖銳疼痛。**持續按摩「腎臟」和「膀胱」反射區**，並改變飲食習慣，多喝水，較小的結石很容易可以排出體外。

### 按摩重點

### 1. 腳底中段反射區

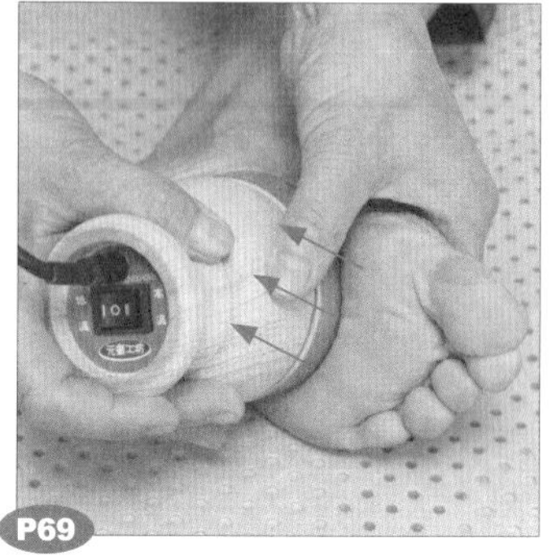

P69

**按摩位置** 從「橫膈膜反射區」按摩到「腹膜反射區」。「腎臟反射區」在腳底中心的位置。

**動作** 將活瓷刮痧按摩器，頂住「橫膈膜反射區」，兩手合力「由前往後」按摩至「腹膜反射區」。

**作用** 按摩「腳底中段反射區」，除了能按摩到「腎臟反射區」，同時也兼顧按到五臟六腑的反射區。強化體內臟腑機能，並促進有毒物質的排出。

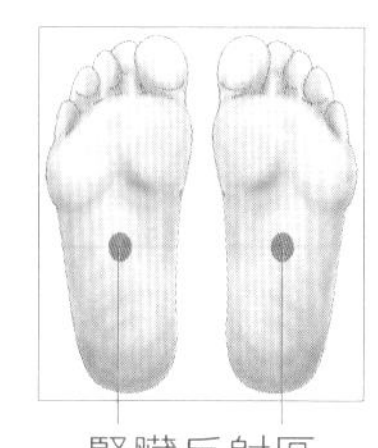

腎臟反射區

### 2. 膀胱反射區

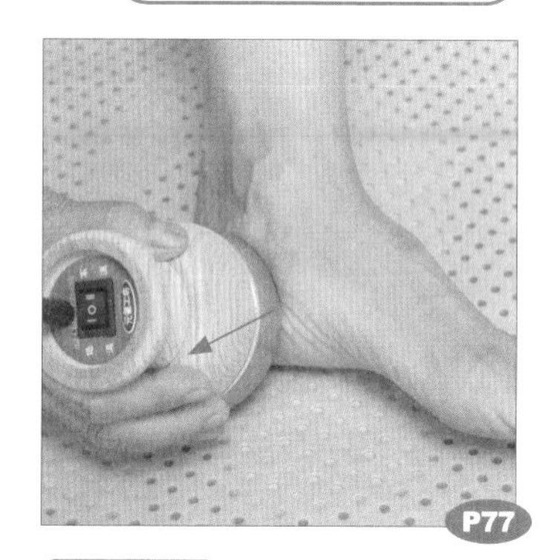

P77

**按摩位置** 內踝骨下方。

**動作** 將活瓷刮痧按摩器置於內踝骨下方，「往腳跟方向」按摩。

**作用** 強健膀胱，改善頻尿、漏尿、解尿困難等症狀。

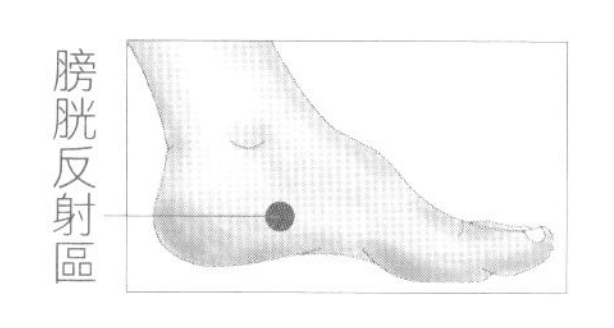

膀胱反射區

**症狀分析▶ 腎結石是腎臟病中最常見的疾病之一。引發結石的原因之一是水喝太少。因水份不足，使腎臟形成的尿量不夠，無法將可能形成結石的物質稀釋，造成過飽和狀態，以致形成結石。改變飲食習慣是預防腎結石最好的方式，每日攝取足夠水份，避免攝取鹽份含量高的食物，並減少蛋白質、高尿酸及高草酸食物的攝取。**

**82**

# 痛風

## 加強按摩「肝臟、腎臟反射區」，促進解毒、排毒，控制尿酸濃度

**改善重點** 導致痛風的因素主要是與**血中尿酸**的高低有關，而影響血中尿酸高低的原因，個人體質佔一部份，另一部份為飲食習慣。飲食雖不是造成痛風的絕對因素，卻是一種誘發因素，因此要控制飲食，以減少痛風發作的機會。血中尿酸較高的患者，儘量不要吃高普林食物（如海產內臟類等），也要避免暴飲暴食。

注意飲食，並常常做全套的足部按摩，促進新陳代謝，隨時清除積存體內的普林，就能遠離痛風之苦。

除了按摩足部所有的反射區，同時要**加強按摩「肝臟、腎臟反射區」**。肝臟是解毒器官，腎臟是排毒器官，二者身兼重任，更要多按摩它們，強化它們解毒、代謝的功能。

### 腳底中段反射區　按摩重點

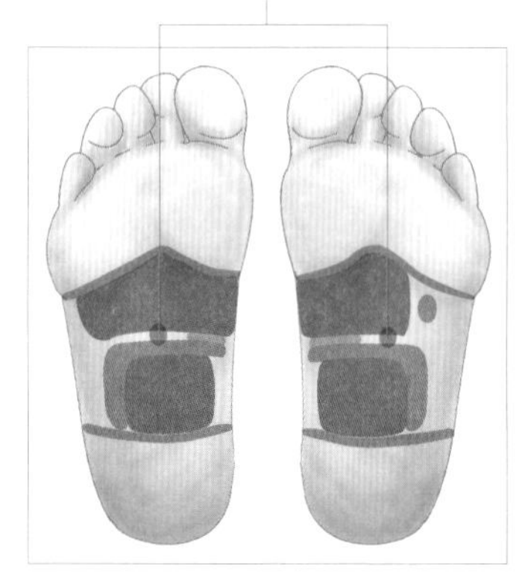


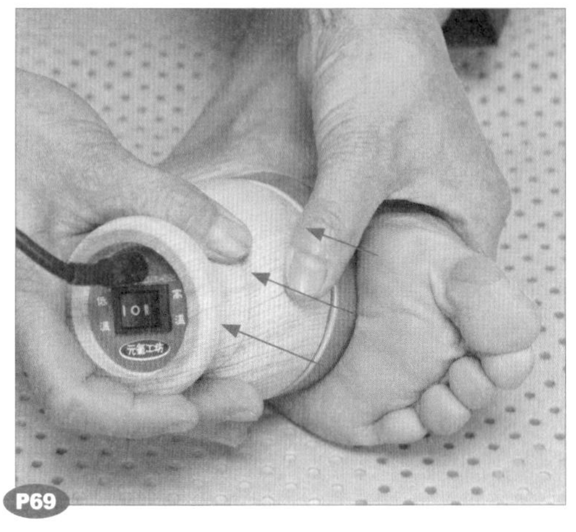

P69

**按摩位置** 從「橫膈膜反射區」按摩到「腹膜反射區」。「腎臟反射區」在腳底中心位置。「肝臟反射區」在右腳中段。

**動作** 將活瓷刮痧按摩器頂住「橫膈膜反射區」，兩手合力「由前往後」按摩至「腹膜反射區」。

**作用** 按摩「腳底中段反射區」，除了能按摩到「肝臟」、「腎臟」反射區，同時也兼顧按到五臟六腑的反射區。強化體內臟腑機能，並促進器官解毒、代謝。

**症狀分析▶ 尿酸是人體內普林（Purine）代謝的最終產物，主要是由腎臟排出，只有少部份經由腸道排出。血中尿酸值越高，罹患痛風的機率越高，高達9成以上的痛風病患均有高尿酸血症（血中尿酸濃度大於7mg/dl以上）。建議平時要多喝水，少吃高普林食物（如蝦蟹貝類、動物內臟、酒精類飲料等），維持理想體重，避免暴飲暴食和酗酒。**

# 83 水腫

## 肺、腎、脾，運輸體內液體 按摩反射區，搭配敲打經絡

**案例分享** 趙女士咳嗽了兩個多月，以爲是感冒，但吃了一陣子中藥、西藥都未見效，卻感覺身體越來越沉重。我發現她兩隻腳的肌肉緊繃沒彈性，而除了咳嗽，她並沒有其他的感冒症狀，於是我判斷她應該是「痰飲積滯」導致的咳嗽。

我問：「是否吃了很多水果、生菜沙拉、冰品？是否很懶得走路？老是覺得兩隻腳有千斤重似的，而這種情形到了下午、傍晚會更加嚴重？」她納悶我怎麼可以從她的一雙腳來判定她吃了很多蔬菜水果。原來，她爲了減重，吃了4、5個月的生機飲食。不料，體重不但沒下降，卻咳嗽2個多月好不了。

我請她恢復正常飲食，並認眞地按摩足部。因爲，有效的足部按摩會使她的小便量增加，排出體內多餘的水分後，便會覺得全身舒暢，咳嗽也能不藥而癒。果然，兩個星期後，她的咳嗽症狀完全消失了。按摩一段時間，她兩腳的肌肉恢復彈性，走路時腳步輕鬆許多，整個人看起來也很有精神。最令她高興的是，她的體重足足減了10公斤！

### 1. 肺部反射區　按摩重點

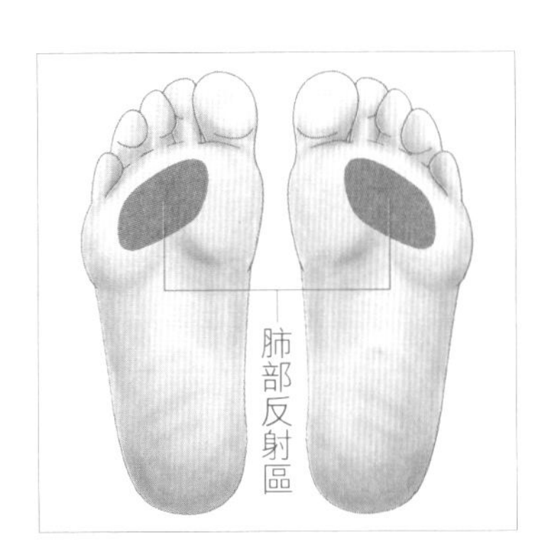


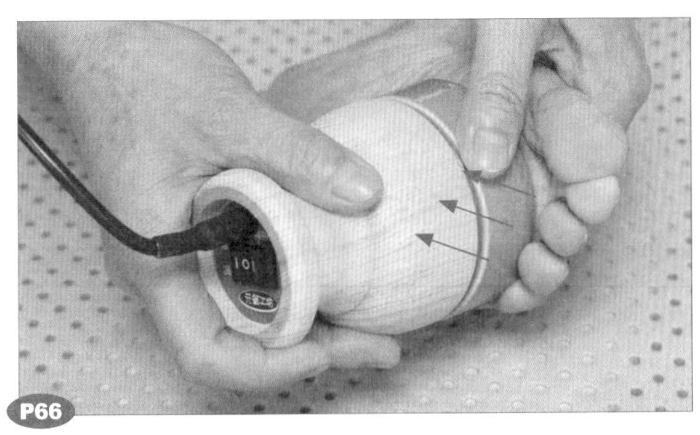

P66

**按摩位置** 腳底第2～4腳趾的後方區塊（「斜方肌反射區」的下方）。

**動作** 將活瓷刮痧按摩器置於「腳底前段反射區」，「由前往後」按摩。

**作用** 活化肺細胞，增加肺泡的氧容量，提高肺活量，改善氣喘、肺部組織纖維化或鈣化現象。

**改善重點** 很多女性朋友以為多吃生菜沙拉和水果可以減肥，但往往體重不減反增，還出現咳嗽症狀。雖然生菜沙拉和水果的熱量低，但其屬性皆涼寒，**吃多了容易造成氣滯血瘀的後遺症，新陳代謝功能也會跟著下降，多餘的水分滯留體內，**往上滯留在呼吸器官，化為痰飲，導致咳嗽不止；往下沉積於雙腳，讓人有「舉步維艱」的沉重感。

體質寒涼，容易水腫的人，要多吃煮熟的蔬菜，忌生冷寒涼的食物，才能減輕身體的負荷。常做全套的足部按摩，加強按摩「肺部」、「腎臟」、「脾臟」三個反射區，因為它們是擔負運輸體內津液的要角，並搭配「肺經」、「脾經」、「腎經」的敲打，可促進全身的氣血循環，增進新陳代謝。

## 2. 腳底中段反射區

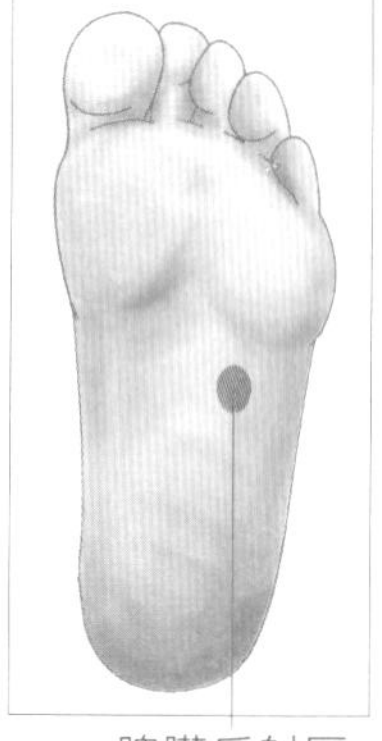

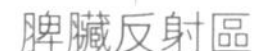


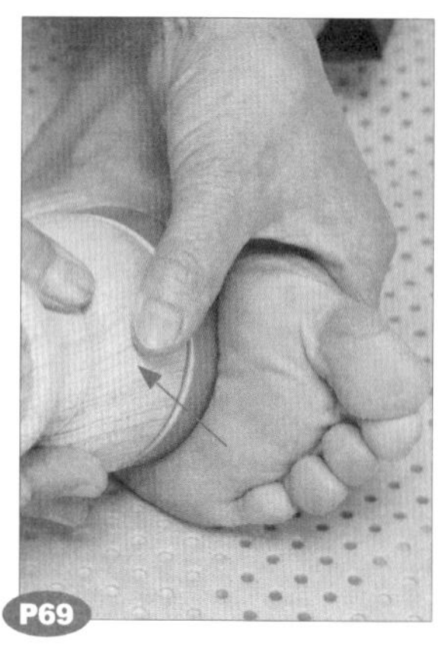


**按摩位置** 從「橫膈膜反射區」按摩到「腹膜反射區」。「肺臟」、「腎臟」的反射區皆位於腳底中段，「脾臟反射區」只在左腳中段，第4趾後方。

**動作** 用活瓷刮痧按摩器頂住「橫膈膜反射區」，雙手合力「由前往後」按摩至「腹膜反射區」。

**作用** 提升脾臟統血功能，促進津液新陳代謝。強化腎臟功能，增加氣力，促進新陳代謝。

## 3. 肺經・脾經・腎經

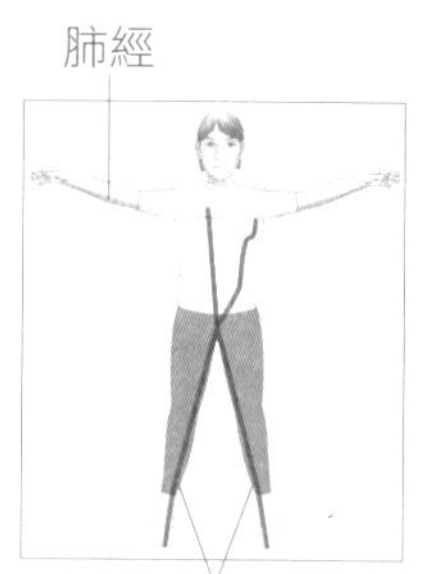


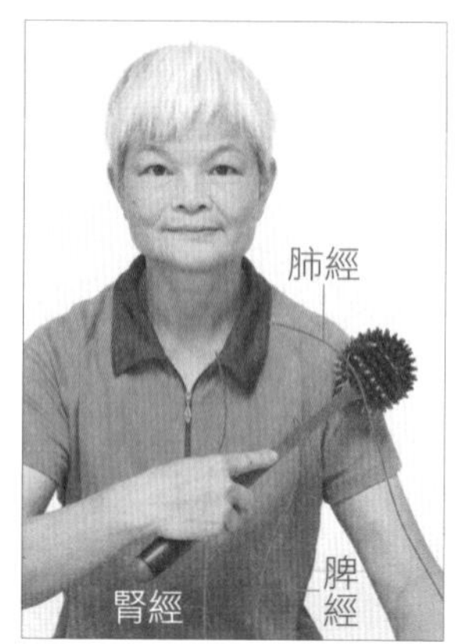


**按摩位置** 「肺經」：從肩胛骨凹陷處開始，沿著手臂內側，延伸到大拇指尖端。「脾經」：從足部的大拇趾，沿著小腿內側，延伸到前胸側邊。「腎經」：從足部小拇趾，沿著腿內側後緣，延伸到前胸。

**動作** 用敲敲樂沿著肺經、脾經和腎經的循行路線敲打。

**作用** 改善氣鬱、水腫、糖尿病、中風、關節炎等症狀。

**症狀分析▶ 引起水腫的原因很多，有些是器官生病造成（如：腎功能衰退、心臟衰竭等），有些是短暫或局部性問題（如．久坐不動、下肢靜脈栓塞等）。若發現有水腫情形，應讓專業醫師評估、檢查，找出真正的原因，並予以治療。千萬別小看水腫，若情況嚴重，甚至會出現呼吸困難、解不出尿等症狀，有害健康甚鉅。**

# 84 小便不順 85 遺尿 86 頻尿

## 按摩內踝骨下方「膀胱反射區」，改善小便問題

**案例分享** 讀者H的女兒已經讀小六，還常尿床。她從小跟父母吃素，對塵蟎過敏，常打噴涕；不愛喝水，常便秘，其他一切還算健康。見面後，我觀察小女生：臉色蒼白蠟黃，神情倦怠，說話有氣無力的，這明顯是氣血兩虛的體質。這種體質的免疫力相對差，新陳代謝也不好，造成體力不足，體內廢物毒素無法充分代謝掉，致使常昏沉沉的，睡眠品質差，也容易過敏。說到便秘、尿床、打噴嚏、塵蟎過敏等症狀，追根究底都是因爲氣血太虛了。因爲氣虛，膀胱的固攝功能差，只儲存少量的尿就承受不住了，以致於會在睡眠中尿床。

**改善重點** 小孩子頻尿、尿床，**除了心理壓力過大之外，最可能的原因就是氣血虛症**，要經中醫師診治調理，才能改善症狀。

很多生過小孩的婦女，因為懷孕期間胎兒壓迫膀胱，造成頻尿的現象，加上體質差，生產後膀胱恢復不佳，或有憋尿的習慣，而造成膀胱發炎，留下許多後遺症。**到了四、五十歲，出現頻尿情形，甚至打個噴嚏就遺尿**。建議平時要注意飲食的均衡，也要加強按摩足部的「膀胱反射區」，有助消除頻尿、遺尿，但要持續按摩，才能有明顯恆定的效果。

### 按摩重點　膀胱反射區

**按摩位置** 內踝骨下方。

**動作** 手握活瓷刮痧按摩器，置於內踝骨下方，由前往腳跟方向按摩。

**作用** 按摩可以消除頻尿、遺尿的困擾。

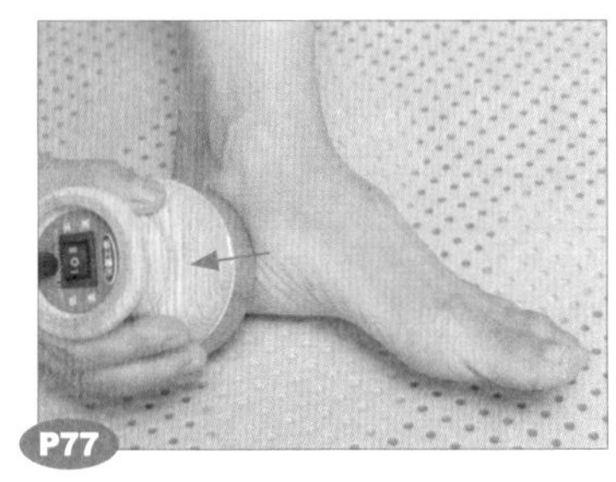


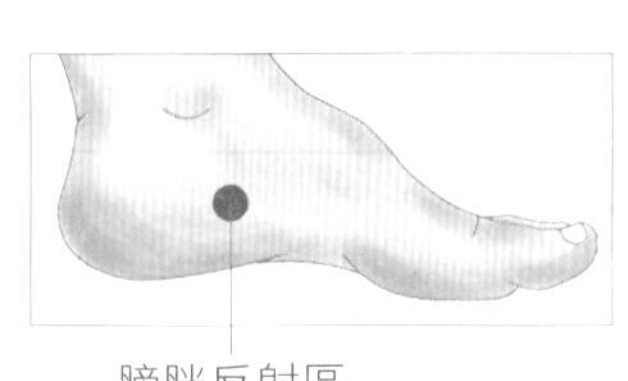

膀胱反射區

**症狀分析▶** 女性的頻尿、遺尿，病灶在於膀胱；而男人的問題是小便不順暢，病灶在攝護腺。攝護腺肥大，會擠壓到尿道，造成排尿不順暢。年紀越大，越容易攝護腺肥大，但因壓力因素，也有三十幾歲的壯年人就有攝護腺肥大問題。按摩有這樣困擾的人，「攝護腺反射區」會感覺有一層厚厚的反應物，而且疼痛程度也相當大。

# 87 乳房脹痛 88 纖維囊腫硬塊 89 乳癌預防

## 按摩腳背上的反射區，能最快使胸部氣血暢通

**案例分享1** 許小姐是位繁忙的服裝設計師。我第一次爲她按摩時，曾提醒她左右乳房都有纖維囊腫，她說之前的已經動手術割除了，而現在這個，醫生說是副乳，只要不惡化都沒有關係。但她告訴我這幾年已經無法穿內衣，只要碰到腋下就痛得不得了！我教她如何爲自己按摩，並提醒她手法要輕柔，盡量採取「少量多次」的方法。幾天後，她驚喜地打電話告訴我，她右腋下的腫塊變軟了，碰到時也不會感到痛！我再三提醒她，要持續按摩到纖維囊腫反應物都消失才行！

**案例分享2** 張太太因家庭失和而情緒低落，終日抑鬱不樂。不久後，她體重直線上升，臉部不正常的浮腫，腳踝附近腫大，而腳背像是饅頭似的鼓脹。經過數次按摩以後，她的排尿量增加，臉部、腳背和腳踝明顯消腫了！消除腳背腫脹後，我可以透入更深的部位，我發現在「胸部反射區」有兩顆很大的纖維囊腫反應物，我請她立即去腹產科檢查，檢查出來果眞驗出兩顆1公分大的纖維囊腫。爲了避免開刀，她努力地按摩，三個月後她的纖維囊腫全部消失，整個人看起來輕盈開朗許多。

**改善重點** 足部按摩能快速有效地使胸部的氣血循環暢通，**尤其是經前會有乳房脹痛感，腋下出現腫塊的人**，「腳背上的反射區」通常會出現浮腫現象，而腋下則會出現不規則的腫塊，按摩時就會感到疼痛。為了避免腫大的淋巴結惡化，一定要忍痛按摩，改善氣血循環，身體才能健康揮去罹患乳癌的憂慮。此外，更重要的是要改變飲食習慣，即使在夏天也要禁絕冰品，只能喝常溫開水，並要適度運動，才能保持氣血循環與新陳代謝通暢。

**症狀分析▶** 乳房脹滿或腋下脹痛症狀，往往出現在先天體質較弱、缺乏運動，貪食冰涼飲食的人。加上壓力大，情緒低落，氣血循環差，長期睡眠品質不好，導致氣滯不通，按壓乳房會有疼痛感；當月經來時，荷爾蒙發生改變，會讓症狀更加嚴重。

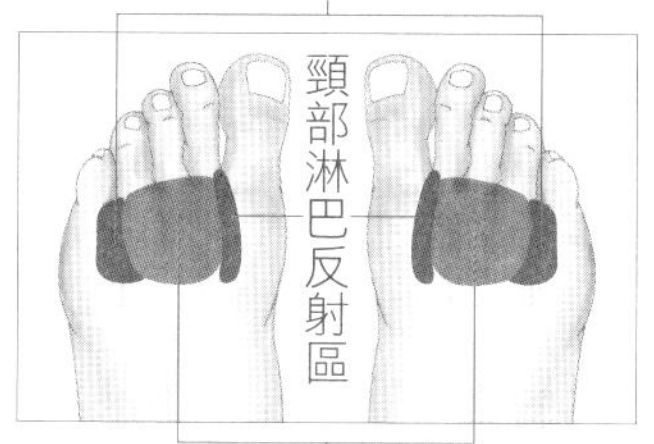


## 1. 胸部淋巴／乳房反射區

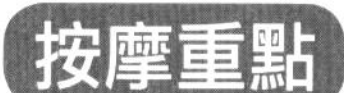


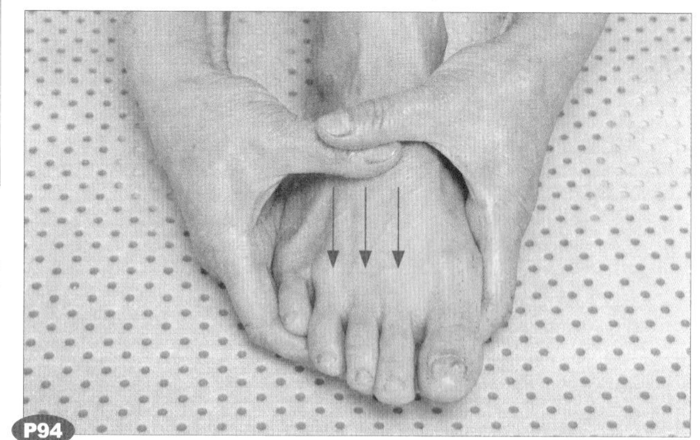


**按摩位置** 「腋下淋巴反射區」在兩腳第4、5趾後方，「胸部淋巴／乳房反射區」在腳背第2～4趾後方。

**動作** 雙手拇指上下交疊，藉助身體向前傾的重力，按摩腳背的前半段，力道要深而透，才能消除纖維囊腫。

**作用** 按摩時如感覺有不規則的腫塊，是淋巴結不暢通的反應。乳房若有纖維囊腫，按摩腳背的反射區會感覺有細微的顆粒反應物。持續按摩，顆粒狀反應物會逐漸變軟、變小，終至消失，乳房的纖維囊腫也會隨之變軟消失。只要每天持續少量多次按摩，就能消除經前乳房腫痛，預防乳房纖維囊腫和乳癌，產婦哺乳也會更加順暢。

## 2. 大腿內側肝經

肝經循行路線（循行腳↓胸，行經下肢內側）

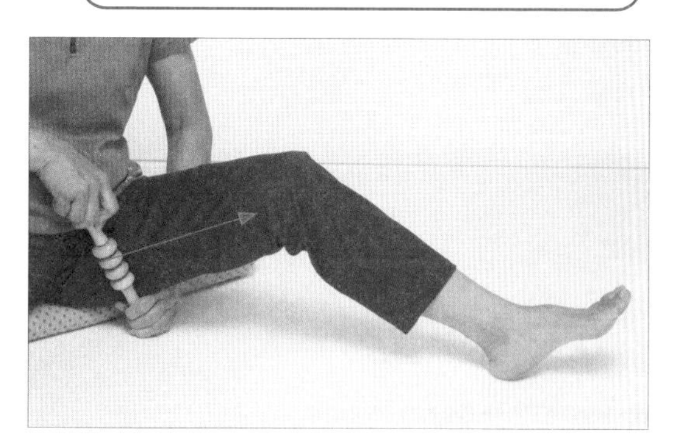

**按摩位置** 大腿內側從根部到中段。

**動作** 橫握滾棒，將滾珠對準大腿根部，利用身體前傾的力量「往前推」，促進肝經活絡、氣血循環，預防經前乳房脹痛及淋巴發炎。

**作用** 中醫經絡學說認為，女性乳房屬「足厥陰肝經」，所以如果肝經發生問題，就會在以上部位有所反應，就是肝鬱氣滯導致乳房脹痛、子宮肌瘤、乳腺增生等疾病，而乳房脹痛常常是最先出現的症狀。因此，多按摩大腿內側，能暢通肝經，有效舒緩乳房脹痛的問題。

# 90 子宮肌瘤 91 卵巢囊腫 92 不孕

## 多管齊下按摩反射區、經絡，子宮病變多能自癒

**案例分享** 一位很久不見的朋友A慘白著一張臉出現在我面前，原來是罹患子宮肌腺瘤。因爲年輕，膝下猶虛，醫師除了開鐵劑給她，不做任何處理，任憑她血漏一個多月了，難怪她一臉蒼白。

她全身肌肉僵硬，我稍微按壓她就痛，可見其經絡和經筋都僵硬不通，這樣，新陳代謝必定很差，體內囤積了太多的廢物毒素。這種體質的人，身體隨時隨處都有可能長出腫瘤或嚴重發炎。若不改變身體的內在環境，就算現在動手術刮除子宮肌腺瘤，一段時日後有可能又發現其他部位長出東西來。

我只花了3分鐘徒手輕敲她的四肢和背部，她便疼痛難忍。但是，等被敲打的疼痛感消失後，她能感受到全身氣血在流轉的舒暢。她來時穿著厚外套，臨走時突然冒出一句：「我感覺全身微微出汗了！」豈止如此，她的臉色還有些紅潤呢。

### 1. 子宮反射區 按摩重點

**按摩位置** 內踝骨突起下方平坦的部位。

**動作** 手握活瓷刮痧按摩器，找到內踝骨下方的平坦部位（從踝骨下方再往後移約0.5cm處），往腳跟方向按摩「子宮反射區」。

**作用** 月經初來時和快結束時，出現褐色的血跡，這是子宮收縮不好的表徵，表示在經期後還有經血或血塊沒有排出去。這些沒有排出去的「廢物」，可能成為日後子宮病變的致因。利用按摩「子宮反射區」，可以促進氣血暢通，溫暖子宮，使經血來潮時順利排乾淨。

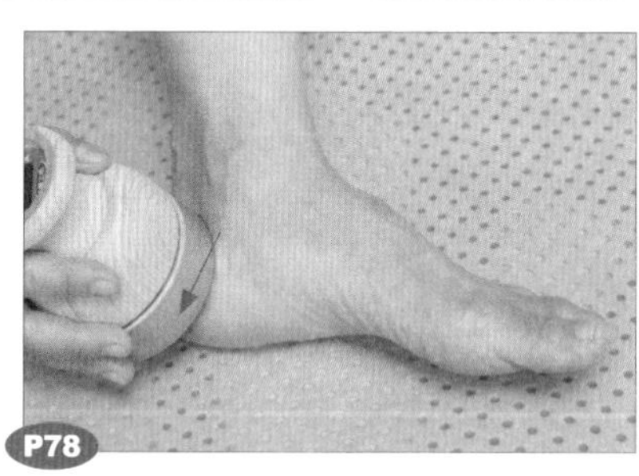
P78

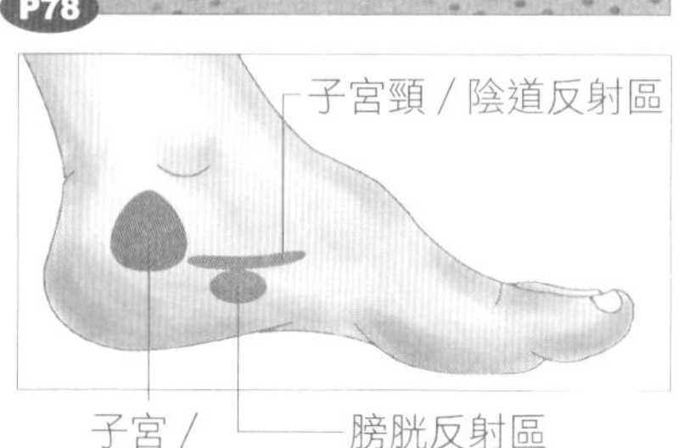


**症狀分析▶** 醫師對朋友A放手不管，我就教她自立自強，隨手一支敲敲樂，狠狠地敲打四肢、背部。過一陣子，再努力按摩一雙腳，加強按摩「子宮反射區」。我相信，這樣自力救濟，一定比消極地吃鐵劑有效太多了。

**改善重點** 在處理子宮病變的問題時，除了按摩相關反射區之外，**還要疏通「肝經」**，因為身體各組織器官和經絡彼此相關，器官健康經絡則通，氣血循環好，新陳代謝提高，才能獲得雙倍的功效。

## 2. 卵巢反射區

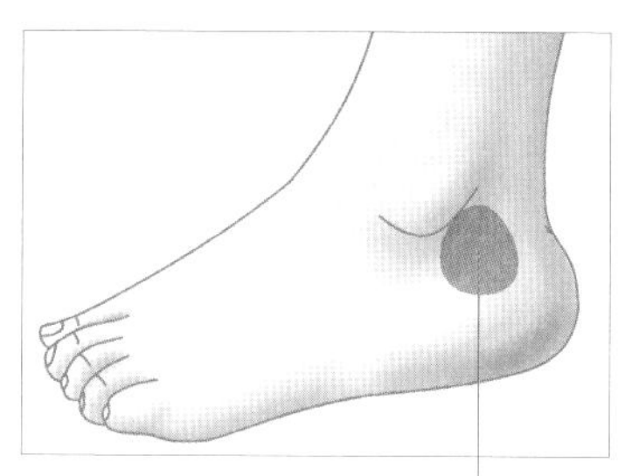

卵巢／睪丸反射區

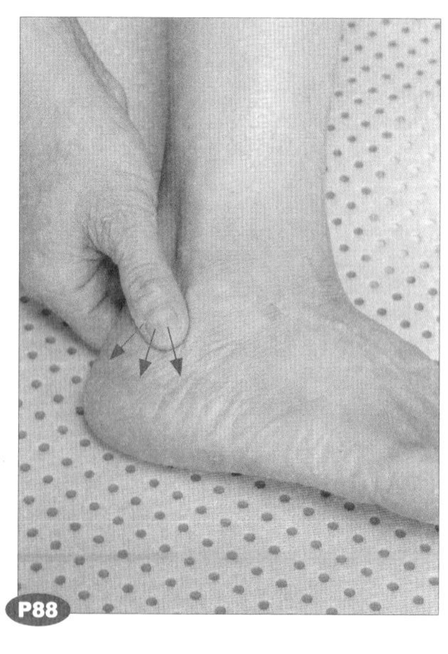


**按摩位置** 外踝骨下偏後方的肌肉上。

**動作** 單手托著腳跟，用拇指從外踝骨下方的凹槽處，往下作放射狀的按摩。

**作用** 使生殖器更健康，能發揮它的正常功能。

## 3. 大腿內側肝經

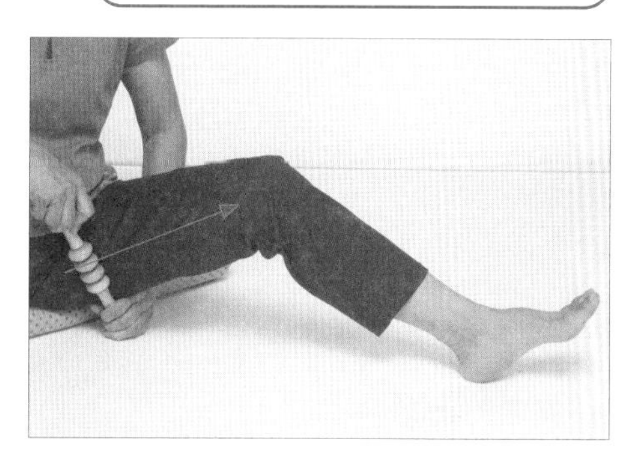

**按摩位置** 大腿內側從根部到中段。

**動作** 橫握滾棒，將滾珠對準大腿根部，並利用身體前傾的力量「往前推」，促進肝經活絡暢通、氣血循環。

**作用** 子宮肌瘤常見於生育期中的婦女，子宮肌瘤與肝經受損、氣血不足或後天的虛勞關係密切。因此平時要多按摩大腿內側，並且禁食冰涼品，以保子宮健康。

## 4. 後腦反射區

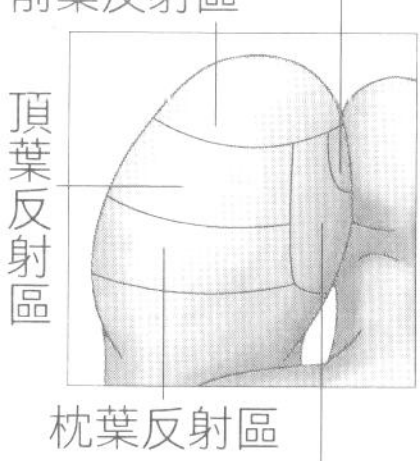


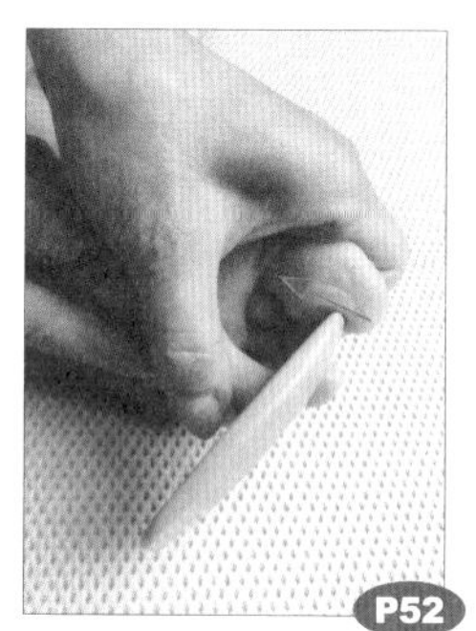


**按摩位置** 兩拇趾靠近趾縫側。

**動作** 用鋤型按摩器的窄頭，「由前往後」按摩兩腳拇趾縫側。此區比較敏感，力道不要太大。

**作用** 「腦下垂體」統管內分泌和自律神經，壓力過大會導致內分泌失調。按摩「後腦反射區」會刺激到腦下垂體，恢復它的功能。

# 93 閉經 94 少經 95 經痛 96 經血帶血塊

## 月經不順伴隨易倦、眼痠澀，透過按摩都能一掃而空

**案例分享1** 在竹科工作的B小姐，健康亮紅燈後辭職在家。沒想到休養了兩年，身體依舊沒改善：頭昏、睡眠品質差、眼睛痠澀、視力模糊，而且全身困重乏力，肩頸、腰背都僵硬痠痛，月經量越來越少，最後甚至好幾個月才來一次。她的手臂和雙腳都非常僵硬，稍稍碰觸就痛得哇哇叫。

她第一次來找我按摩回家後，非常興奮地打電話來說：「從你家出來後，我發現天好藍，雲好白！」經過幾次按摩，她睡眠越來越深沉，眼睛越來越亮，精神越來越好。第十一次按摩後沒多久，我就收到她的信：「眞開心！今天早上你幫我敲完肝經，一小時後月經就來了，眞是超感謝的。」

**案例分享2** 一位年輕C媽媽因爲月經常常不來，打了幾次催經針，效果越來越差。醫師建議動手術。手術後幾個月，月經仍

### 1. 子宮反射區 按摩重點

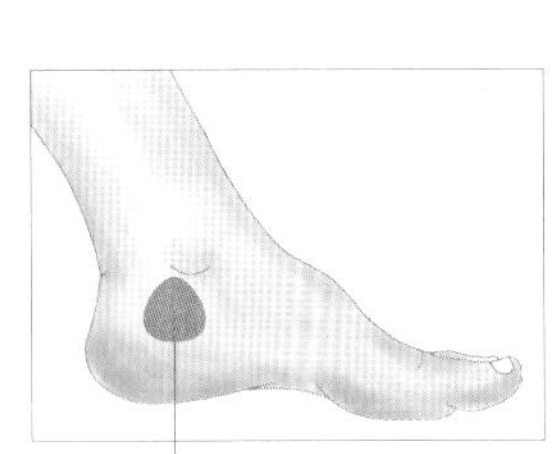
子宮／攝護腺反射區

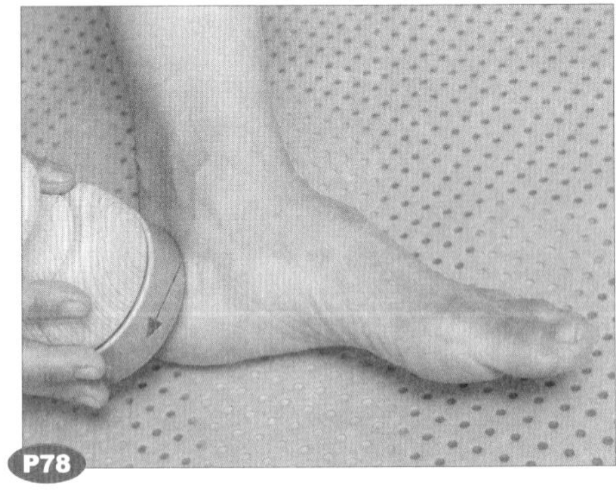
P78

**按摩位置** 內踝骨突起下後方平坦的部位。

**動作** 手握活瓷刮痧按摩器，找到內踝骨下方的平坦部位（從踝骨下方再往後移約0.5cm處），往腳跟方向按摩「子宮反射區」。

**作用** 促進子宮收縮，徹底排出血塊，消除經痛。

**症狀分析▶** 案例1和2都有睡眠品質差、頭痛、眼睛痠澀、肩頸僵硬、腰痠背痛、手臂無力；常常感覺胸悶、呼吸困難、疲累感、腳步沈重；容易中暑、感冒不易痊癒、食慾不振等文明病，追根究底，都和長期承受過重的工作壓力、飲食失衡、吹過多的冷氣、缺乏足夠的運動、流汗太少或甚至都不流汗有關係。

然沒有來，身體還越來越虛弱。此症狀常出現在工作認真，壓力甚大的職業婦女。月經不來（閉經）之前，通常會有一段長時間月經量逐漸減少，最後就都不來了。這過程往往伴隨著胸悶不適（常常不自覺做擴胸動作），容易疲倦，眼睛痠澀等。若用手敲打下肢內側（有脾經、肝經和腎經循行而過），會相當疼痛，特別是肝經循行的中線。敲打四肢（尤其是肝經），並在其上刮痧，同時按摩腳底五臟六腑反射區，一陣子之後就會明顯改善症狀。

**改善重點**

❶**月經初期**：月經將至，出現少量褐色血跡時（表示子宮收縮功能差），喝一碗熱紅糖薑茶，可以活血行氣，促進子宮收縮，舒緩經痛。

❷**月經期**：子宮收縮力差的人，輕柔地按摩「子宮反射區」，以免刺激大量經血和血塊瞬間排出。

❸**經痛時**：用力按摩「腹部鬆弛區」，立即緩解經痛腹脹。

❹**經期結束**：月經快結束，出現褐色血跡時，可以稍微用力按摩「子宮反射區」，促進經血完全排出體外。

## 2. 腹部鬆弛區

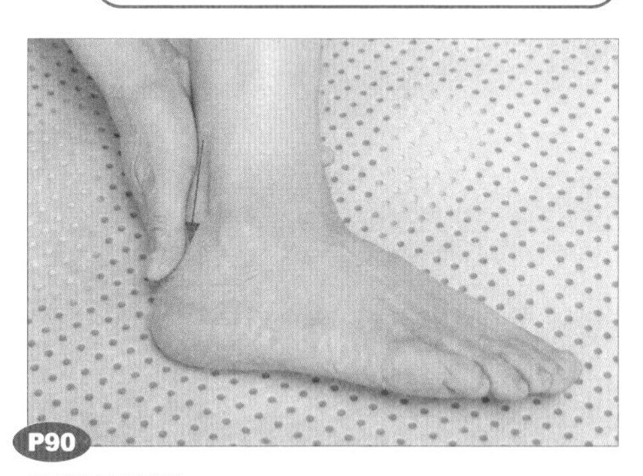

P90

**按摩位置** 外踝骨凸起後方的凹陷處，往上約6公分。

**動作** 用拇指腹或滾棒，「往下」按摩「腹部鬆弛區」，按推到踝骨後方凹槽處。

**作用** 瞬間消除肚腹悶脹，也是經痛的治標辦法。

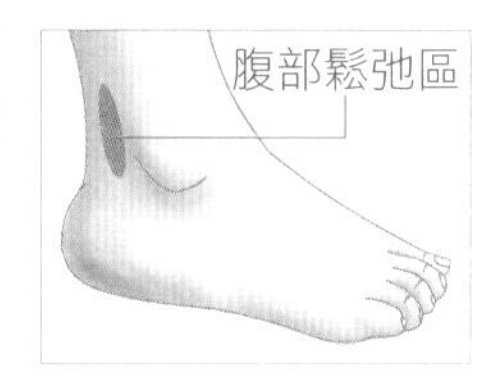


## 3. 大腿內側肝經

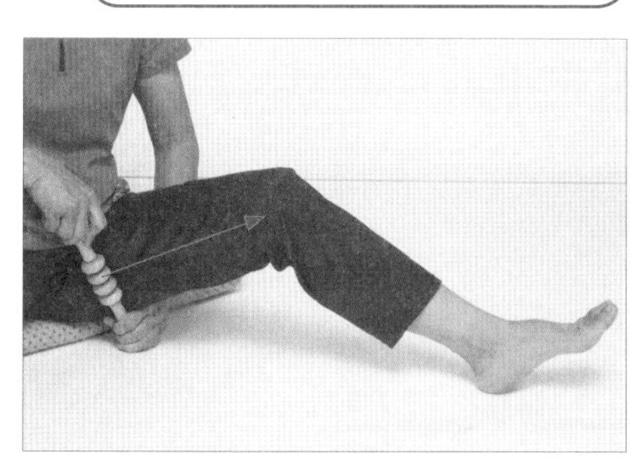

**按摩位置** 大腿內側從根部到中段。

**動作** 橫握滾棒，將滾珠對準大腿根部，並利用身體前傾的力量「往前推」，促進肝經活絡、氣血循環，預防經前乳房脹痛及淋巴發炎。

**作用** 按摩肝經會感覺相當疼痛，特別是肝經循行的中線。但一定要忍痛「少量多次」的疏通經絡，促進氣血循環，使子宮活絡。

# 97 分泌物多 98 陰道乾澀 99 更年期症候群

## 分泌物過多或乾澀，按摩「子宮頸／陰道反射區」能改善

**案例分享1** 羅患第一期子宮頸癌的婦女接受化療後，身體非常虛弱，朋友介紹她來足部按摩。

我按摩她內踝骨下方的凹槽時，她疼痛難忍。按摩幾次後，她下腹部的不適感逐漸消失，精神體力都越來越好。

我告訴幾位正在更年期的好友，要多按摩「子宮頸／陰道反射區」。她們體驗過後，都興奮地感謝我「拯救」了她們。

爲年輕的女士按摩上述反射區時，若有疼痛感，就問她們：「分泌物是否多了些？」得到的全是點頭的回應。按摩了幾次之後，她們不再有疼痛感和發炎的反應，也不再有分泌物。

「薦椎反射區」和「子宮頸／陰道反射區」的部位相鄰，一在內踝骨下的骨頭邊緣，一在其下的凹槽裡。這也驗證了我所發現的「骨頭反射區在骨頭上，肌肉反射區在肌肉上」的理論。

**案例分享2** 章老師因爲生活與教學的壓力過大，

### 1. 子宮頸／陰道反射區 按摩重點

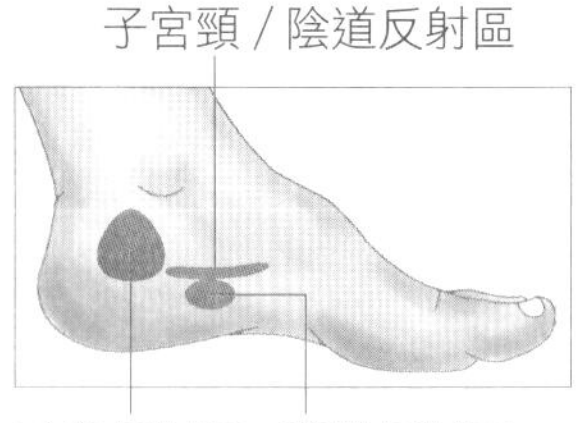


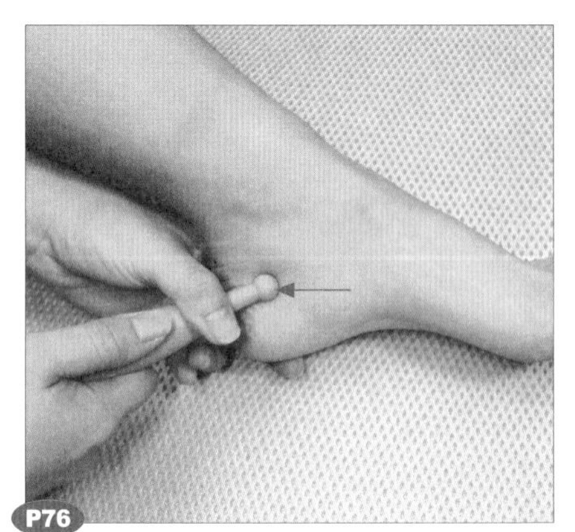


**按摩位置** 「子宮頸／陰道反射區」在內踝骨下方，「子宮反射區」的前方，踝骨下方骨頭邊緣和「膀胱反射區」之間。

**動作** 用鋤型按摩器尖端沿著內踝骨下方，由前往後按摩。

**作用** 促進子宮頸和陰道健康，提高免疫力，預防發炎，消除陰道乾澀不舒服，改善過多的分泌物。

常常睡不好。情緒壓力和睡眠不足是免疫系統的「殺手」，所以，她的膀胱、子宮和卵巢輪流發炎，腳上的「子宮頸/陰道反射區」更是呈現嚴重浮腫，陰道分泌物多的狀況，吃藥、抹藥都沒效。我提醒她多做足部按摩，還要學習放輕鬆。果然不久後她的分泌物幾乎沒有了，發炎的狀況也減輕許多。

**改善重點** 不管是體質寒涼或火氣過大、受感染、發炎造成過多的分泌物，按摩「子宮頸反應區」，都能啟動身體自我修復的機制。按摩的效果很快速，通常按摩後的第二天，分泌物就會明顯減少。

此外，體質寒涼者，要注意保暖並禁忌寒涼飲食；體質燥熱火氣大的人，不要吃燒烤炸或薑母鴨等燥熱的食物，並注意衛生。

**更年期陰道乾澀的，行房之前按摩「子宮頸反應區」，不消一兩分鐘，**陰道立即濕潤，無須潤滑劑，也能愉快地享受閨房之樂。若平時就常常按摩「子宮頸反應區」，一段時日後，陰道就不會那麼乾澀不舒服了，還能預防子宮頸癌，一舉數得。

化療造成的子宮頸乾澀，因為化學物質在體內造成的負面影響是持續而深遠的，需要長期多量的按摩，才能逐漸消除後遺症。

## 2. 腳底反射區全面按摩

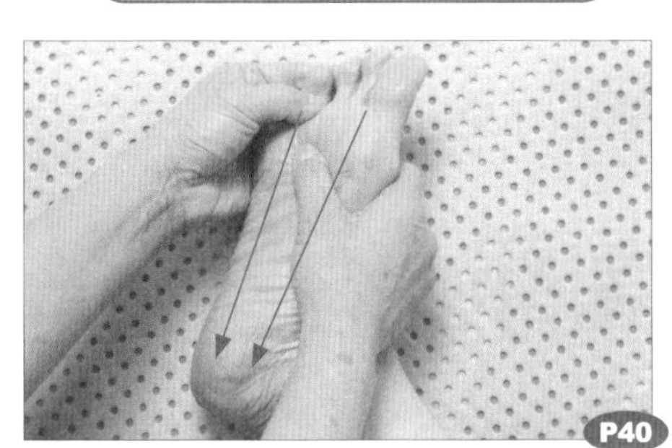


**按摩位置** 腳底所有的反射區。

**動作** 用拇指腹、鋤型按摩器或活瓷刮痧按摩器，按摩腳底所有的反射區。

**作用** 腳底為五臟六腑的反射區，多按摩可強化器官功能，促進新陳代謝。

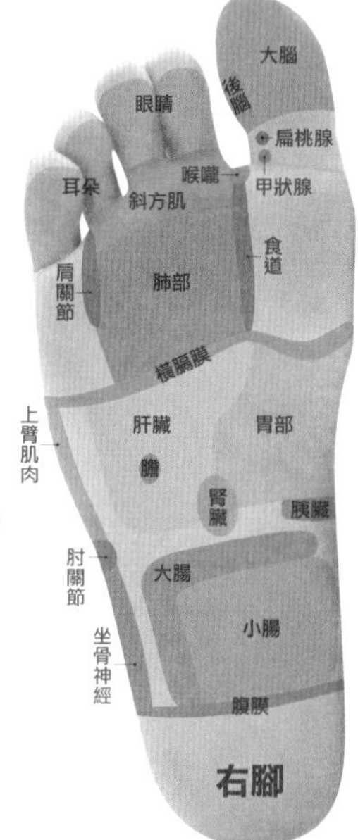


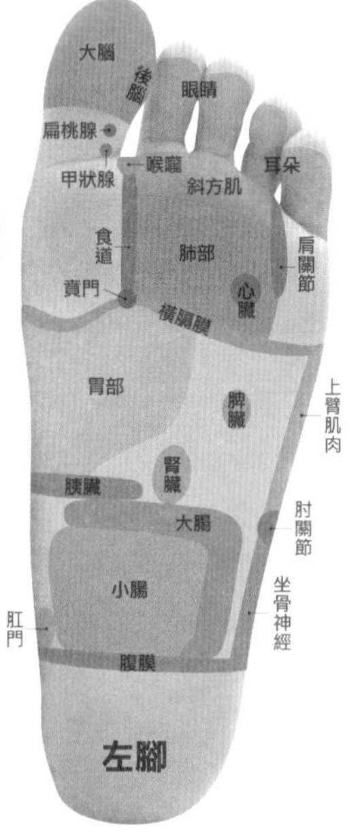


**症狀分析▶ 陰道分泌物的顏色像蛋白一樣，通常是體質寒涼的反應；濁黃色或帶點褐色，甚至有臭味，是火氣過大或受感染發炎所致。陰道乾澀，是更年期婦女的正常反應，也是婦女行房時痛苦的根源，或是癌症化療的後遺症。**

# 100 失眠 101 自律神經失調

## 氣虛容易有失眠、失調問題，多做按摩、敲打經絡舒暢氣血

**案例分享** 小菲是屬於氣血兩虛、臉色蠟黃的體質，尤其一年手腳都很冰冷。那天我幫她腳底按摩後，她跟我說，一按完就覺得身體眞的很疲累，在回家坐車的途中馬上睡著，醒來後感到非常舒服。當天晚上睡得比較深沉，隔天也發現自己氣色比以往好很多。

按摩後的那個星期，她整個人精神都很好，每天睡覺前按摩就很想睡覺，上床後也能馬上睡著，不會再有之前的失眠問題。

**改善重點** 有效的按摩能打通氣血循環的通道，使氣血暢順、加速，進而啟動身體的自癒力。身體修復的過程需要能量，而身體原本就虛弱的人，這時更顯得氣力不足，**身體自然進入休息狀態，而且是深眠的狀態，這時身體的修復力最強**，所以一覺醒來會覺得舒暢有精神。

### 1. 頭部反射區 按摩重點

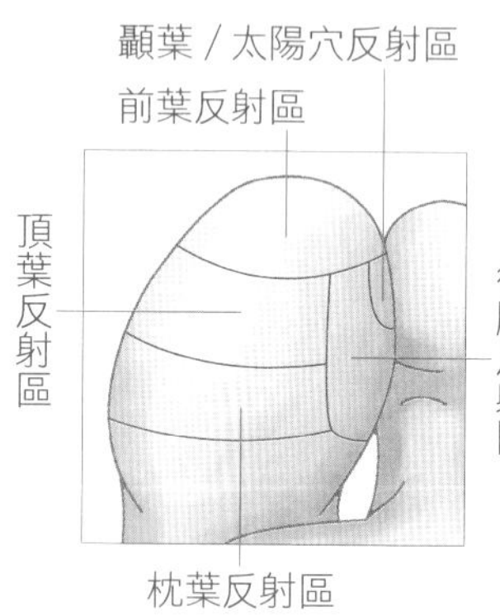


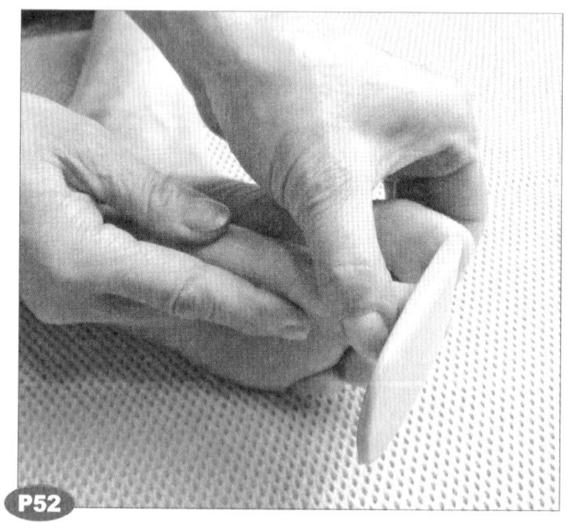


**按摩位置** 「大腦」、「後腦」、「太陽穴」反射區位在腳拇趾腹上。右腦反射區在左拇趾，左腦反射區在右拇趾。

**動作** 用鋤型按摩器的窄頭，「由前往後」一道道按整個拇趾腹；靠趾縫側要輕輕按摩。再「由內往外」按摩腳拇趾前緣。

**作用** 促進頭部氣血循環，消除頭脹頭痛，提振精神，放鬆情緒，改善睡眠。

**症狀分析▶ 小菲按摩後氣血暢通了，在深眠過程中身體得到修復，體力增加了，精神變好了，氣色當然會跟著變得更好。**

## 2. 腳底反射區全面按摩

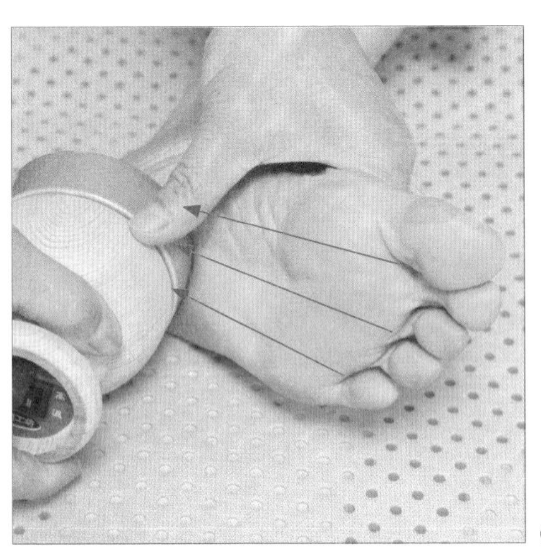

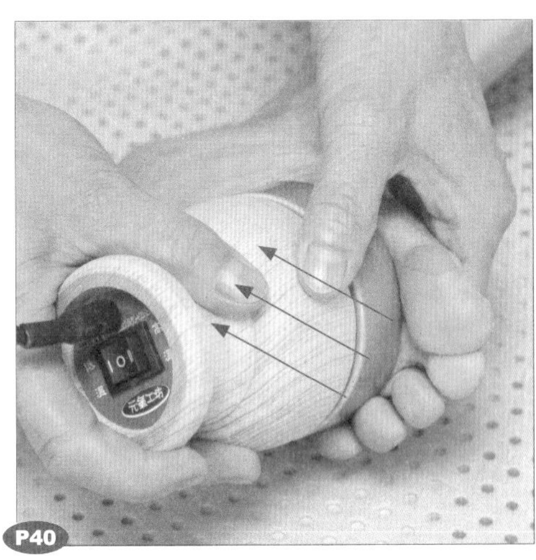


**按摩位置** 腳底所有的反射區。

**動作** 用活瓷刮痧按摩器，「由前往後」按摩腳底所有的反射區。

**作用** 腳底為五臟六腑的反射區，多按摩可強化器官功能，促進新陳代謝。

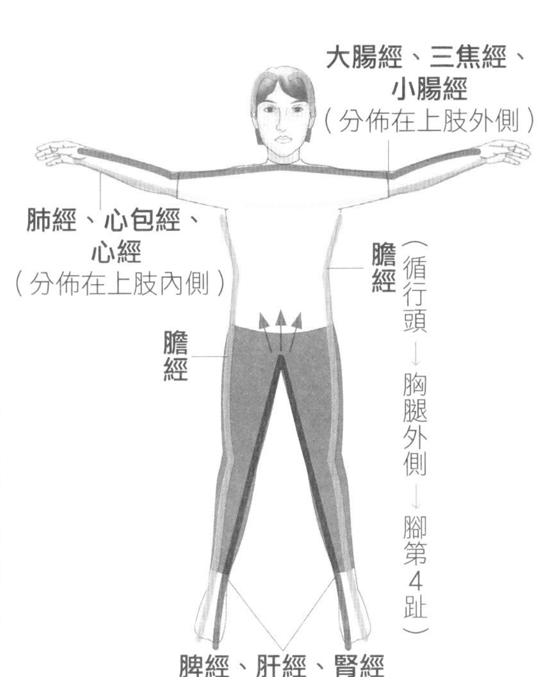


## 3. 敲打所有經絡

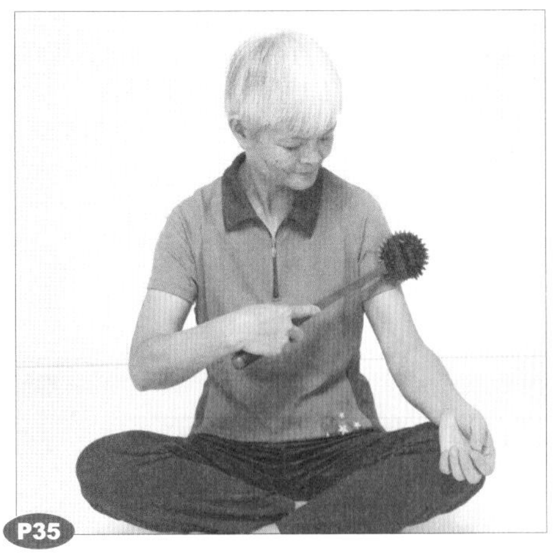


**按摩位置** 全身經絡循行路線。

**動作** 用手或敲敲樂敲打四肢。

**作用** 四肢有十二經絡通過，經常敲打有助於消除表層的積滯阻礙，預防疾病。

# 102 甲狀腺功能亢進

# 103 甲狀腺功能低下

## 按摩「後腦、甲狀腺反射區」，緩解症狀，啟動調節自癒力

**案例分享** 有一天，我們到鄧先生家買火龍果，瞥見鄧太太的雙眼微凸，上眼瞼浮腫，一副不舒服的樣子。她求助於我：「我可以去找你按摩嗎？我已經吃了三個月的藥，情況沒有改善，這幾天更不舒服。」當晚，兩夫妻來到我家，我開門見山問她：「你常感覺後腦不舒服嗎？」她沒有立即回應我。於是我用手指在她的後腦上輕敲了幾下，她馬上露出疼痛的表情。

通常，一個人身上即使同時出現多處的疼痛，但只會感受到最疼痛部位的不適感，次程度的疼痛都會被最嚴重的疼痛給掩蓋了而查覺不出來。

基於此，我直接檢查鄧太太後腦脹痛的情況，因爲當下她只會感覺到她眼睛的不舒服，而造成她眼睛不舒服的病灶，其實是來自長期的後腦脹痛（影響到腦下垂體的內分泌等功能，醫生曾經判定她罹患「甲狀腺功能亢進症」，但吃藥卻治不了病根）。

「兩分鐘後你就會感覺眼睛舒服多了。」我承諾她，「但是，請你要能耐得住疼痛。」我用按摩工具先在她的右腳拇趾腹上施力按壓，果然她出現異常疼痛的反應。

### 1. 後腦反射區 按摩重點

前葉反射區
頂葉反射區
枕葉反射區
顳葉／太陽穴反射區
後腦反射區

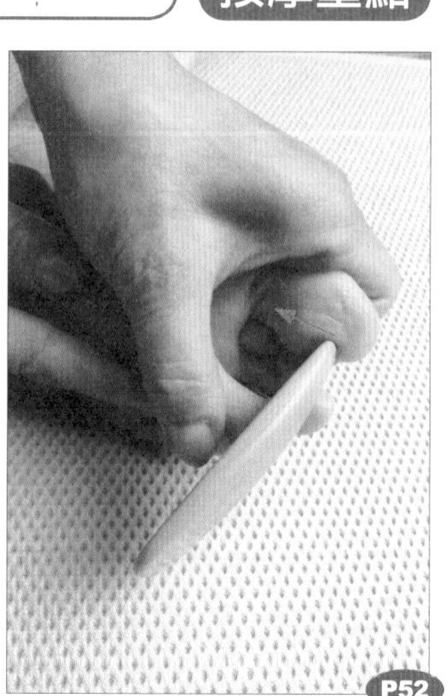

**按摩位置** 兩拇趾靠近趾縫側。

**動作** 用鋤型按摩器的窄頭，「由前往後」按摩兩腳拇趾縫側。此區比較敏感，力道不要太大。

**作用** 「腦下垂體」統管內分泌和自律神經，壓力過大會導致內分泌失調。按摩「後腦反射區」會刺激到腦下垂體，恢復它的功能。

P52

等她腳拇趾上的疼痛消失後，我請她體察兩隻眼睛有什麼不同的感覺。她驚喜地說：「舒服多了耶！感覺左眼變得比較鬆，沒有剛才那麼緊繃，而且看得比較清楚了。」鄧先生也來攬鏡讓太太端詳，兩夫妻異口同聲直呼：「怎麼會這樣？太神奇了！」

這時一位朋友走近看了一眼鄧太太，好奇地問：「你的眼睛怎麼一大一小？」因爲凸出的眼球恢復正常了，被撐起的上眼瞼回復原位，所以眼睛看起來變小了。這是好轉反應的實證。接著，我又按摩鄧太太的左腳拇趾腹，兩分鐘不到，她的右眼也恢復正常了。

之後，我又按摩她的拇趾縫側「後腦反射區」，她也是先有疼痛反應，一會就變得神清氣爽。我教她DIY足部按摩，至今三年多，她說眼睛都沒有再腫脹不舒服！

**改善重點** 甲狀腺亢進常有：凸眼、大脖子（水牛肩）、掉髮、高血壓等症狀；甲狀腺低下則有：貧血、眼睛浮腫、肌肉僵直、便秘、高血脂等症狀，兩者都會影響心血管和性功能。

**針對五官的病症，都跟腦神經有關連，而腦神經的症狀和後腦的壓力有關**。常按摩腳拇趾上「後腦反射區」，使後腦的壓力解除，腦神經不再受壓迫，它的功能就能恢復正常，種種惱人的症狀也就自然消失。再者，指揮內分泌腺和自律神經的「腦下垂體」，它的反射區也在腳拇趾腹縫緣部位，按摩「後腦反射區」，有緩解不適和促進腺體自我調節的雙重效用。當然，也要勤加按摩腳底前段的「甲狀腺反射區」，促進甲狀腺恢復機制。

## 2. 甲狀腺反射區

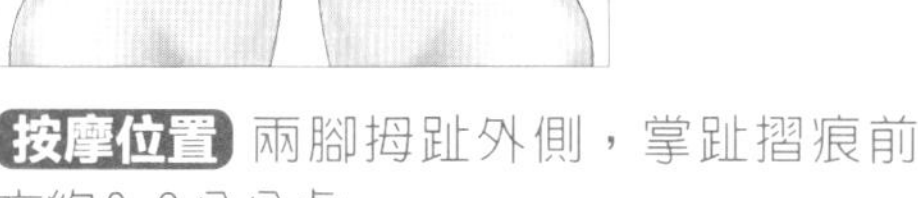


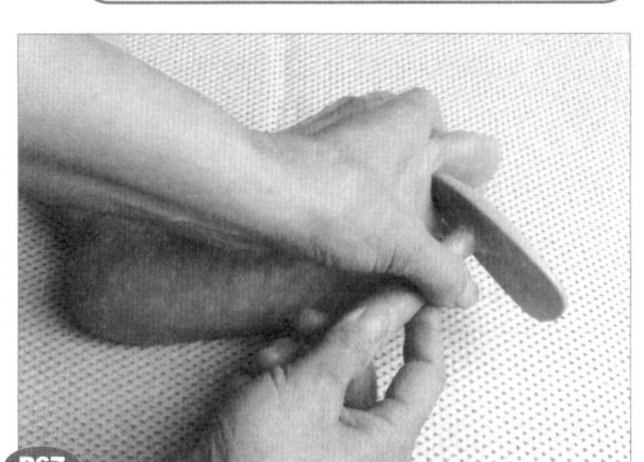

P67

**按摩位置** 兩腳拇趾外側，掌趾摺痕前方約0.3公分處。

**動作** 用鋤型按摩器的頭部，「由前往後」按摩拇趾外側掌趾摺痕稍前方。手勁大的人，可以用拇指腹稍加力道來按摩。

**作用** 按摩「甲狀腺反射區」，可改善甲狀腺亢進、甲狀腺不足所造成的後遺症。

**症狀分析▶** 鄧太太當初因為常常感覺眼睛腫脹不舒服而就醫。醫院為她抽血檢查後，醫生宣布她罹患「甲狀腺功能亢進症」。她遵照醫囑，一天吃3顆藥，3個月吞了將近300顆的藥，但是，病情沒有任何改善。但她持續按摩腳底的「甲狀腺反射區」、「後腦反射區」，先前所有的不適症狀都不藥而癒。

# 104 過敏體質

## 常吃冰容易造成過敏體質，除了禁冰癮，還要多按雙腳

**案例分享** 有位年輕媽媽，她愛吃冰幾乎到了得「冰癮」的地步，冬天裹著厚厚的外套照樣吃冰！她的女兒一出生就罹患異位性皮膚炎。母親吃冰多，如果原本體質就屬寒涼，很可能導致不孕。若身體強健者，懷孕時，因爲胎兒泡在偏寒（不是指體溫）的子宮裡，孩子出生後還是容易出現過敏體質等各種疾病。如家中有過敏兒，要常用拇指腹按摩孩子的腳（不要太用力，但力道要透到反應層），揉捏孩子的四肢，推揉孩子的背部、臀部，身體就會越來越好。

**改善重點** 過敏體質，顧名思義，就是對外界環境的變化產生過度的回應，這是一般人對過敏的看法。人的身體具有調節內在以適應外界環境變化的能力，身體越強健，適應環境的能力越強，環境對人產生的「威脅」就相對降低。通常只要改善飲食和生活習慣，多運動多休息，一段時日之後，通常可以逐漸改善。有過敏體質的人，除了按摩所有反射區外，還要加強按摩「腳背淋巴反射區」和「扁桃腺反射區」（見42頁）。

**按摩重點**

### 1. 足部反射區全面按摩

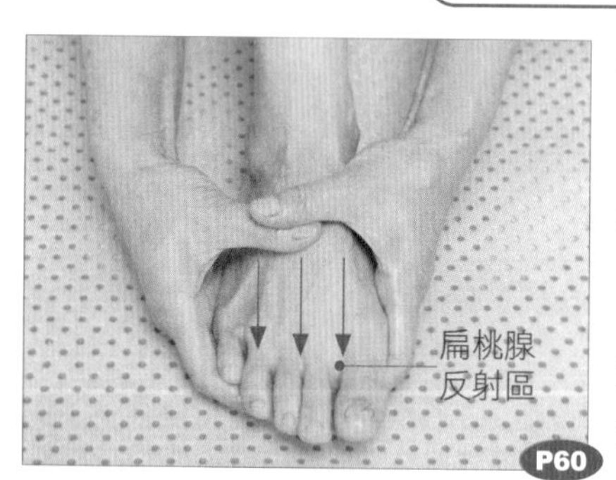


**按摩位置** 足部所有的反射區，尤其腳背上各個淋巴反射區，和「扁桃腺反射區」。

**動作** 用拇指腹、鋤型按摩器或活瓷刮痧按摩器，按摩足部所有的反射區。

**作用** 強化器官功能促進代謝，提升免疫力，改善食慾和睡眠品質。

### 2. 敲打所有經絡

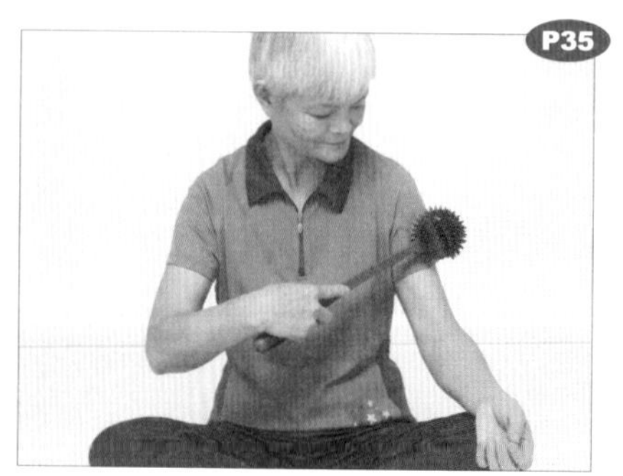


**按摩位置** 全身經絡循行路線。

**動作** 用手或敲敲樂敲打四肢。

**作用** 四肢有十二經絡通過，經常敲打有助於消除表層的積滯阻礙，預防疾病。

**症狀分析▶** 透過按摩足部全部反射區，能很快地提升免疫力和新陳代謝，只要很短時間就能明顯改善過敏症狀。

# 105 憂鬱症

## 常因生理失衡導致情緒低落，對症處理按摩足部，能改善症狀

**案例分享** 一位學員曾經被判定罹患憂鬱症，最近又突然被一種「又要被憂鬱症擄掠」的恐懼感包圍著，吃藥沒效，她決定自力救濟。我仔細檢查她的雙腳，想探究她憂鬱症背後的眞正原因。果然，她的身體潛藏著不少病灶：頭部氣血循環不好、常常睡眠中斷、肝臟有硬化反應、腎臟結石、肩頸僵硬痠痛、膝關節發炎等等。我爲她按摩，教她DIY足部按摩後，她感到全身輕鬆，腦筋清明，眼睛發亮，身心症狀一掃而空！

**改善重點** 據我的經驗，憂鬱症或躁鬱症患者的部分情緒反應，是來自生理的不適，只要消除生理上的不舒服就可以得到很大的改善。我曾經幫助過多位長期服用大量抗憂鬱藥物患者，不久，他們頭痛、失眠、排便困難、兩眼無神、幻聽等現象都逐漸消失了，能吃能拉（**大量排出帶著濃厚藥味的深色糞便**）後，精神、氣色大異於往昔，甚至有人完全康復，重新回到職場。

### 1. 足部反射區全面按摩

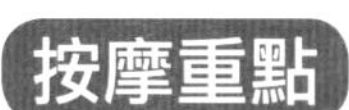


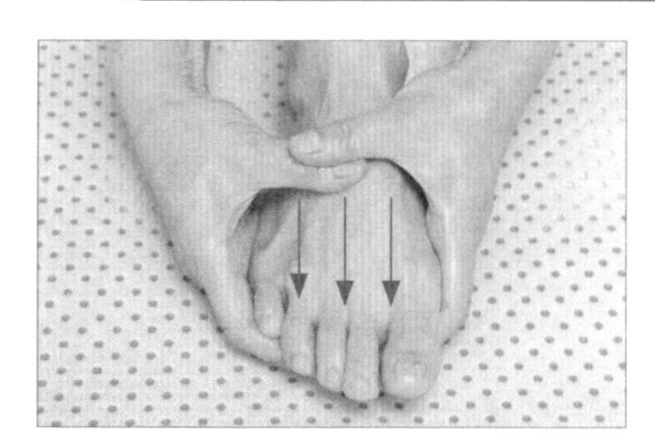

**按摩位置** 足部所有的反射區。

**動作** 用拇指腹、鋤型按摩器或活瓷刮痧按摩器，按摩足部所有的反射區。

**作用** 多按摩可強化器官功能，促進新陳代謝，消除頭痛等全身不適症狀。

### 2. 敲打所有經絡

**按摩位置** 全身經絡循行路線。

**動作** 用手或敲敲樂敲打四肢。

**作用** 四肢有十二經絡通過，經常敲打有助於消除表層的積滯阻礙，預防疾病。

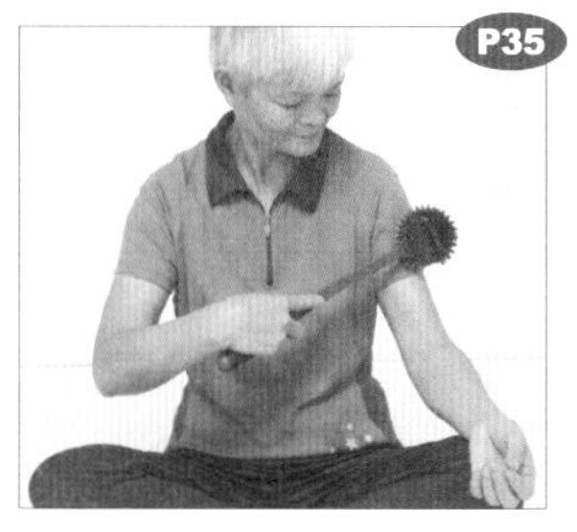


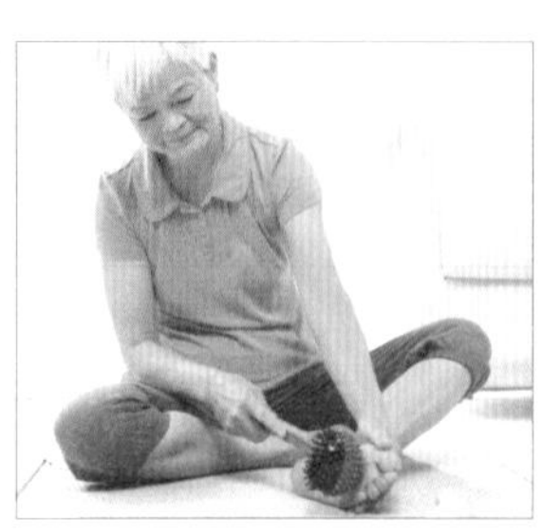

**症狀分析▶** 運動能促進新陳代謝、提振精神，有位學員罹患憂鬱症時，每天勉強自己走路、運動，後來她逐漸擺脫憂鬱症，這表示她未必真有憂鬱症！而運動使她氣血暢通，體內的廢物毒素降低，精神和身體就都跟著好起來了。

# 106 中暑 107 發燒 108 感冒

## 要判斷是感冒發炎？還是不流汗造成？

**改善重點** 朋友4歲的女兒高燒不斷，我判定是不流汗的關係，用雙掌夾著她的手臂、下肢不斷搓揉，又用掌根按揉她的背脊，暢通「膀胱經」幫助出汗，不久體溫即下降正常。脊椎兩側的肌肉有**「膀胱經」**循行，是暢通氣血、散除體內熱氣最快速的方法。

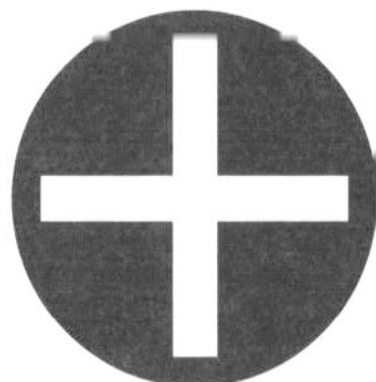

### 按摩重點

#### 1. 背脊膀胱經

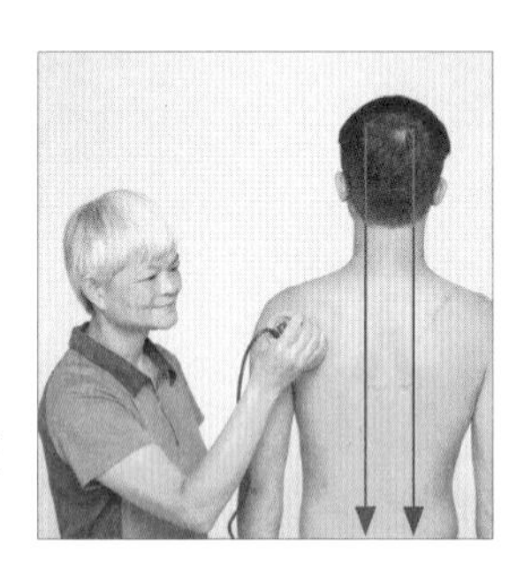

通經脈氣血、立即散熱降溫

**按摩方法** 用手掌或活瓷刮痧按摩器，「往下」同一方向按摩背脊兩側、肩頸的肌肉。

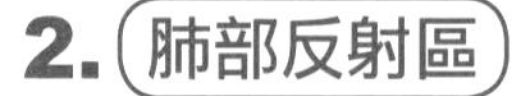

#### 2. 肺部反射區

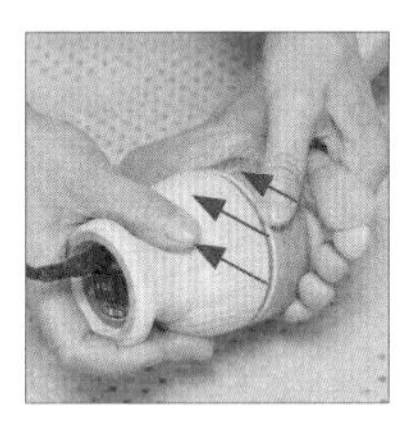

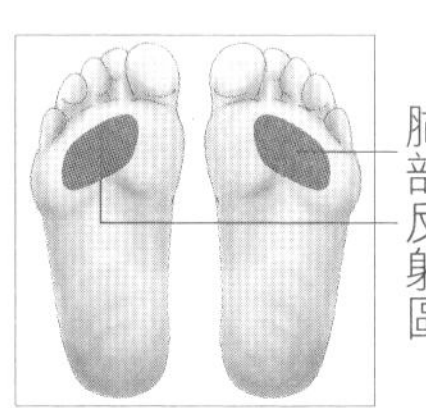


消除感冒、勞累，增強心肺

**按摩方法** 用活瓷刮痧按摩器，「往後」按摩腳底前段「肺部反射區」（第2～4趾後方）。

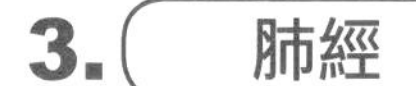

#### 3. 肺經

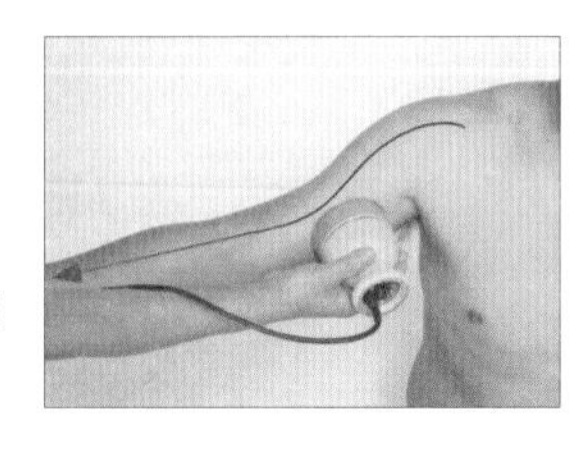

排除阻滯，恢復自癒力

**按摩方法** 用活瓷刮痧按摩器，「往下」按推手臂內側的「肺經」，加速暢通排毒。

#### 4. 敲打肺經

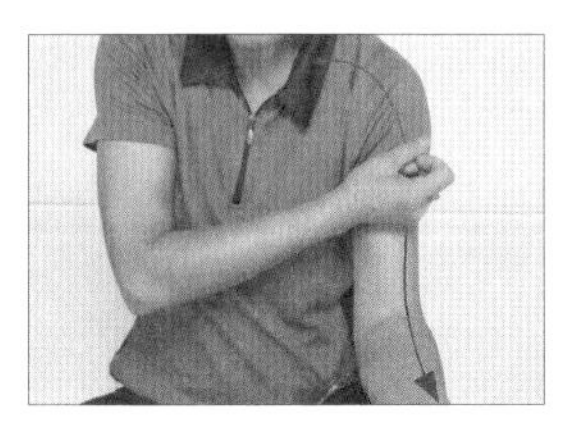

潤肺補水，減輕感冒不適

**方法** 手握拳，「往下」敲打手臂內側的「肺經」，震盪活絡氣血。

# 109 流鼻血
# 110 不明原因瘀血

## 按左腳脾臟反射區，有效止血，消瘀血

**改善重點** 脾臟的「統血功能」，能讓血液在血管中流動而不溢出血管；就是**使血管壁健康，血小板功能正常**。改善脾臟的統血功能，能消除不明原因的皮下出血，並改善習慣性流鼻血。

## 按摩重點

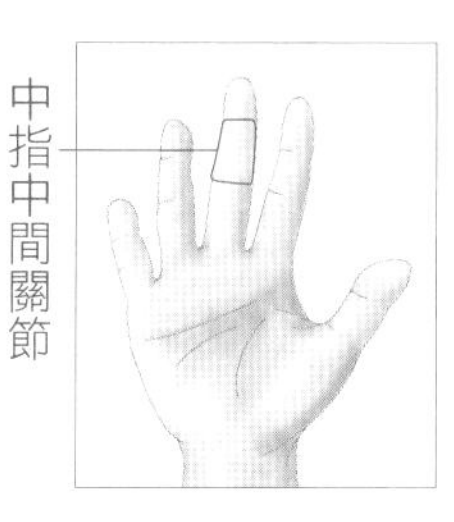


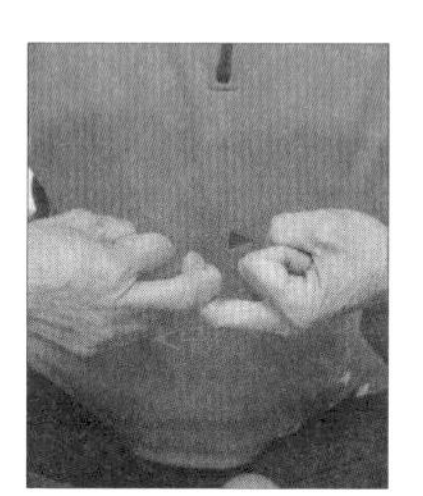

### 1. 中指中間關節互勾

**快速止住鼻血**

**方法** 兩手中指中間關節互勾，用力互拉，作用「端正穴」發揮止血作用。

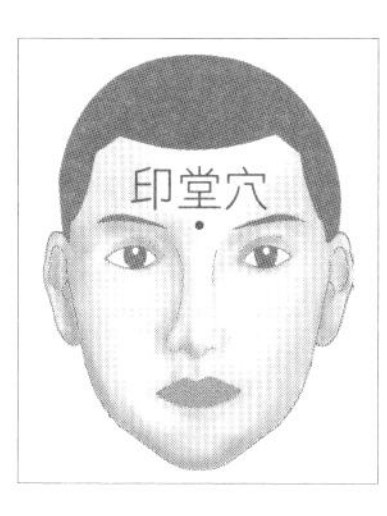


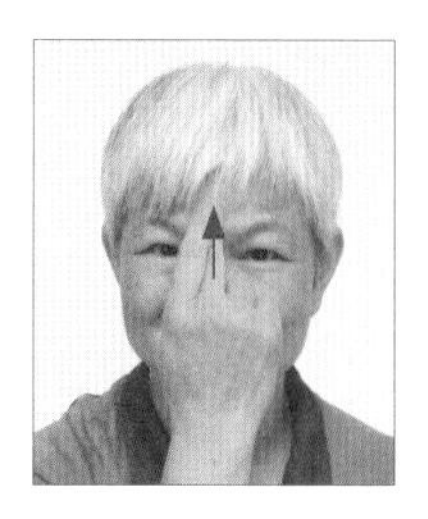

### 2. 印堂穴

**止鼻血治標法**

**按摩方法** 食指疊在中指上，中指腹按壓兩眉間「印堂穴」，「往上」用力推，可止鼻血。

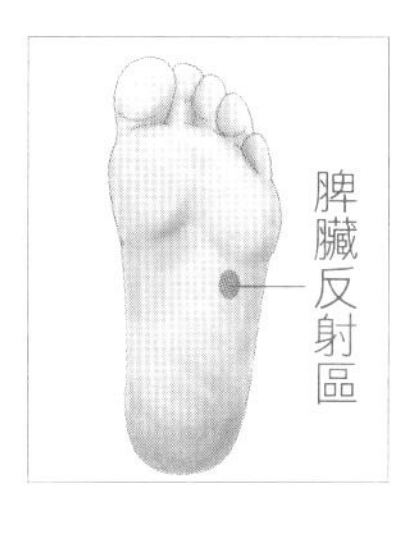


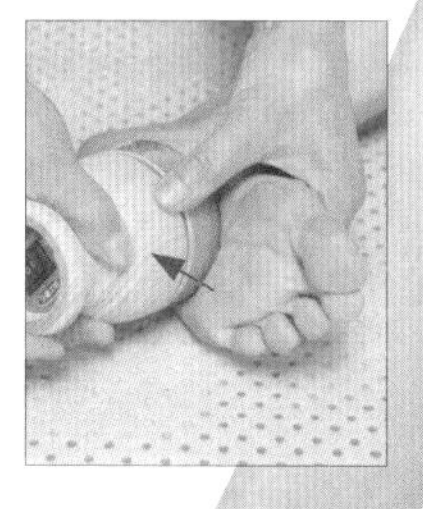

### 3. 脾臟反射區

**止鼻血治本法**

**按摩方法** 用活瓷刮痧按摩器，左手抱托左腳掌，右手用活瓷「往後」按摩腳底中段，在第4趾下方，「橫隔膜反射區」下1公分處的「脾臟反射區」。

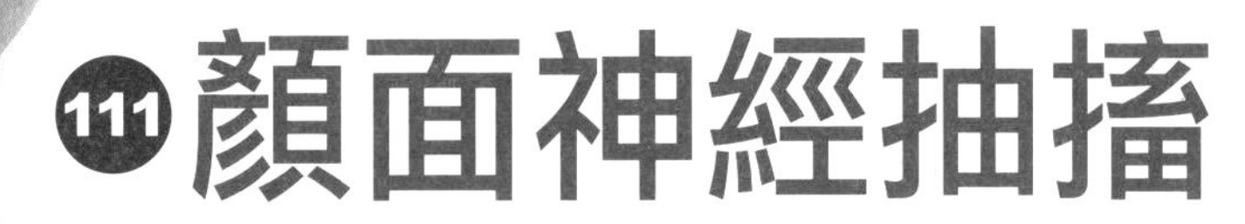

# 111 顏面神經抽搐

## 按摩腳拇趾腹外側，活化腦、臉神經

**改善重點** 感冒沒痊癒、壓力大、睡眠差，都會使免疫力變弱，病毒就可能會傷害顏面神經。顏面神經是腦神經之一，掌管頭頸部表情肌（皮肌）的運動，和傳達舌頭前方的味覺資訊。人有12對腦神經，大多從中腦、腦橋、延髓延伸出來，其反射區在**腳拇趾腹外側**，按摩此區可緩解顏面抽搐。平時多按**「腳背淋巴反射區」，敲打全身經絡**，促進氣血循環，也有助提升免疫力。

### 按摩重點

#### 1. 後腦反射區

改善顏面神經麻痺

**按摩方法** 用鋤型按摩器的窄頭，「往後」按推拇趾腹外側；左臉麻痺按右腳趾，右臉麻痺按左腳趾。

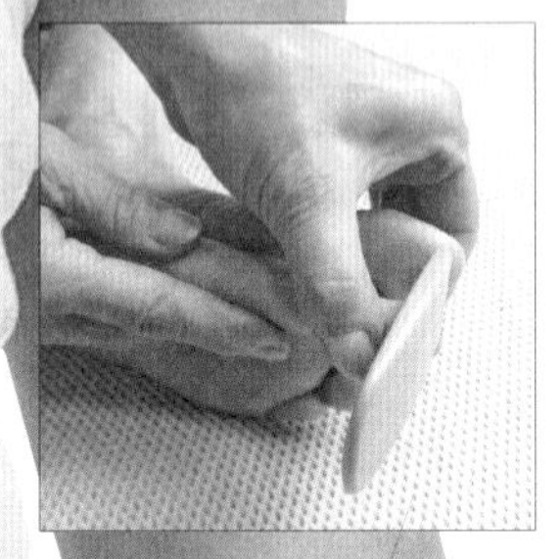

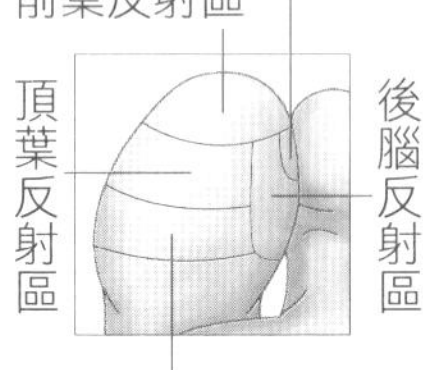


#### 2. 按摩耳朵前後 活絡太陽穴、膽經

**按摩位置** 第2～4指腹「往下」按摩耳朵前方、後方凹槽，刺激太陽穴，和暢通循行頭兩側的「膽經」氣血。

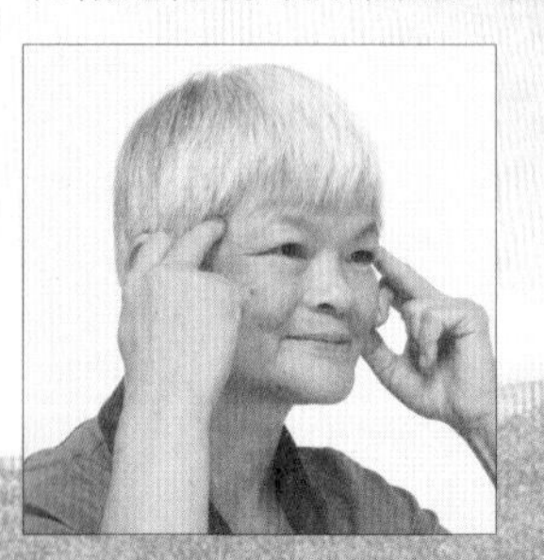

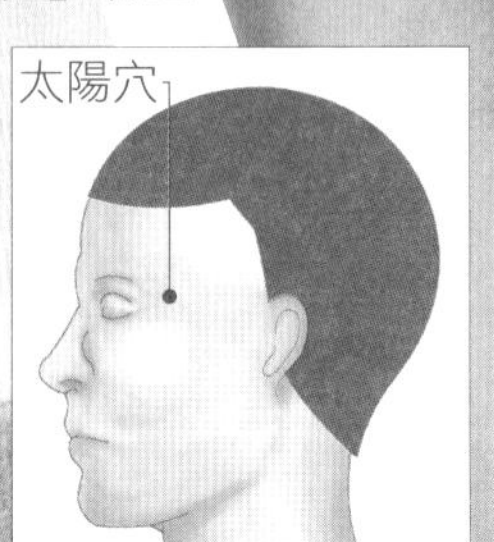


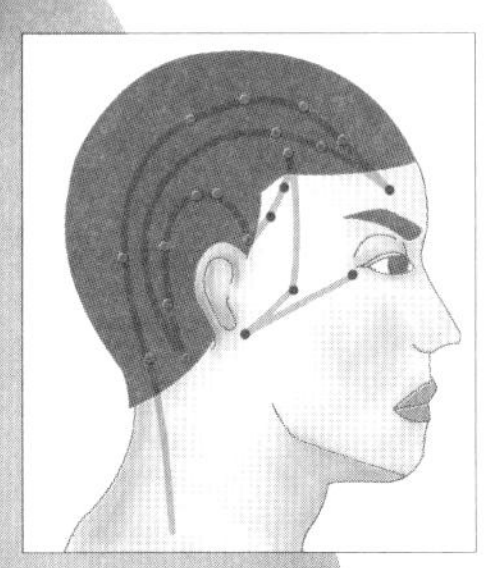

頭部「膽經」循行圖

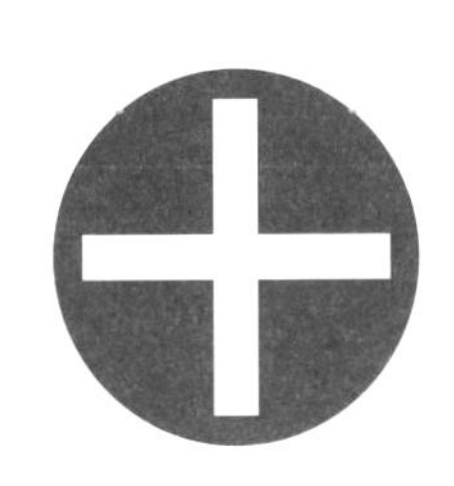

# 112 緊急催吐

## 左腳胃反射區往前按，快從食道吐出穢物

**改善重點** 吃了髒東西，胃痛、胃部痙攣的當下，需要催吐將食物排出體外，**「往前」按摩左腳底的胃部反射區**，刺激上消化道吐出食物，胃即可得到休息。

### 按摩重點 左腳上胃部反射區

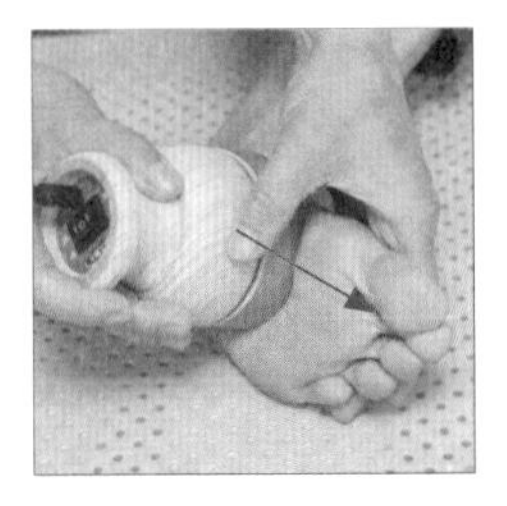

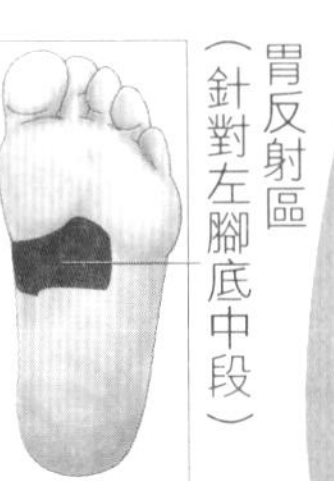


**促吐出髒物異物**

**按摩方法** 右手握活瓷刮痧按摩器，左手抱托左腳，「往前」大力、快速的按左腳底中段「胃反射區」（上胃部）。

# 113 緩解噁心

## 胃腸氣血循環差，胃腸反射區往後按

**改善重點** 有噁心感，是腸胃氣血循環不順暢的反應。當食物積滯胃部，阻礙氣血暢行，或腸胃功能差的人，只要突然用力或改變姿勢，都可能出現噁心症狀。此時，要**「往後」按摩腳底的「胃」、「腸」反射區**，加速順氣活血，加快食物下到肛門排出。

### 按摩重點 胃・腸反射區

**暢通腹氣，促進排泄**

**按摩方法** 用活瓷刮痧按摩器，「往後」按右腳底中段「胃反射區」（下胃部），和兩腳底中段內側的「小腸」、「大腸」反射區。

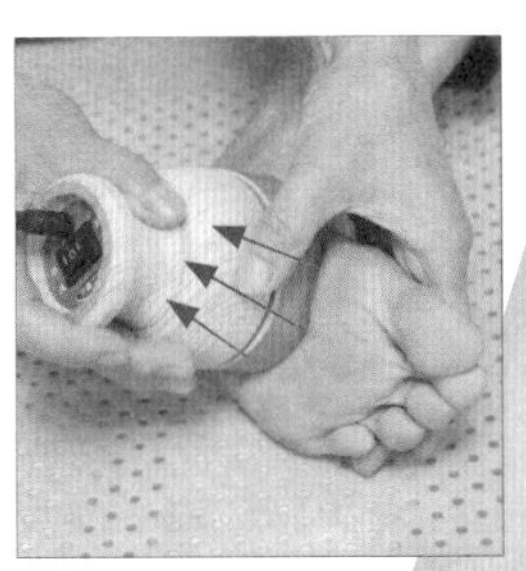

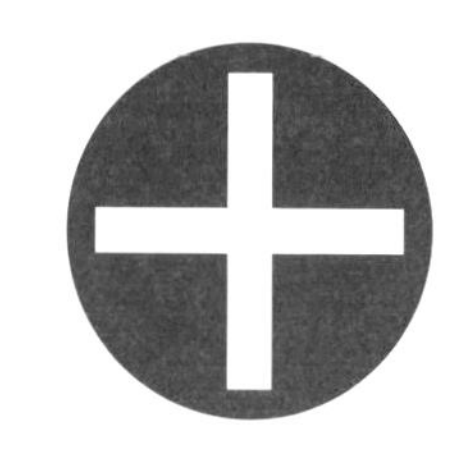

# 114 飲食嗆到 快速按摩 氣管．食道反射區

**改善重點** 吃喝東西、或說話時突然嗆到，馬上**按摩腳背的「氣管反射區」和腳底的「食道反射區」**，立即緩解不適（前後方向順一即可）。

**按摩重點**

### 1. 氣管反射區 改善岔氣、咳嗽

**按摩方法** 用鋤型按摩器圓球部位，按摩腳背第1、2蹠骨間肌肉上的「氣管反射區」。

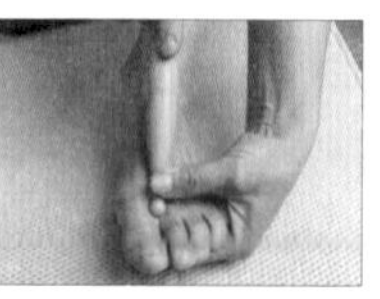

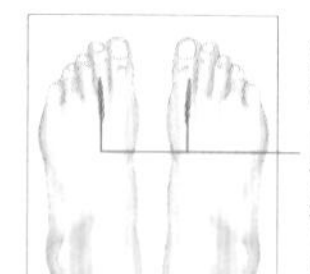


### 2. 食道反射區 改善吞嚥困難

**按摩位置** 用滾棒棒頭，按摩腳底第1、2蹠骨間肌肉上的「食道反射區」（左腳較明顯），可搭配滾棒滾大腿內側，並極力向上伸展身軀，以此疏通身軀內的肝經。

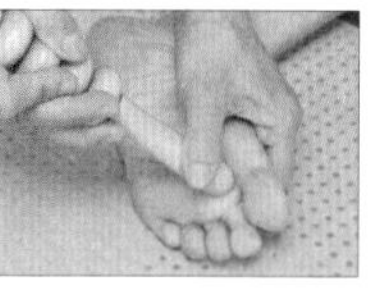

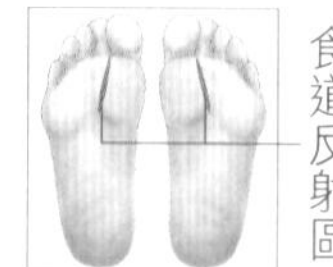


# 115 腹瀉 按腳底腸道反射區 使小腸恢復健康

**改善重點** 吃進不潔食物會腹瀉，情緒過度緊張也會引起腹瀉；因為緊張會使**小腸加速蠕動**，而平時小腸氣血不甚暢通的人（平時較容易腹部悶脹），一旦小腸過度蠕動，就可能導致腹瀉。急救之法是透過按摩，使小腸回復健康狀態。

**按摩重點**

### 1. 腳底中段反射區

鎮靜過動腸道

**按摩方法** 用活瓷刮痧按摩器，「往後」按摩腳底中段的「小腸」、「大腸」反射區。手法要輕柔、力道適中。

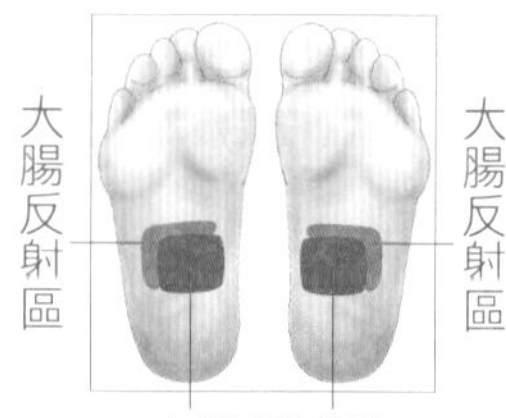


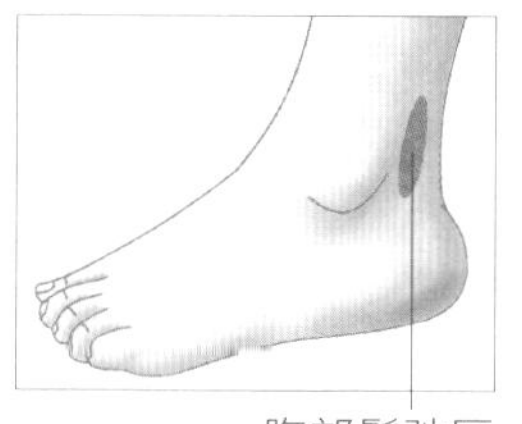

### 2. 腹部鬆弛區

順暢腹腔氣血，消脹解痛

**按摩位置** 用滾棒頭按外踝骨上方「腹部鬆弛區」，到踝骨後方凹槽（上下方向順一）。

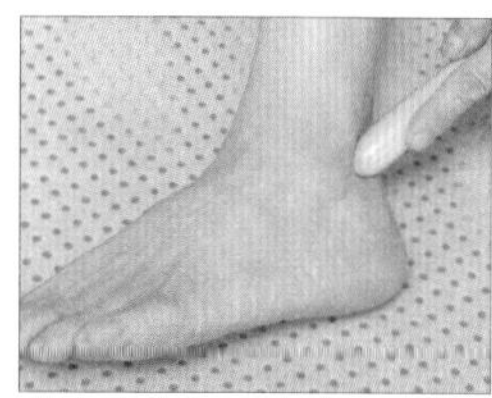

腹部鬆弛區

# 116 運動抽筋

## 肝臟氣血虛、肌肉勞累，腳底按右肝、左脾都能改善

**改善重點** 抽筋的原因分兩類，一是**肝臟氣血較虛**，不能滋養筋脈（中醫學有「肝主筋」之說），一是**肌肉過度勞累**，累積過多的乳酸在其中，或鈣補充不足。

急救之法是「往後」按摩右腳底**「肝臟」**、左腳底**「脾臟」**二反射區（中醫學有「脾主肉」之說），及時加強供應抽筋部位的氣血，緩解抽筋現象。或用拇指腹用力按摩兩腳內側掌趾關節突起處，刺激脾經的兩個穴位**「大都穴」**、**「太白穴」**，也能緩解肌肉過勞而抽筋的現象。

## 按摩重點

### 1. 肝臟・脾臟反射區

改善肝血虛的抽筋

**按摩方法** 用活瓷刮痧按摩器，「往後」按摩右腳底中段「肝臟」、左腳底中段「脾臟」反射區。

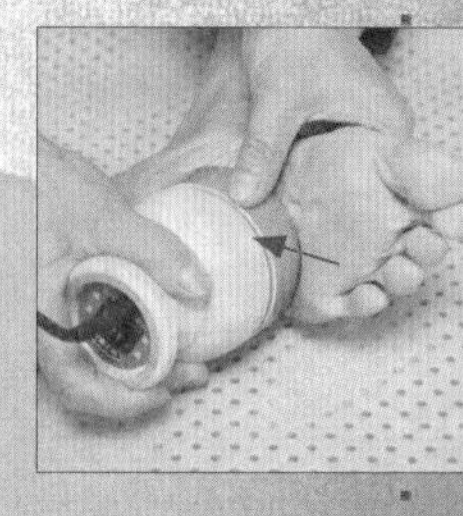

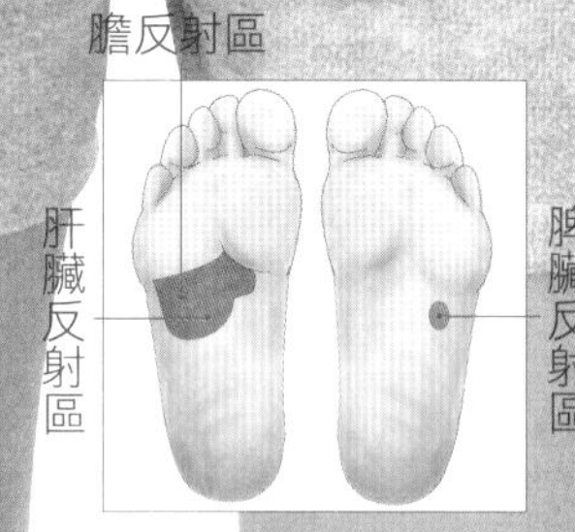


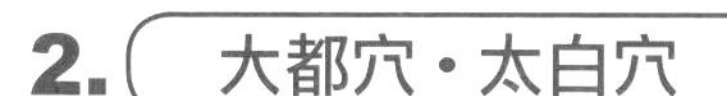

### 2. 大都穴・太白穴

紓解肌肉過勞的抽筋

**按摩方法** 兩拇指交疊，用力按摩兩腳內側掌趾關節突起處的「大都穴」和「太白穴」。

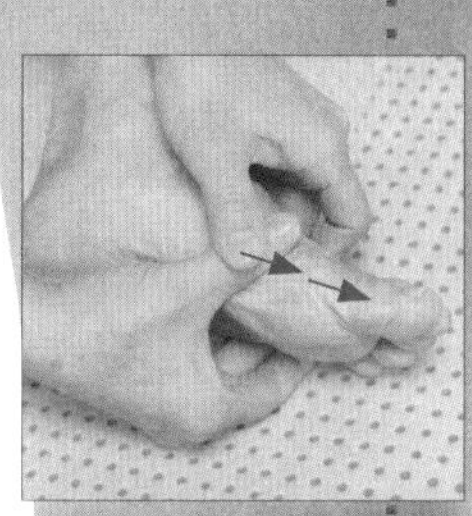

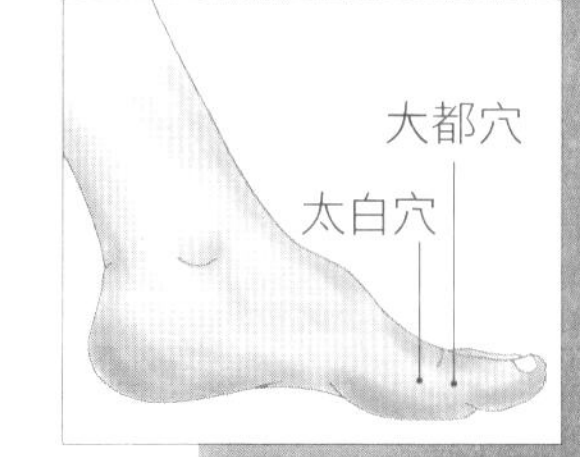

## Q1 腦脹 心血管問題 預防中風

### 心血管有阻塞問題，為什麼按摩後會出現腦部輕微腫脹？有腦血管問題，按摩足部有中風的危險嗎？

**ANS**

心／腦血管疾病都好發於身體健壯、壓力大的人身上。這種人氣血充足，按摩時氣血循環加快，如果腦部的血管尚未通暢，就會出現腦部腫脹的短暫現象。

**按摩圖解P52→** 建議有心／腦血管疾病者，**多按摩腳拇趾腹（腦部反射區），由腳趾尖往腳掌方向按。**有腦血管阻塞問題者，要勤按摩腳拇趾腹，消除趾腹深層的硬塊，使腦部血管暢通，能預防中風。

心血管有阻塞問題，常有外顯徵兆，如：耳垂有摺痕、按壓胸骨末端會出現疼痛反應、偶而胸悶及瞬間感覺呼吸困難。

**按摩圖解P66→**「疾病」和「治療」就像拔河，誰贏誰輸，端看雙方的「實力」和各種條件。若能消除造成心血管阻塞的原因，**並且勤加按摩左腳的「心臟反射區」，配合敲打或刮痧手內側的「心包經」、「心經」**，就能漸漸消除心血管阻塞，恢復健康。

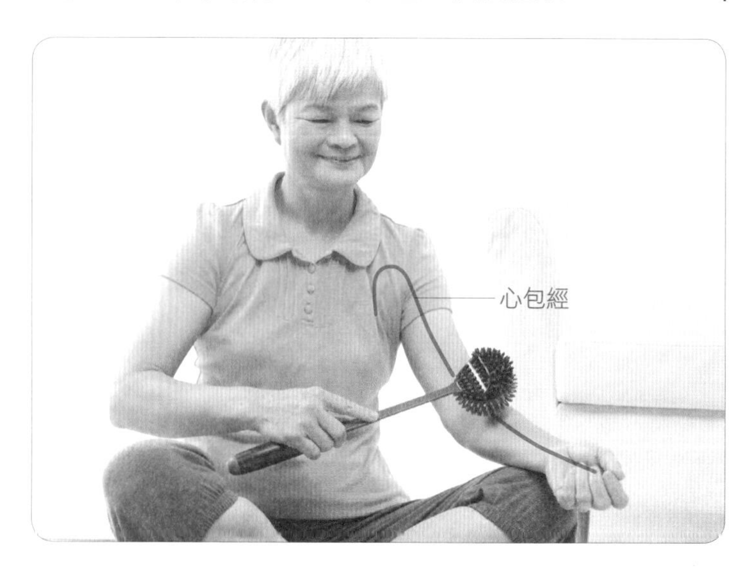


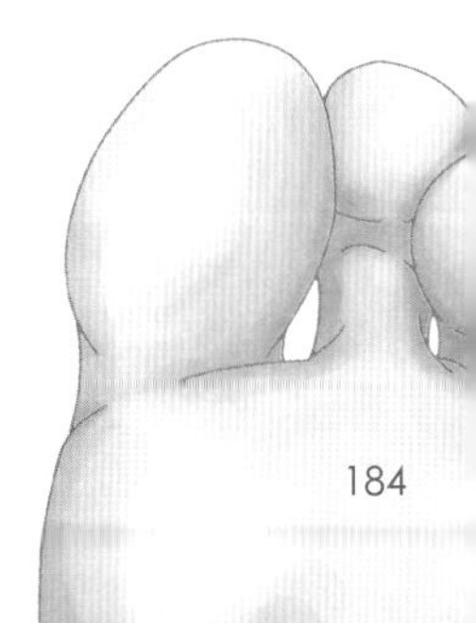

## Q2 造血功能不足 貧血

## 造血功能不足，甚至不定時需到醫院輸血，足部按摩能有所改善嗎？

**ANS**

造血功能差，絕大部分是先天性的，但「足部按摩」對患者仍然有益處，能提升身體器官組織的功能，使身體年輕化，這樣的效果也會回饋在有先天性疾病的人身上。

按摩圖解P69．P72．P73→有血液問題者，**建議常做雙腳全套按摩，並加強按摩左腳的「脾臟反射區」（手法不宜太重）和「脊椎反射區」**。當身體變得比較健康了，腸胃功能變好了，精神體力提升，就會減緩貧血症狀。否則，輸血的頻率只會隨著年紀越大，和健康越來越差而增加。

## Q3 虛弱體質 按摩時竄氣

## 我用滾棒滾腳底，怎麼感覺一股氣在肚子裡亂竄？

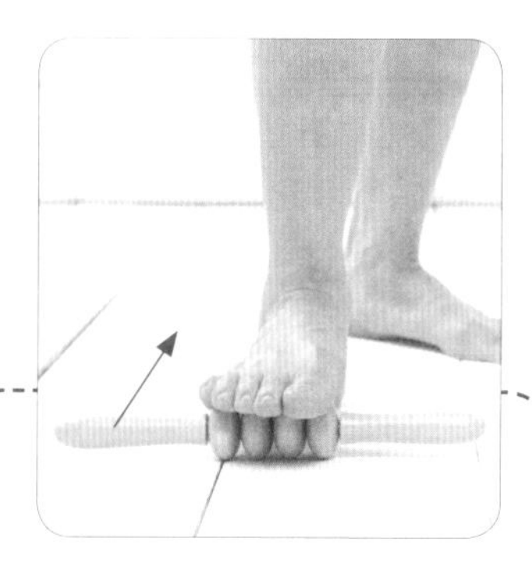

**ANS**

有這種反應者，常是腳踩滾棒「來回滾動」，這是錯的！虛弱型體質者的不良反應尤其明顯。

**按摩圖解P68～P71→正確方法應該依一個方向按摩**（腳底宜由前往後），不要來回滾動，以免造成氣亂不順的後遺症。按摩的原理，是藉著外力刺激反射區，**啟動身體的自癒力來調和氣血平衡，修復組織器官**。按摩力道的強弱、速度的快慢、方向的順逆，都會牽動身體自我修復機制的反應。所以，講究按摩手法，才能達到期望的效果。

好比跑步能促進氣血循環，提升心肺功能。但若腳步忽快忽慢，或心急如焚，而不是心平氣和地跑，大概沒跑多久就上氣不接下氣，因為「氣亂不順」。而身體虛弱的人只要稍稍趕路，就會氣喘如牛，也是因為「氣血不足，調不過氣來」所致。

同理，按摩時要身心放鬆，心平氣和，效果才會好。一般保健的按摩要點如下：**速度平緩穩定（能有節奏、韻律感更佳）；力道適中（依個人承受度而定，虛弱者宜輕柔）；一次按摩不要過量；按摩以施力時順手為前提（力道才能施展出來）**。掌握上述要點勤加按摩，就能漸漸提升健康。

# Q4 消化道問題 嗆到 催吐

## 腳底「胃反射區」的按摩方向，是「由前往後推」。但「需催吐、或東西卡在食道」，是「由後往前推」。……各種按摩的方向和手法，有好記的秘訣嗎？

**ANS**

對初學者來說，「按摩起來順手」是第一考量。因為若按摩不順手，就無法放鬆、借力使力，也就很難達到省力又力透反應層的效果。當按摩技巧純熟後，可以配合**「器官的位置、經絡的走向」，和相關的醫學知識**，來決定各反射區的按摩方向。為自己按摩時，順手的按摩訣竅如下：

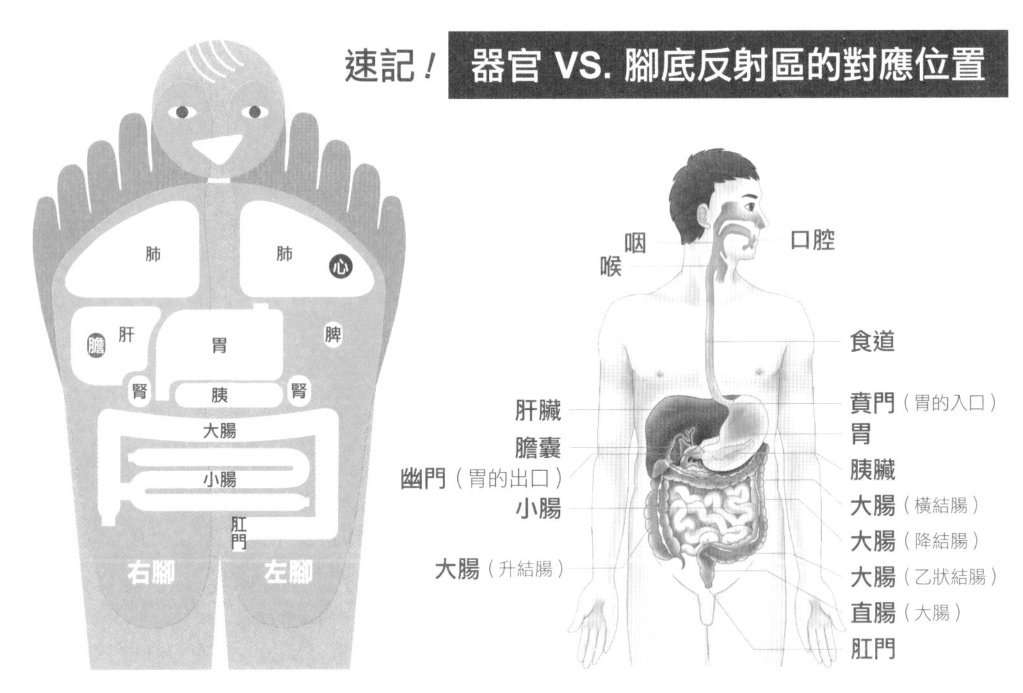


★ 在頭部、軀幹、四肢的器官，若左右各一個：則左邊的器官的反射區在左腳；右邊的器官的反射區在右腳。

★ 如果是單一的器官：像喉嚨、食道、氣管、胃、腸、膀胱、子宮、攝護腺等，則左半部的反射區位在左腳，右半部的反射區位在右腳。

★ 頭部的大腦、小腦、五官：它們與腳趾上的反射區是左右交叉對應的，如左腦、左眼、左耳、左鼻的反射區，是在右腳趾上；以此類推，頭部右邊的反射區在左腳趾上。

## 速記！DIY足部按摩動作的方向

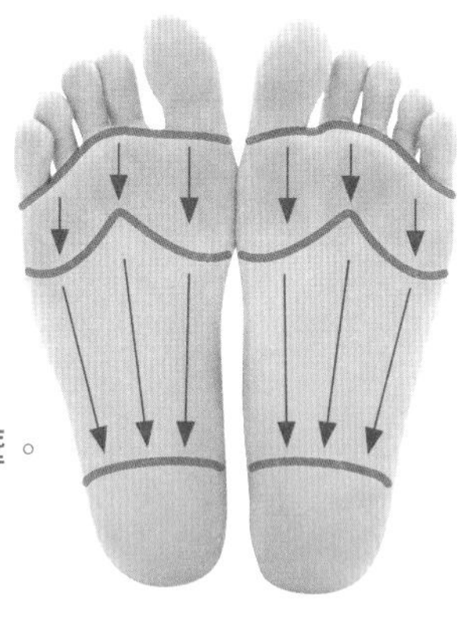

**腳底**
由前往後按摩。

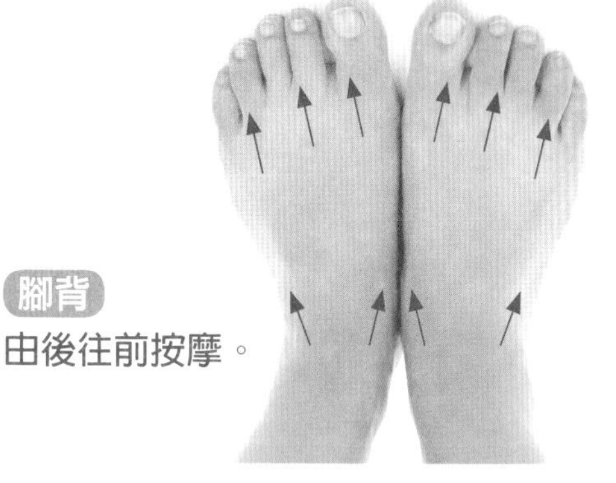

**腳背**
由後往前按摩。

**腳內側**
由後往前按摩。

**腳外側**
施力難度較高，只要朝同一方向，方便按摩即可。

**氣管（腳背前段）** **食道反射區（腳底前段）** 往後（較佳）、或往前按摩都順手。

### ★若喝水嗆到！

「往後」或「往前」，快速按摩腳背「氣管反射區」。

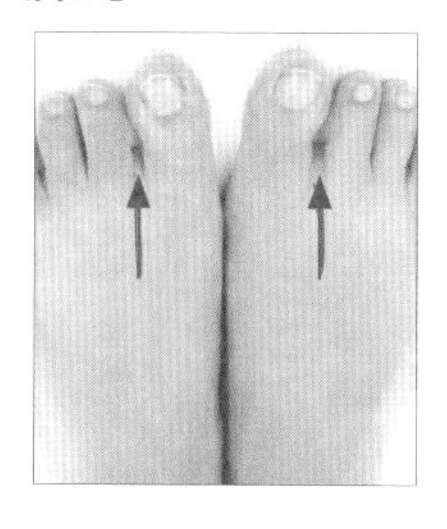

### ★若食物卡在喉嚨！

「往前」快速按摩腳底「食道反射區」，催吐食物。（若是魚刺梗在喉嚨，要立即就醫）。

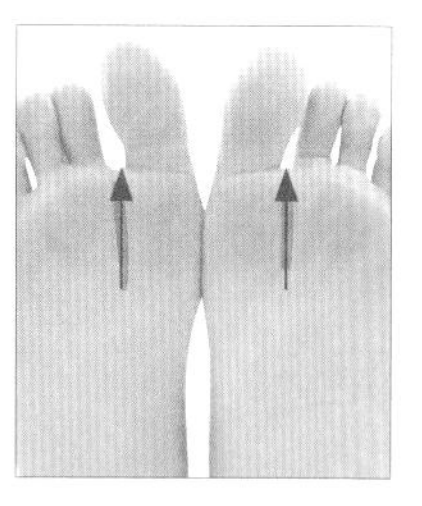

### ★吃了不潔的食物有嘔吐感！

表示食物還在胃的上半部，宜催吐，要「往前」快速按摩「左腳的胃部反射區」。

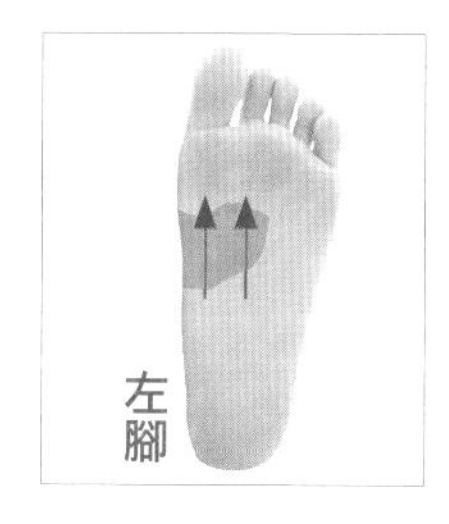


### ★若腹痛但無嘔吐感！

表示食物已進到胃的後半部，就要「往後」快速按摩「左右腳的腸、胃反射區」，加速髒物從肛門排出體外。

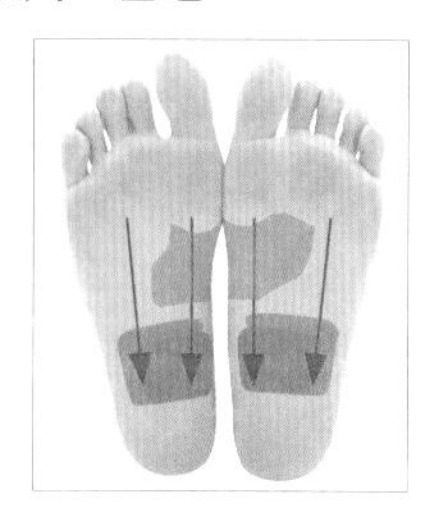

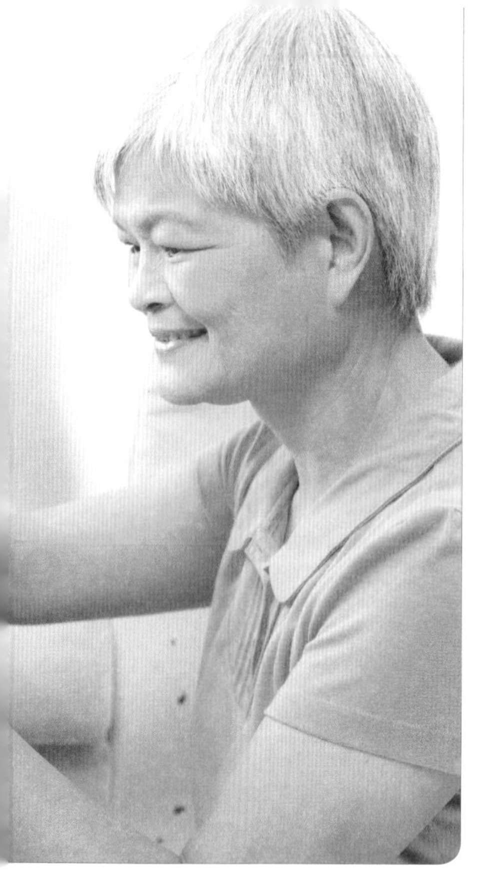

## Q5 妊娠水腫 妊娠尿毒 妊娠高血壓

### 懷孕期間可以做足部按摩嗎？對哪些妊娠病症有改善作用？

**ANS**

懷孕期、生產後都是女人調理身體的大好時機。孕婦的身心負荷重和身體的變化，都比平常時期來得大，若能把握機會好好調理身體，則懷孕期會變得更輕鬆快樂，母親和胎兒的身體都更健康，一舉數得。

孕婦按摩有一些禁忌，但是，只要有足夠的醫學知識和熟練的按摩技巧，按摩經驗豐富，並**瞭解孕婦的身體狀況和體質的按摩師**，都能勝任為孕婦按摩的工作。

孕婦定期按摩，能緩解孕吐，改善睡眠，消除頭痛、水腫、便秘、呼吸急促等症狀，還能使產後哺乳更暢順。

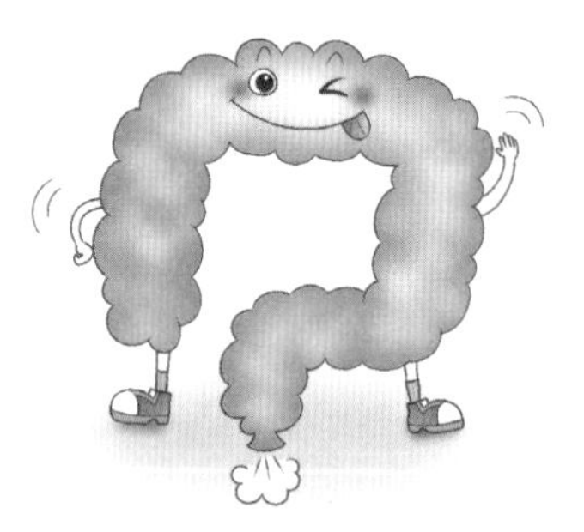

## Q6 便秘 頻尿 行動不便或臥床

### 我要照顧不良於行的親友，他常有便秘或頻尿，足部按摩有幫助嗎？

**ANS**

身體器官功能低下的人，都容易出現便秘和頻尿問題，所以久病臥床的人往往要吃軟便藥。按摩有助排便、減緩頻尿問題；但對臥床的人，因為缺乏運動，所以要持續按摩才能顯現出效果來。

按摩圖解P61．P68．P152 → **幫助排便**，除了足部按摩，多按「腳底前段、中段」，和腳踝內側「直腸反射區」，還要幫他推腹，並按揉手臂外側的「大腸經」，和內側的「肺經」。

按摩圖解P77．P162 → **幫助排尿**，多按摩腳內側「膀胱反射區」，按摩背部到下肢後面的「膀胱經」，還要推腹，直接刺激膀胱。

## Q7 手術後復原 人工關節疼痛

## 換了人工關節或人工髖關節後，仍然疼痛！可以按摩足部該反射區來改善嗎？

**ANS**

所有的手術（腦部手術要視情況而定），只要沒有出血現象，若能配合做足部按摩（視病情講究按摩手法），不僅能**緩解痛楚，快速恢復體力和健康，也能減少手術的後遺症**。

換了人工關節，不保證有健康的關節！因為患部組織本來就脆弱，手術和藥物的傷害會使患部的負荷更大，若沒有適當的護理，單要靠自癒力復原，的確很辛苦。手術後及時足部按摩，效果最好；若術後一陣子了，常常按摩，也為時不晚。

**按摩圖解P87 → 例如髖關節手術後，按摩患部的反射區之外，能全面按摩雙腳更好**，因為全身健康了，身體能發揮的「代償作用」更強，患部能得到更大的支持，恢復得更快。

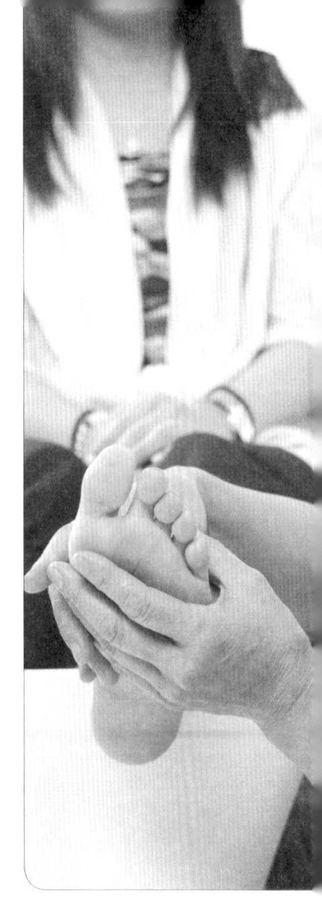

## Q8 腳部萎縮 脾弱血瘀

## 我照顧的學生為天生腳部萎縮或單腳萎縮，可以做足部按摩嗎？

**ANS**

可以照一般原則按摩，**但手法一定要輕柔**，因為他們的身體比平常人虛弱，能承受的力度也比較低。有些孩子如果有**「脾臟功能低弱」**的問題，稍加施力在肌肉上，就會造成皮下出血、瘀血；按摩時務必更輕柔，隨時注意他們身體的反應。

除了按摩足部，常常按摩他們的背部、四肢，可以促進他們的氣血循環，使筋、肉更強健有力，有益健康。

這些孩子身體的復原功能比平常人低，所以需要持續按摩一陣子，才能慢慢看出效果。為他們按摩，也禱告求神祝福他們，並安慰他們的父母。

## Q9 按摩效果不明顯

### 按摩時，一個部位要按摩多久？力道如何拿捏，效果會比較好？

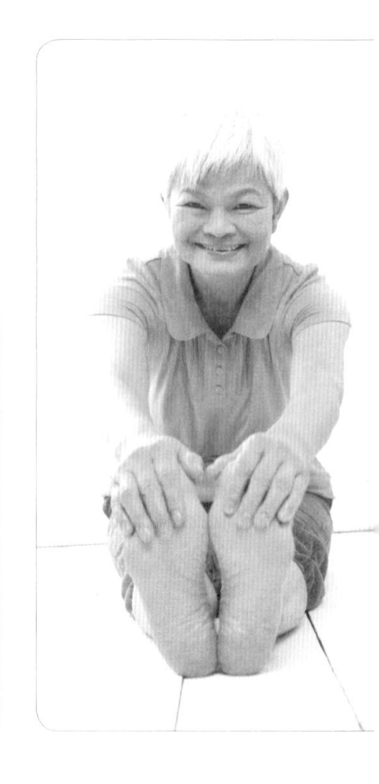

**ANS**

常有人情急詞切地問我，「我這種病症每天要按摩幾次？每次要按多久？要按幾週才會好？」事實是：「**按摩的手法，決定按摩的效果**，和按摩幾次、按摩多久沒有絕對的關係。」

其次，我們必須了解：**一個病根可能導致數個症狀，而相同的症狀可能出自不同的病根**。所以，「頭痛醫頭，腳痛醫腳」的思維和作法往往不容易收到效果。

通曉中醫學理，可以幫助我們如何辯證；但即使不懂中醫學理，只要勤學按摩技巧，常常按摩一雙腳，也能收到提升健康的效果。

## Q10 幼兒足部按摩 幼兒脹氣

### 1、2歲的幼兒可以幫他做足部按摩嗎？除了力道要輕柔，手法有何不同嗎？

**ANS**

嬰幼兒常出現消化道症狀，如吐奶、溢奶、脹氣、便秘等。

用手拇指腹在他們的腳底，柔和地、但稍施點力道，**「由腳趾根部→往後按摩到腳跟」**，可以促進腸胃蠕動，緩解消化道症狀。

此外，因為**「脾經」**、**「胃經」**通過胸腹部，所以可以讓嬰幼兒仰躺著，大人**用手輕輕撐起他的背部，使他的胸腹微微突起後，再輕輕放下**。反覆數次這樣的動作，嬰幼兒的脾經、胃經能得到伸展，有助於脾胃蠕動，排出胃裡的脹氣，比較不容易溢奶、吐奶。

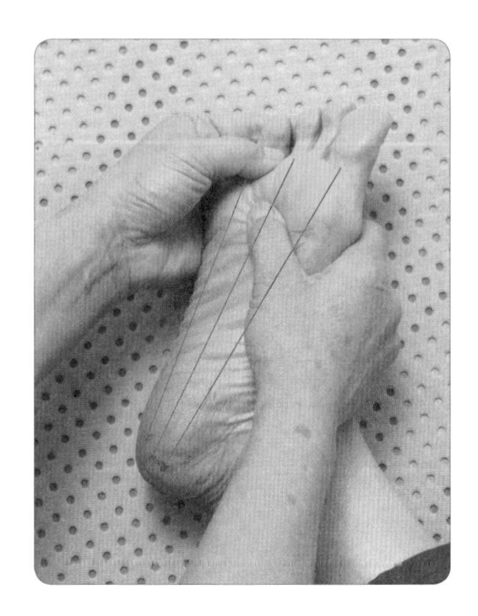

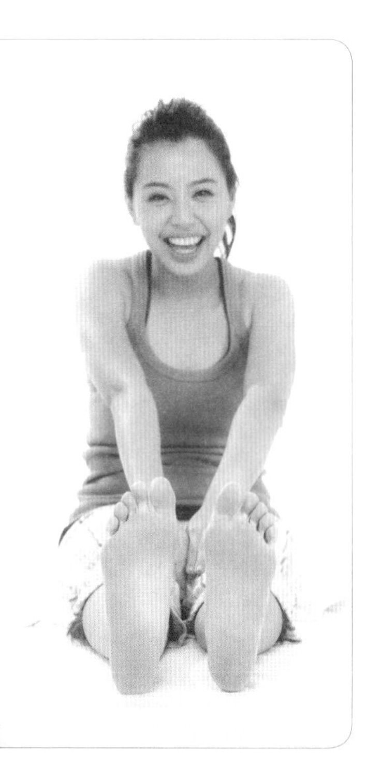

## Q11 平日足部保養

### 除了足部按摩，平日如何保養雙腳，對身體保健可以相輔相成？泡腳？修腳皮？幫腳敷面膜？

**ANS**

泡腳暖身，可以促進血液循環，放鬆身心，紓解壓力，好處多多。但是，**脾濕體弱的人，建議泡腳後擦乾雙腳，還要用吹風機吹一吹雙腳**。

常按摩一雙腳，可以使體內的氣血更加通暢和充足，就能使皮膚更健康，更有彈性和光澤。簡單的說，先有內在美，外在美自然跟著來。

如果身體不健康，腳容易乾燥、龜裂，即使常修腳皮、敷腳膜，都是治標不治本，功效小。

## Q12 按摩工具問題

### 老師推薦的4項足部按摩工具：鋤型按摩器、滾棒、敲敲樂、活瓷刮痧按摩器，去哪裡買？可用哪些替代品？

**ANS**

按摩圖解P48～P50 → 工欲善其事，必先利其器。上述4項按摩工具，是目前能找到的最好用、最省力而有效的工具。基本上，在你手邊，只要好握、容易使力，力道容易透入深層，效果好的，都是好工具。

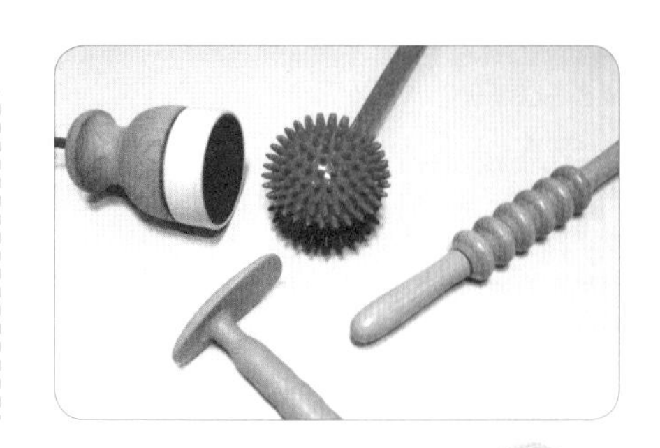

足療按摩工具洽詢：janjei.chin@gmail.com
足療按摩資訊部落格：janjei.pixnet.net/blog（知足樂園）
想享學網路教學課程：www.xiang-xue.com/member/TcLIPo/about

台灣廣廈國際出版集團
Taiwan Mansion International Group

國家圖書館出版品預行編目（CIP）資料

驚人的足療對症按摩【暢銷修訂版】：1個動作按對穴位的「足部反射自然療法」，只要30秒，筋鬆氣通，身體快・輕・鬆！/ 簡綉鈺著.
-- 初版. -- 新北市：蘋果屋, 2018.02
面；　公分
ISBN 978-986-95424-2-5（平裝）
1.推拿按摩 2.經絡穴道 3.腳

413.92　　106023292

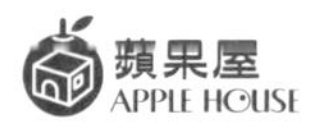


# 驚人的足療對症按摩【暢銷修訂版】

**1個動作按對穴位的「足部反射自然療法」，只要30秒，筋鬆氣通，身體快・輕・鬆！**

**作　　者**／簡綉鈺
**平面攝影**／子宇影像工作室
**模 特 兒**／簡綉鈺・宋育玲（星銳演藝經紀）
**部分照片提供**／簡綉鈺・Olga
**插　　畫**／AUSTIN

**編輯中心**／第四編輯室
**編 輯 長**／張秀環・**編輯**／金佩瑾
**封面設計**／何偉凱
**製版・印刷・裝訂**／東豪・弼聖・秉成

**行企研發中心總監**／陳冠蒨
**媒體公關組**／陳柔彣
**綜合業務組**／何欣穎

**線上學習中心總監**／陳冠蒨
**產品企製組**／黃雅鈴

**發 行 人**／江媛珍
**法律顧問**／第一國際法律事務所 余淑杏律師・北辰著作權事務所 蕭雄淋律師
**出　　版**／台灣廣廈有聲圖書有限公司
地址：新北市235中和區中山路二段359巷7號2樓
電話：（886）2-2225-5777・傳真：（886）2-2225-8052

**代理印務・全球總經銷**／知遠文化事業有限公司
地址：新北市222深坑區北深路三段155巷25號5樓
電話：（886）2-2664-8800・傳真：（886）2-2664-8801
**郵政劃撥**／劃撥帳號：18836722
劃撥戶名：知遠文化事業有限公司（※單次購書金額未達1000元，請另付70元郵資。）

■出版日期：2018年02月
ISBN：978-986-95424-2-5

■初版4刷：2022年7月